U0076252

蔡瀾食材100

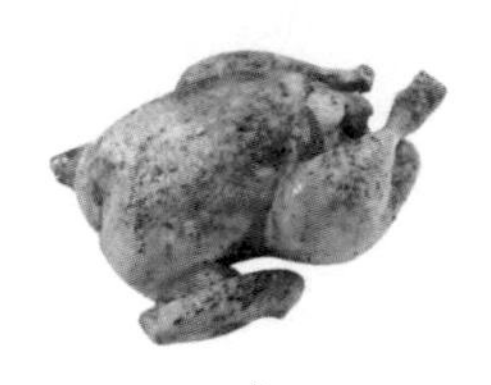

海鮮肉類篇

蔡瀾

目錄

魚類

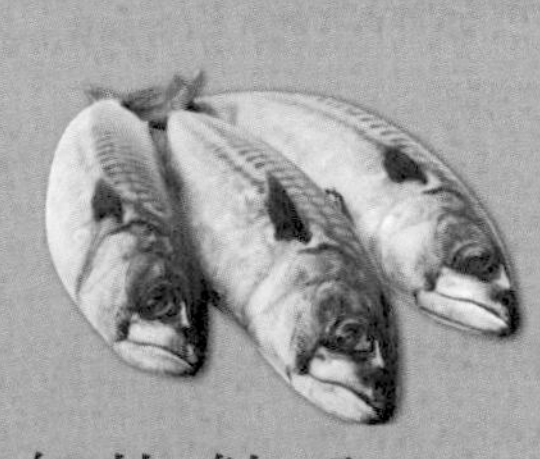

蝦蟹貝類

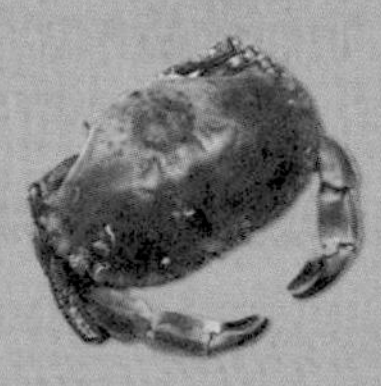

其他海鮮

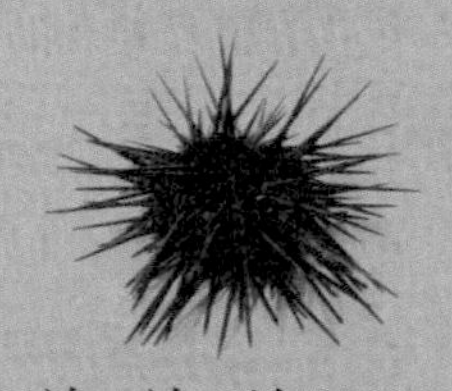

肉類

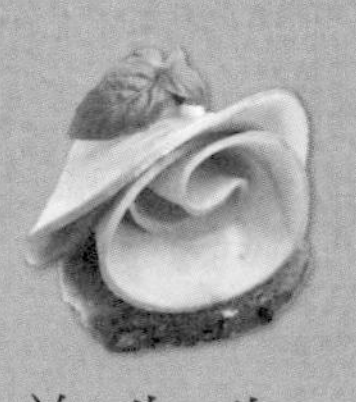

調味料及香料

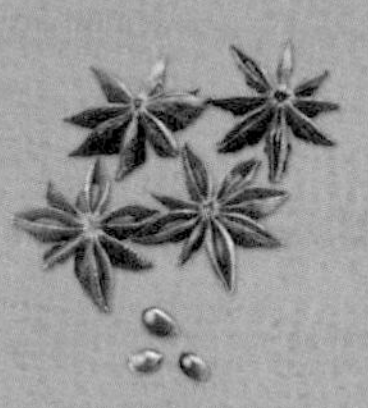

麵食

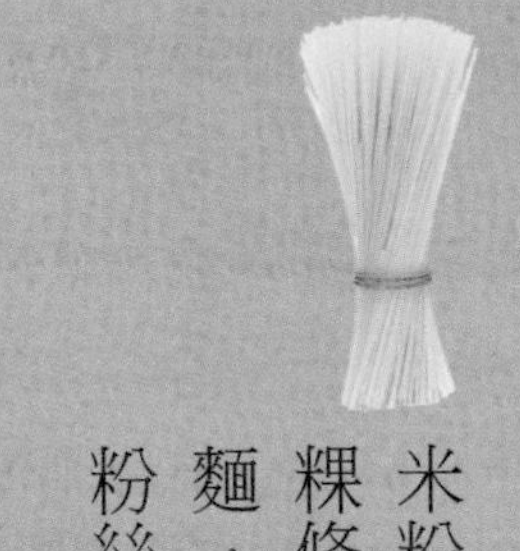

堅果

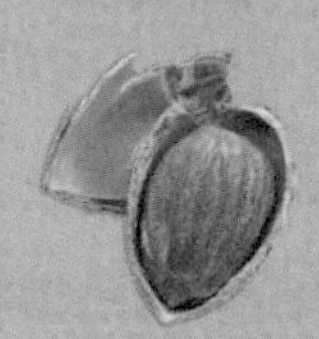

飲料

其他

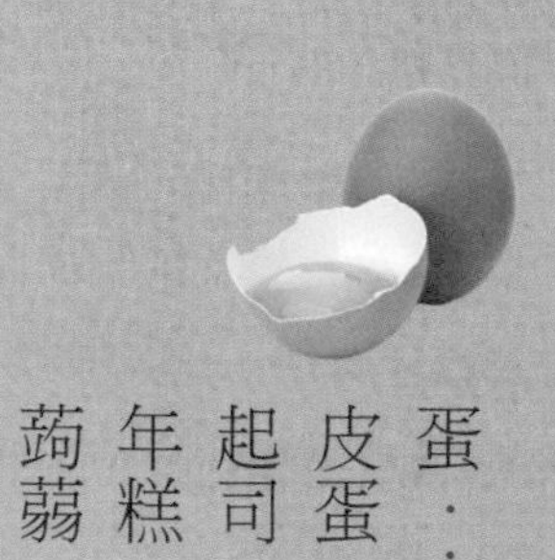

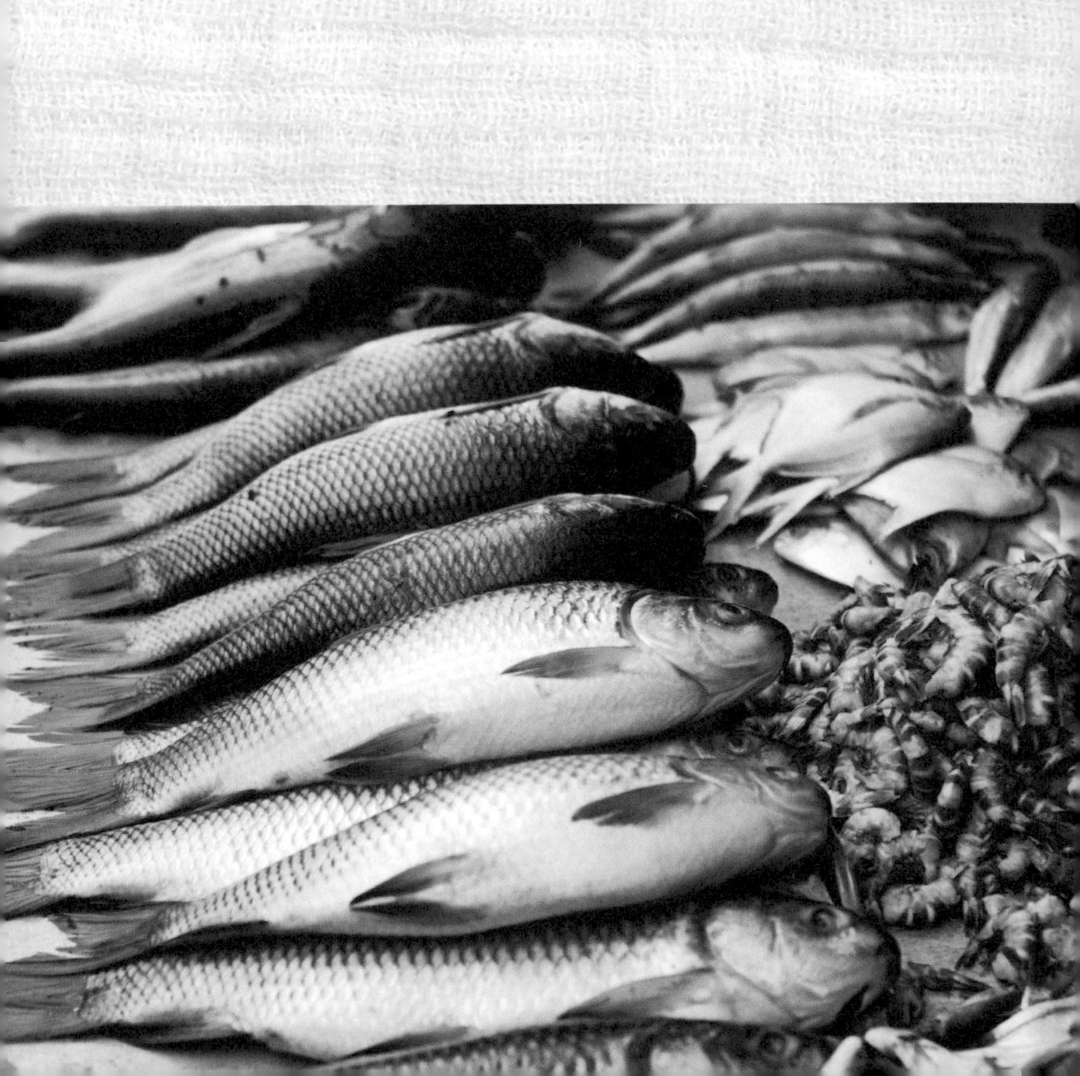

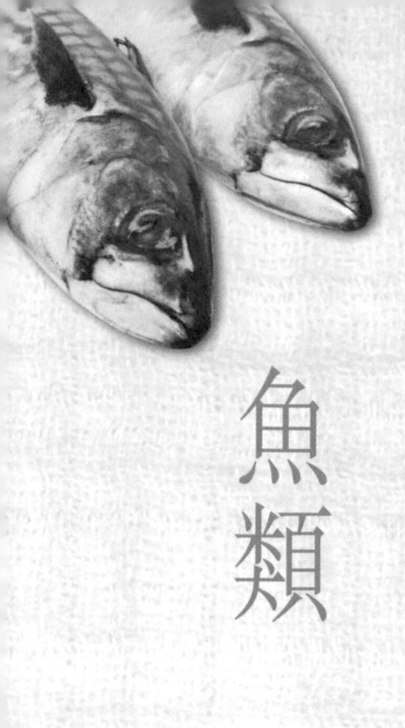

魚類

八爪魚（章魚）
鮭魚
比目魚
白飯魚與吻仔魚
油甘魚（青魽）
海鰻
鱔
香魚
烏魚
黃魚
墨魚
魷魚
鮑魚
鯊魚
魚翅
鯉魚
鯨

鯧魚
鯰魚
鱒魚
鱸魚

魚類

八爪魚（章魚）

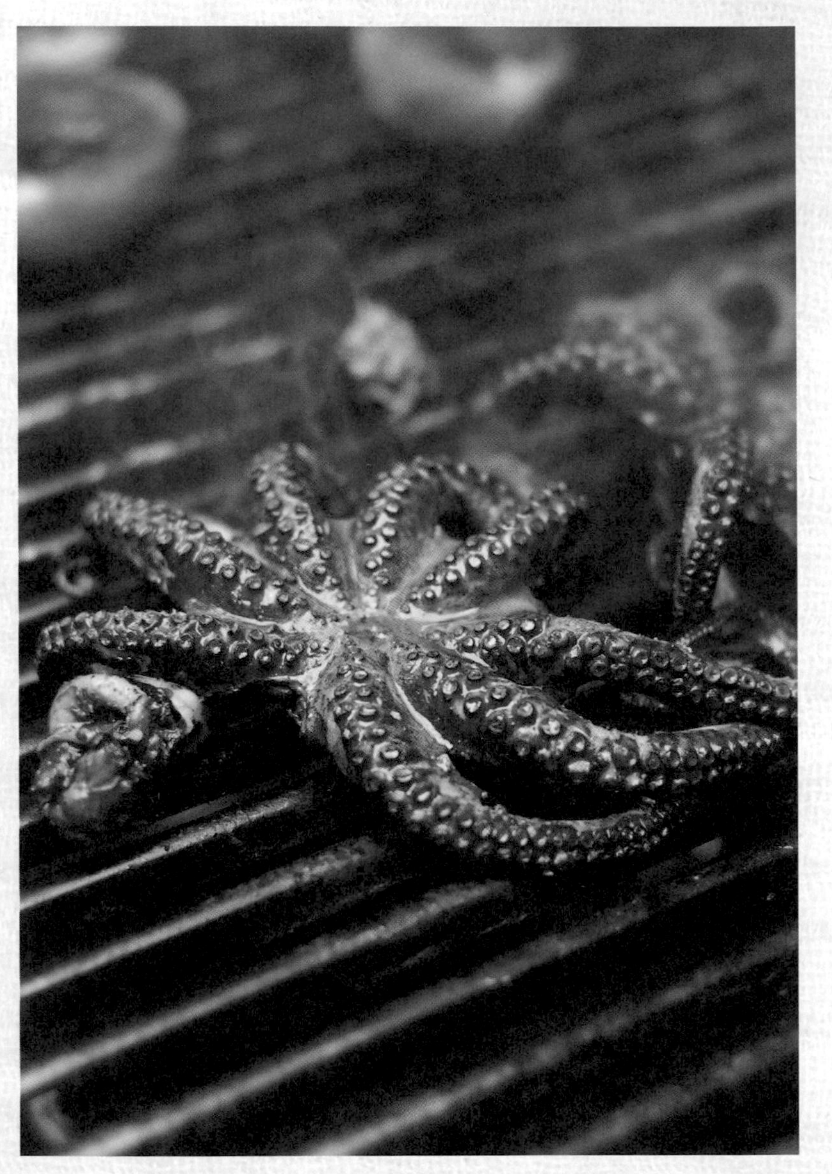

不吃八爪魚的地方，皆因不會烹調。

中國、日本、韓國和地中海諸國的人，都愛吃八爪魚。

小時看科幻小說，出現一隻大八爪魚把船拖沉，我就想著要是煮來吃，是怎麼的一個味道？

香港菜市場中偶爾見到游水的，覺得很便宜，當地人多不去碰。印象中，八爪魚是咬起來像橡皮膠一樣。

軟硬在於怎麼料理：先用一個大鍋，放進八爪魚，撒大量的鹽，用手揉之。這時牠的吸盤會緊緊噬著你，不怕，和牠搏鬥。

沖掉牠的黏液，就可以另滾一鍋水，放進去煮五分鐘，取出，水龍頭之下把那層紫紅色的皮剝掉。

買一條蘿蔔，尖處切平，當成椿舂八爪魚，把牠的肌肉組織破壞。再滾一鍋水，放紅豆去煮，這都是古人的經驗，八爪魚遇到紅豆水，就會變軟。

這時將八爪魚取出，白切也好吃，切成薄片蘸醬油膏或加麻油和醋涼拌都可以，不然再拿去和豬肉紅燒，都又軟又香。

福建人特別喜歡吃清燙八爪魚，他們叫為章魚，吃得多是小型的。八爪魚的爪燙得又軟又脆，章魚頭又充滿膏，蘸酸甜辣椒醬，特別好吃。

廣東人則愛把八爪魚曬乾了，拿來與蓮藕和排骨煲湯，煲出來的湯呈紫色，北方人不會欣賞，說顏色有點曖昧。

在韓國，把八爪魚斬成八塊就那麼上桌，蠕蠕動，生吃起來八爪魚吸在你的嘴壁和舌頭上，愛吃的人不覺恐怖。

日本的壽司鋪中，偶爾也賣八爪魚，燙熟了將一顆顆的大吸盤摘下來，給你點著山葵和醬油吃，也爽脆美味。

八爪魚的嘴像鸚鵡一樣，連著唇有如一顆圓球，一下子就可以把整粒挖出來，將嘴的硬爪去掉，剩下來的肉曬乾了，是下酒的好菜。

義大利沿海的居民，無八爪魚不歡，他們多數將之煮熟了切片，拌上橄欖油和香草，就那麼吃，也沒特別的料理方法，那是他們的八爪魚品種好，怎麼做也不會硬的。

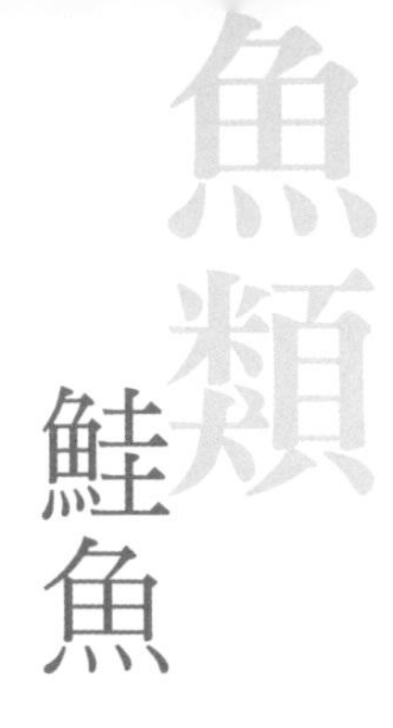

鮭魚

從澳洲出生，游向大海，又一定回到原地產卵的鮭魚，是初學吃生魚片的人最喜歡的。

鮭魚給人一個很新鮮的印象，是因為牠的肉永遠柑紅色，而且還帶著光澤，其實敗壞了，也是這個顏色，又不覺魚腥呢。

這是多麼危險的一回事兒！

所以，正統的日本壽司店，絕對不賣鮭魚生魚片，老一代的人也不吃。日本年輕人嚐之，是受到外國人的影響。

吃鮭魚是歐洲人生活的一部分，北歐尤其流行，不過他們也不生吃，大多數是整條煙燻後切片上桌。鮭魚雖為深水魚，但也游回水淺的河中，易長寄生蟲也。

東洋人一向以鹽醃漬。海水沒受污染的年代，鮭魚大量生長，日本軍國主義者捕之，硬銷到中國來，通街都是，我的父母親還記得大家都吃得生厭呢。

當今產量減少，被叫為「鮭（Salmon/Sake）」的鮭魚，在日本賣得也不便宜。切成一包香煙那麼厚，在火上烤後配飯，是日本人典型的早餐。

鮭魚最肥美的部分在於肚腩，百貨公司的食品部切為一片片賣。但是更多油的是肚腩那條邊，日本人最整齊和美觀，把它切掉。市場中偶爾可以找到，一包包真空包裝，稱之為「腹肋 Harasu」，很賤價。

腹肋是鮭魚最好吃的，用個平底鍋煎它一煎，油自然流了出來，是我唯一能接受的鮭魚。

鮭魚的卵像顆珍珠那麼大，大紅顏色，生吃或鹽漬皆佳。日人叫為 **Ikura**，和問多少錢的發音一樣。

精子則少見，我只有在北海道吃過一次，非常美味，日本人也沒多少個吃過這種他們叫為 Sake No Shirako 的東西。

大西洋中捕捉到的鮭魚，肉很鮮美，生吃還是好吃的。在澳洲的塔斯曼尼亞小島的市場上，我看過一尾呎長的大鮭魚，買下來花盡力量扛到友人家，當見面禮。朋友的父母用刀切下肚腩一小塊送到我嘴裡，細嚼之下，是天下絕品。

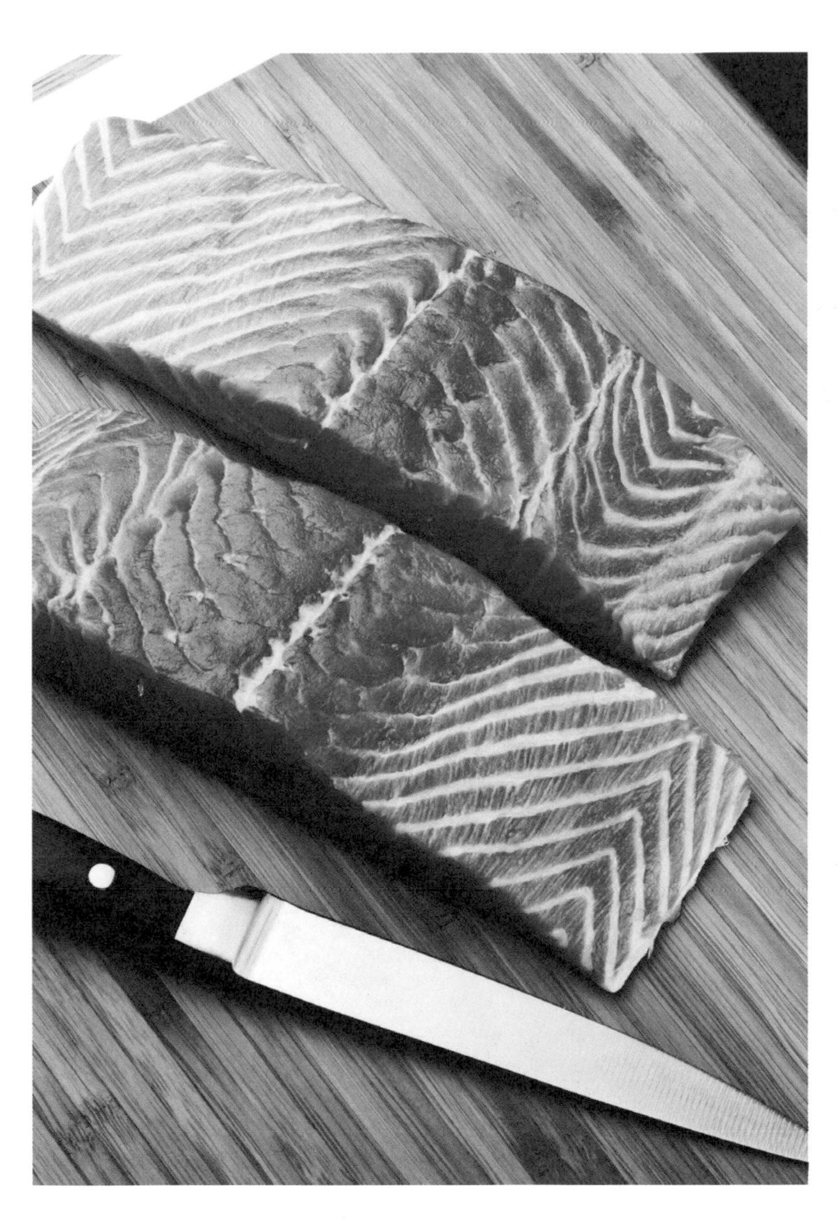

魚類

比目魚

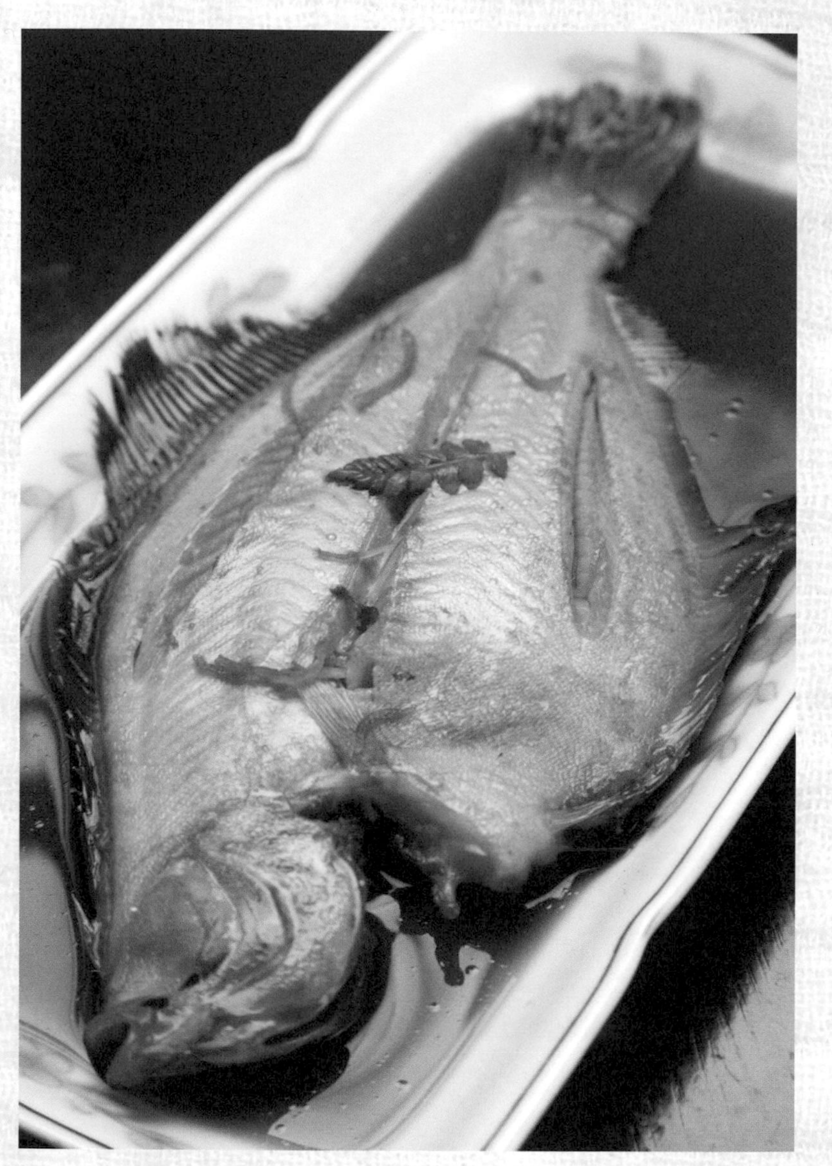

比目魚為什麼是比目？幼魚的眼睛和普通魚一樣，是生於兩側對稱的。起初牠長於水面上層，長大後沉入海底平臥，這時一側的眼睛開始移動，是因兩眼間的軟骨被身體吸收之故。

又叫鰈魚，有幾百種種類，小型的英文叫為鞋底 Sole，大起來可達三、四呎，十多公斤，則叫為 Turbot 了，大陸人翻譯為多寶魚，但他們養殖的多數只是小型的比目魚罷，常在餐廳中看見，長方形的塑膠玻璃盒中一尾疊一尾，雖然方便擺放，狀甚可憐。

多寶魚也叫牙鮃，黃海渤海能捕到，用的是海底曳網，也快要絕種，外國黑海和地中海的，為太小的放生，也不過量捕捉，又有休漁期，產量較為豐富，也常空運到香港的高級餐廳來。

厚身的多寶魚，魚鰭的部分，也就是廣東人所謂的邊，最好吃了，它有軟骨和嫩肉之混合，煮熟了又有果凍狀的部分，非常可口。日本人吃生魚片也特別注重這部位，稱之為緣側 Engawa，懂得點刺身的老饕，一見櫃台的玻璃櫃中有比目魚，向大師傅要 Engawa，他知道你懂得吃，一定受到尊敬。

體積較小的比目魚，日人稱之為 Kare，多數是連骨頭也炸酥了，全尾吞下。

比目魚到了廣東，名稱就多了，什麼撻沙、龍脷、左口等，最珍貴的七日鮮，也是比目魚的一種，當今已幾乎絕跡。

英國人最愛吃比目魚了，俗稱為 Dover Sole，因為 Dover 這個地方產量豐富，又靠近倫敦，故名之。

到了北美，名字就改為 Flounder 了，口可朝左或朝右，名字依舊。

洋人吃比目魚，多數是烤了，上桌時擠檸檬進食，其他吃法不多，而且他們認為比目魚要死後一兩天，味道更佳，這是東方人不能想像的事。

中國的蒸魚，以為洋人不懂，法國人也會把多寶魚拿去蒸，但這門廚藝近乎失傳，只在少數的法國餐廳才能找到。

白飯魚與吻仔魚

街市中常見的白飯魚，拇指般長，一半粗。英文名為Ice Fish，日人稱之為白魚Shirauo，活著的時候全身透明，一死就變白，故名之。牠與鮭魚一樣，在海中成長，游到淡水溪澗產卵後，即亡。

我們通常是買回家煎蛋。把兩三個雞蛋發勻，投進白飯魚。油熱入鍋，煎至略焦為止，不加調味料的話，嫌淡，可以點一點魚露或醬油，這種吃法最簡單不過，也很健康。當家常菜，一流。

因為魚身小，都不蒸來吃。用油乾煎，最後下糖和醬油，連骨頭一塊咬，也很美味。

日本人用白飯魚來做壽司，一團飯外包著一片紫菜，圍成一個圈，上面鋪白飯魚來吃。

炸成天婦羅又是另一種吃法，有時在味噌湯中加白飯魚，也可做成清湯的「吸物」，在西洋料理中就很少看到以白飯魚入饌的。

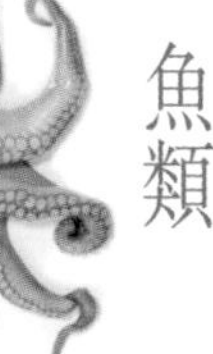

吻仔魚屬於鰯科，是幼小的沙丁魚，故英文名叫 Japanese Sardine，仔細觀察，會發現每隻魚身上有七個黑點，是牠的特徵，只有尾指指甲的十分之一那麼小，像銀針。

連煎也太少了，只可以鹽水煮後曬乾，半濕狀態下最為鮮美。我們通常是放進碟中，鋪了蒜茸，在飯上蒸熟。台灣人則喜歡在蒜茸上再加一點濃厚的醬油膏，更是美味。

一時胃口不好，又不想吃太多花樣時，把吻仔魚蒸一蒸，混入切得很幼的青蔥，淋一點醬油，鋪在飯上就那麼吃，早中晚三頓都食之不厭。

吻仔魚在潮州人的雜貨店中有售，但有時看到蒼蠅，就不敢去買了。去日本旅行時如果見到透明塑膠包裝的，不妨多買幾袋回來，分成數小包，放在冰格中，藏數月都不壞，吃時選一小包解凍即行。

曬得完全乾的吻仔魚肉質比較硬，牙齒好的人無妨，也可以保存得更久了。

日本人還把生吻仔魚鋪在一片片長方形的鐵絲網上曬乾，叫為 Tatami-Iwashi，像榻榻米形狀之故。將牠在炭上烤一烤，淋上甜醬油，吃巧而不吃飽，是下酒的恩物。

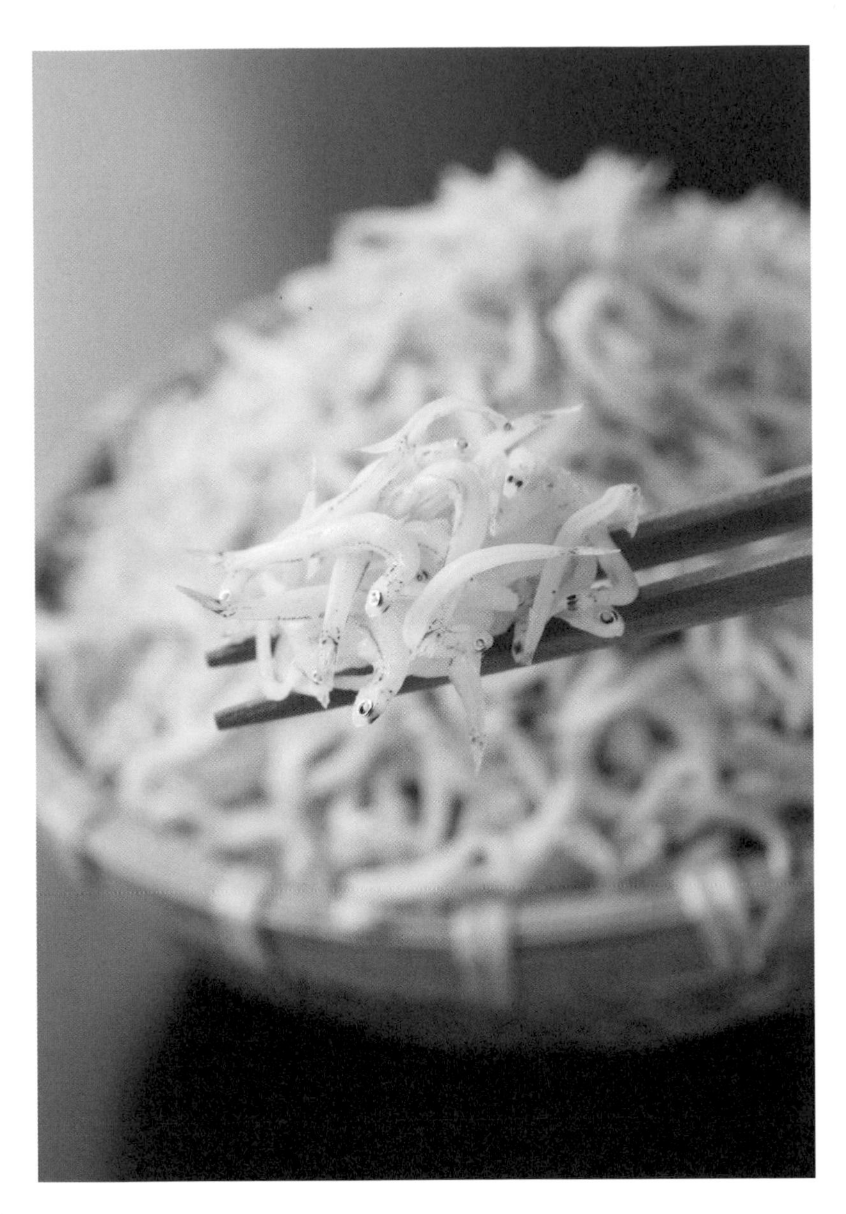

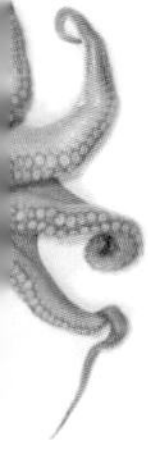

魚類

魚類

油甘魚（青魽）

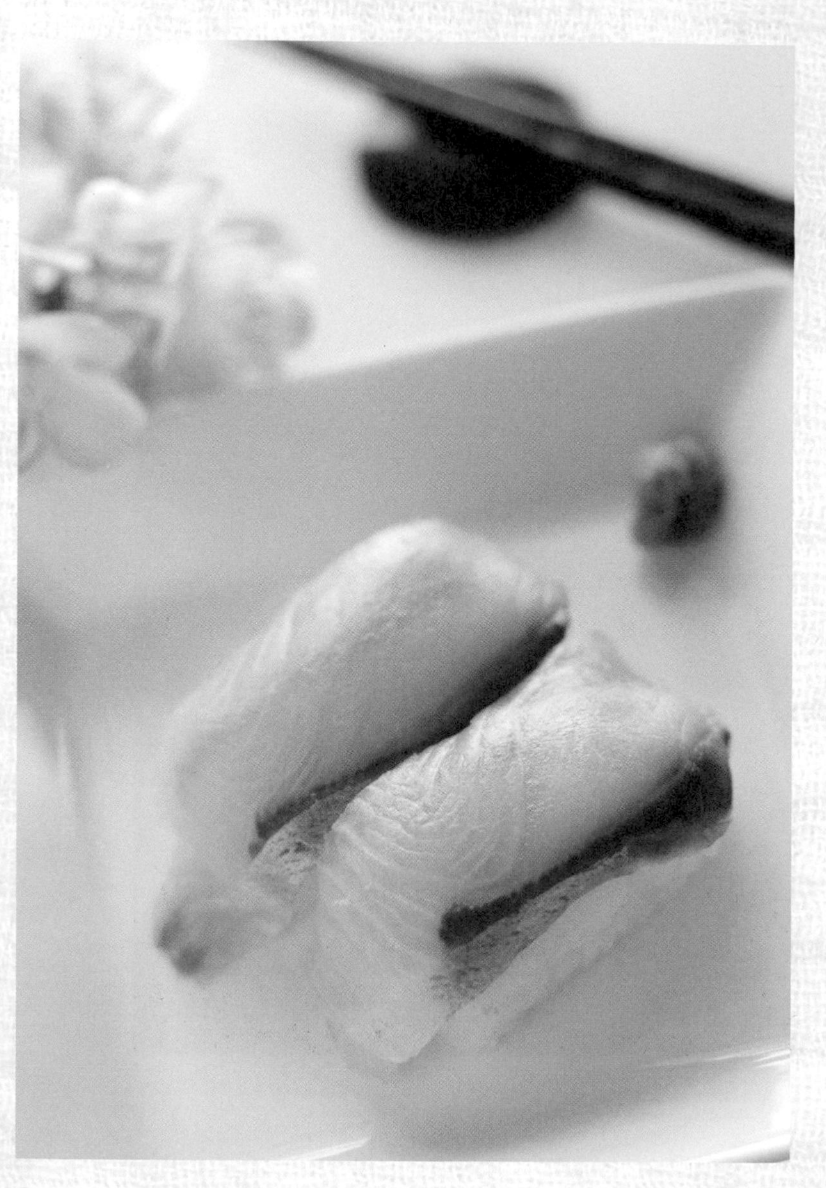

油甘魚 Hamachi，台灣人稱之為青魽，英文名字黃尾 Yellow Tail，是吃壽司店中最受歡迎的食材之一。

牠屬於鰺科魚類。很多人認為牠和鰤魚 Buri 名字不同，但肉質很像，其實是同一種魚。

15cm 以下的叫 Wakashi，40cm 左右的叫 Inada，60cm 左右的叫 Warasa。但是總括起來，從 15cm 至 50cm 的都叫為 Hamachi，以上的都叫鰤魚 Buri 了。

一般，日本人吃魚頭只吃鯛魚 Tai 的頭，油甘魚的頭是不吃的。日本料理在東南亞流行起來，眾人大吃油甘魚，認為把牠的頭扔掉可惜，就拿來切塊鹽燒。日本人看我們吃得津津有味，又學回去，當今東京的店舖也賣了。

油甘魚多數是生吃，但也有切片後塗醬油烤，用清酒來煮的吃法。

在美國和澳洲，油甘魚也很流行，那邊的人一見到 Yellow Tail，就能喊出日本名字的 Hamachi，皆因牠的產區很廣，到處能夠捕捉，就拿來生殺刺身扮成日本魚吃。距離遠，沒辦法由日本空運過去之故。

香港人認識的 Hamachi，都是由日本進口，附近的海洋並沒有油甘魚。

Hamachi 很好吃，尤其是牠的腹部，油很多，但是更好吃的是鰤魚，到了冬天，變肥大，叫為寒鰤 Kan Buri，比油甘魚好吃十倍。在美國和澳洲的魚種長不大，只限於 Hamachi 階段，洋人們就不懂得寒鰤的滋味了。

可是初嚐刺身的香港人，很容易被鮭魚吸引過去，忘記了油甘魚。鮭魚多數人工養殖，還下大量的色素，才變得鮮紅。肉擺久，色也不變，腐壞了看不出，是很恐怖的事，勸大家少吃鮭魚，還是吃 Hamachi 好。

星馬人過年都要吃撈起，原來用的是鯇魚生魚片，但怕生蟲，大家改用鮭魚代替，想不到更糟糕，我主張撈起要用鮭魚的話，就不如用油甘魚了。

吃喇沙的時候，全都蔬菜太寡，切點油甘魚魚頭混進去，味道完全不同。不相信的下次試試看，在日本的中華料理店中，油甘魚刺身已經變成了中國菜其中的一道了。

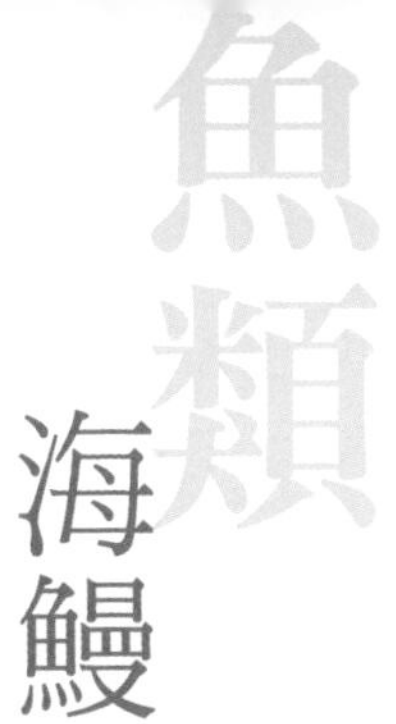

海鰻

海鰻，是指一生中只生活在海裡，不游進湖泊或溪澗的鰻魚，像巨大的油鰛，也屬於海鰻的一種。

我們用海鰻做的菜，花樣不如河鰻多。油鰛也是切塊，油爆之後，再用蔥蒜和幾塊燒肉一齊去燉的。吃起來，油鰛的肉相當粗糙，絕不比河鰻幼細，故油鰛的價錢一向不高，只能當成下等食材罷了。

日本人則不同，把海鰻當成寶，名之為「鱧 Hamo」，英文名是 Pike Eel。夏天在關東的東京人吃河鰻的時候，關西的大阪人最注重吃鱧。所有在節日中供奉的，非鱧不可。尤其是京都人，在著名藝伎區舉行的祇園祭，別名為鱧祭。

海鰻的生長地區很廣，西太平洋到印度的沙泥裡面，都鑽著海鰻。春天向北游，秋天向南，這時漁民用拖網大量捕捉，也抓之不完。

和河鰻一樣，海鰻的生命力也非常之強，頭斬下後還死不了。魚市場的

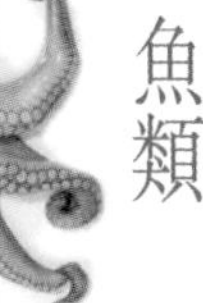

師傅要用一根很長的鐵絲，由牠的脊椎骨中穿入，拉它幾拉，才能制止海鰻的活動。

骨頭又硬又多，要很有經驗的師傅才能仔細把骨頭片出，剩下的肉一刀一刀地細切，切到連皮的位置才停下，拋入冰水之中，讓牠捲起了花紋，又好看又好吃。

鱧全身可食，連皮部分用油和糖來燒烤，也油炸來吃。切成一圈圈後煮湯，肝腸則用油紅燒，也有包著海苔煮成的。骨頭炸酥後用來下酒。

和鱧不同，另一種海鰻叫「穴子Anago」，身形較短。通常在壽司店吃到，絕不可以和河鰻混淆。壽司嘛，賣的一定是海裡面的東西，與淡水無緣，好的壽司店裡賣的穴子，都是一整條的，切成幾塊上桌，就寒酸了。

外國人甚少吃海鰻，除了西班牙人之外，但西班牙人吃的也只是小條，剛出生的。他們用一個陶缽，像我們焗禾蟲的那種，把缽燒紅，放橄欖油下去，再加大量蒜茸，一爆香，即刻抓一把活生生的海鰻苗投入。上蓋，不消一分鐘，大功告成。吃時用一根木頭做的調羹，鐵羹的話，放在熱缽中一久，會燙傷嘴唇的。

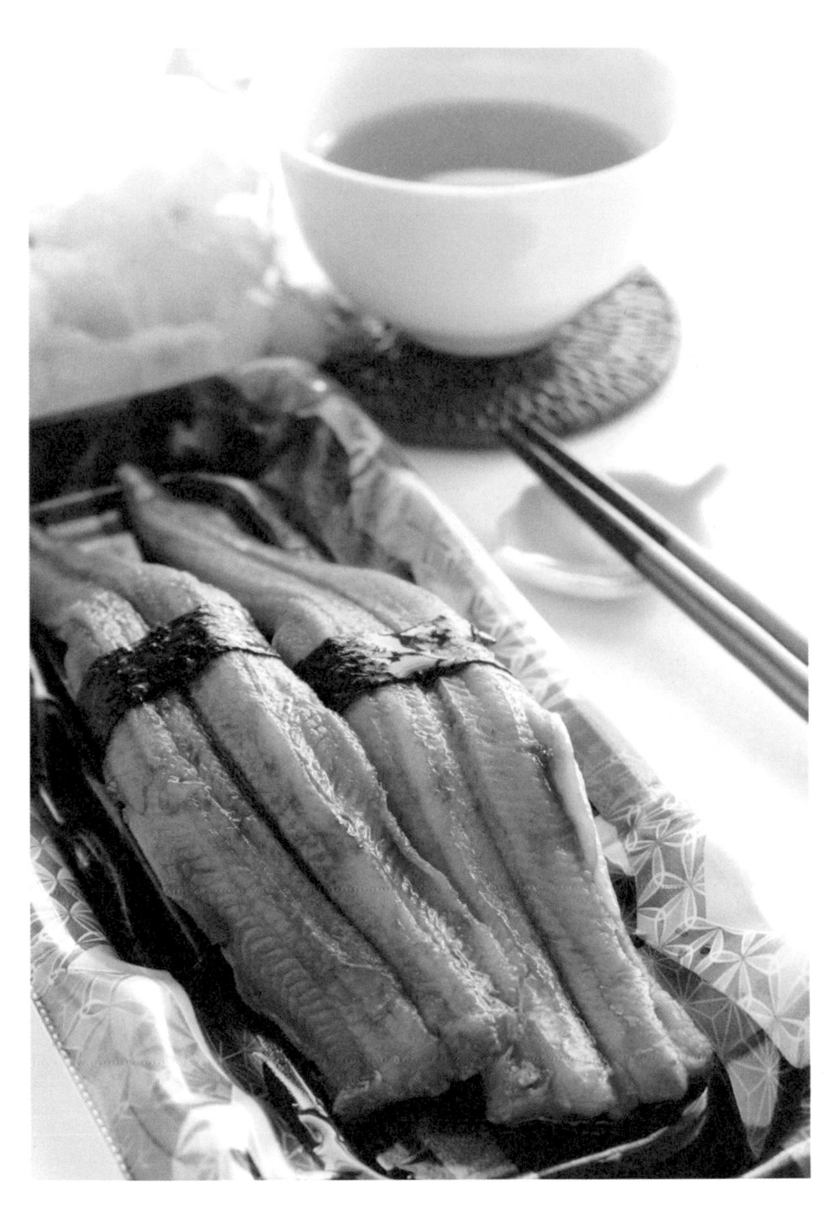

魚類

鱔

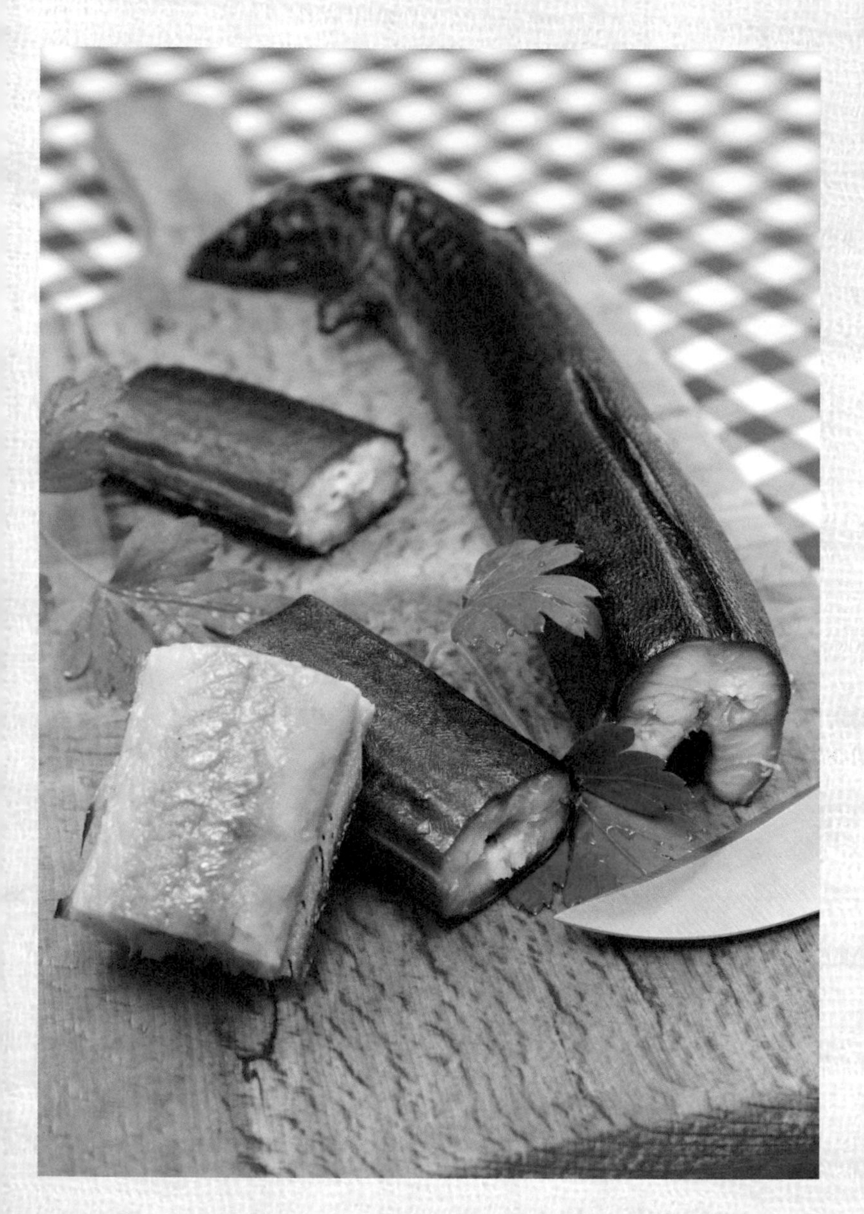

海鰻都談過，什麼叫鱔呢？可以這麼分辨吧，凡是兩呎長以下，胖子手指般粗的蛇形淡水魚，都叫鱔。牠無鱗，外表黃色，故我們以黃鱔稱之。在西洋和日韓，皆沒看過人吃，應該是中國獨有的品種。

舊時的菜市場中，小販擺著一堆活鱔，給客人挑選後，用根釘釘住鱔頭，再把牙刷的柄磨得尖利，一殺就把骨與肉分開賣給你。

拿回家，先用鹽去掉魚皮上的那層黏液，就可以用來煮炒。

鱔片的燒法多不勝數，最著名的有上海人的鱔糊，是將鱔下鍋，加醬料炒熟，裝入碟中，上桌之前用滾油把蒜茸爆香，放在鱔片中間，拿到客人面前，油還在滾爆，嗞嗞作響，才是最正宗的，可惜當今的師傅沒多少人會做！

而且，處理黃鱔甚為講究，應放在一個皮蛋缸中養個三天，不餵任何食物，才能完全去掉泥味和令到內臟乾淨。好的滬菜或杭州菜館不介意讓你在廚房看到這種處理過程。

黃鱔來到廣東，烹調更變化多端，最拿手的是台山人做的黃鱔飯——分黃鱔煲仔飯、竹筒黃鱔飯、籠仔蒸黃鱔飯、生炒黃鱔飯等。

起肉之後，鱔骨和豆腐滾湯，加芫荽，是道配飯的好菜。

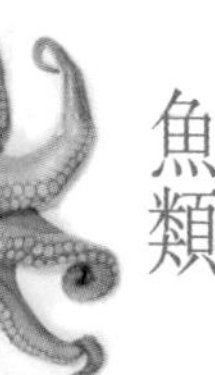

黃鱔煲仔飯的正宗做法要由整條活生生的鱔魚做起，用鹽去黏液之後，洗個乾淨，再以滾水燙個半熟，拿起，剝肉去骨。燙過鱔的水不可倒掉，拿來煲飯，待飯收乾水時，將鱔肉炒過，再鋪在飯上微焗，撒芫菜和蔥花，大功告成。

吃法也考究，上桌後不要急著抓開蓋子，再讓它焗個十分鐘，撈勻來吃，飯會更香。

一般台山餐廳做的煲仔飯，飯是白色的，真正老饕吃的是黑色，那是把鱔血也倒進去煲的。

鱔片放入高湯中燙一燙熟，然後拋入冰水中，加大量的冰塊，吃時點一點普通醬油即可，爽脆甘甜無比，是種最簡單最基本的吃法。

從前黃鱔價賤，我們吃的都是野生的，當今貴了就養殖，由越南泰國輸入的居多。是否野生的，試試水溫即知，溫水的一定是養殖，牠們一進冰冷的水，即死。

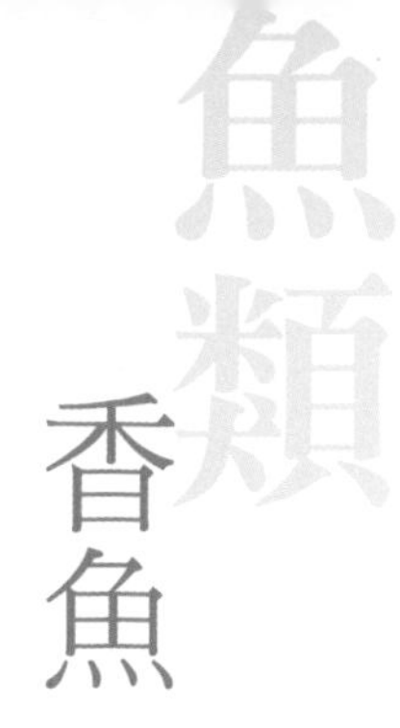

香魚

手掌般長的香魚，東南亞少見，台灣只有人工繁殖的。只有日本還很多，他們稱之為「鮎 Ayu」。

是一種和鮭魚一樣的魚，在溪流產卵，小魚長大後往海中游，最後還是回到原產地，牠的壽命只有一年。

名叫香魚，不但烹調後香，就是活生生的，抓起一尾來聞，一點腥氣也沒有，嗅到的是青瓜般的味道。

台灣人的吃法學足了日本，一般都是鹽烤，很少蒸來吃的。最地道的做法是抓緊了魚，用一枝鐵叉吊起來，魚身要弄得彎彎曲曲，樣子才好看。在豪華的日本旅館中，大廚會弄一桶活生生的香魚，在你面前吊起，撒點鹽，插進一個大陶甕中，圓圈圈地圍著木炭，慢慢烤到略焦為止。這時香味飄來，食指大動。

吃的時候要有技巧，先用筷子把彎曲的香魚壓直，再從魚脊再壓一次。

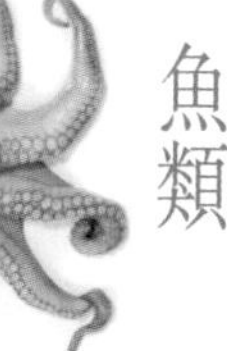

這麼一來，骨頭已經由肉鬆開，把尾折斷，抓緊魚頭，輕輕一拉，整條骨頭就能出來。見內臟還黏在骨頭上，千萬別丟掉，這副膽肝最好吃，喜歡的人說甘甘地，其實只是苦，但像吃苦瓜的苦，是美味的。

香魚盛產時，有些日本人還收集了內臟，用味噌漬之，為下酒的極品。旅館中有時也把大桶活的香魚放在一鍋滾著的味噌湯旁邊，抓一尾煮一尾，把湯喝完，再慢慢欣賞魚肉，是優雅的吃法。

香魚本身很清潔，牠只能生長在不污染的溪澗，水一骯髒了就死，所以不必剖肚。剛剛成長的香魚，手指般粗，骨頭還軟，就那麼拿去炸天婦羅，整條魚肉骨吃進口中，鮮美得很。

但是養殖的香魚就不甜了，一定要野生的才好吃。到了夏天解禁，很多日本人跑到鄉下清澈的河流中去釣。也有守株待兔的辦法，搭了一個竹架，沉入淺溪中，讓香魚沖上來，一尾一尾拾起。

據稱氣象台人士，水箱中都養了一群香魚，牠很敏感，如果游個團團亂轉時，地震一定來臨，是不是真的沒有親眼見過。爐上烤香魚和煮香魚味噌湯就吃得多，是代表夏天的食物，百食不厭。

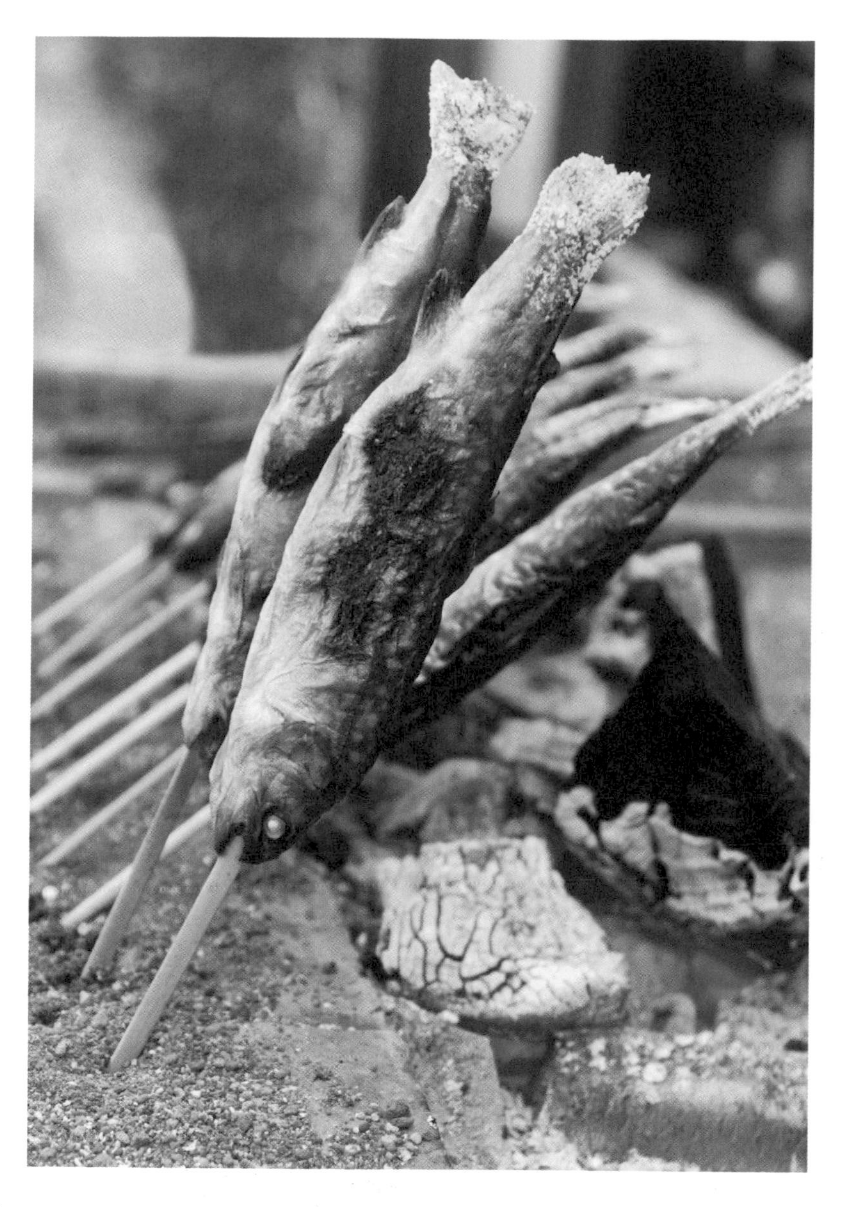

魚類

烏魚

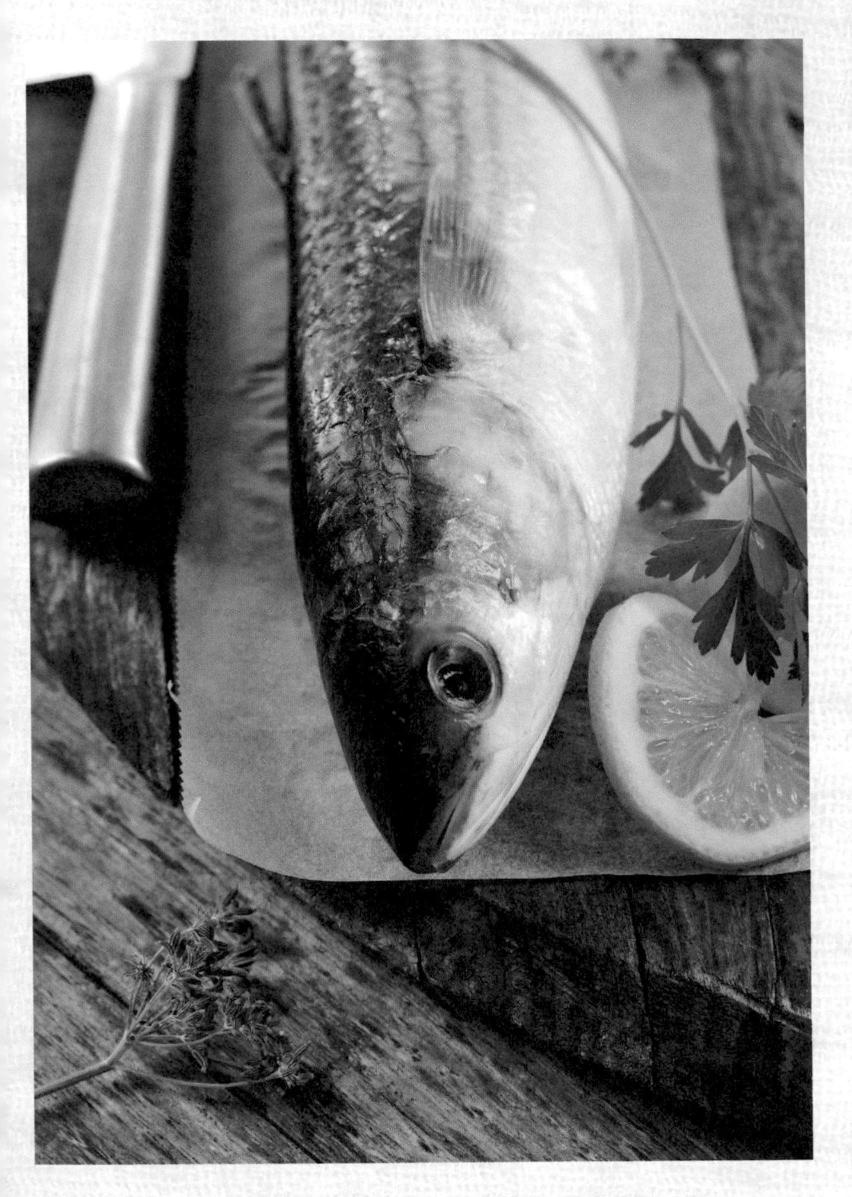

烏魚，廣州人稱之為烏頭，日本稱為鯔，英語作Mullet。由海游入川，烏魚鹹淡水皆有，我們吃的，多數是池塘中生長。

廣東人多數蒸來吃，泰國人也吃煮的，鋪上萊姆和中國芹菜梗，有時也用酸梅，但此魚吃泥底的有機物質和水藻，味不腥，冷食亦佳。潮州人就最喜歡拿來當魚飯，連鱗煮熟後，放涼了點普寧豆醬。

魚肥時，肚中充滿脂肪。掀開鱗，皮下帶著一層黃色的魚油，刮而食之，甘美無比。

一般人認為此魚有陣土味，也是難怪的。從前的魚塘挖得深，烏魚不是整天埋在泥中，故無此味。當今的縱然也是養殖，但泥塘又淺又小，抓起來容易，又不等夠時日，烏魚的肥美和甘香盡失。

烏魚有種器官，是所有的魚都沒有，那就是牠的肚子有粒東西，像個小型富士山，廣東人稱之為「扣」，潮州人則叫為魚臍，爽脆美味，最為珍貴，老潮州人買烏魚，沒有了那粒魚臍，就喊著不給錢。

此臍是怎麼生長出來的？烏魚只吃有機物質，齒漸退化，消化系統之中逐漸長出一個新器官來磨碎吃下的東西。

用芽菜和大蒜來爆烏魚扣，是一道老廣東菜，一碟中要集合數十粒，實在難得。

烏魚游在海裡時，體積要比池塘養的大很多，懷卵期捕獲，取出魚子鹽醃後曬乾，就是鼎鼎有名的「烏魚子」了，台灣賣得最多，而台灣人是從日本人那裡學會吃的。

同時間，中東歐洲人也發現了烏魚子的美味，所以土耳其人、希臘人都有烏魚子生產，也只有法國人和義大利人懂得欣賞，英國人美國人都不會吃，在英文食材字典中，沒有烏魚子的記載。

台灣人除了吃烏魚子，還很會吃烏魚扣，海裡的烏魚，其扣有魚丸般大，拿來曬乾，非常堅硬，這時把烏魚扣拿在火上一烤，然後就料理魷魚乾一樣，用鐵槌舂之，愈舂愈大愈長，再次烤而食之，此種美味天下難得。當今污染，烏魚又少，扣又小，再也吃不到了。

黃魚

黃魚亦叫黃花，分大黃魚和小黃魚，和其他魚類不同的，牠的頭腦裡有兩顆潔白的石狀粒子，用來平衡游泳，所以日本人稱之為石持 Ishimochi，英國名為 White Croaker，可見不是所有黃魚都是黃色。

據老上海人說，在五〇年代每年五月黃魚盛產時，整個海邊都被染成金黃，吃不完只好醃製。韓國也有這種情況，小販把黃魚曬乾後用草繩吊起，綁在身上到處銷售，為一活動檔攤，此種現象我在六〇年代末期還在漢城街頭上看過，當今已絕跡。

生態環境的破壞，加上過量的捕捉，黃魚產量急劇下降，現在市面上看到的多數是養殖的，一點味道也沒有。真正黃魚又甜又鮮，肉質不柔也不硬，恰到好處，價錢已達至高峰，不是一般年輕人能享受得到的。

著名的滬菜中，有黃魚兩吃，呎半大的黃魚，肉紅燒，頭尾和骨頭拿來雪裡紅一齊滾湯，鮮美無比。大一點的黃魚，可三吃，加多一味起肉油炸。

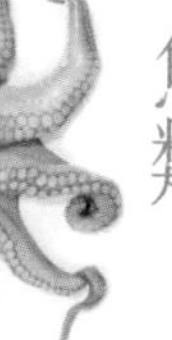

北方菜中的大湯黃魚很特別，肚腩部分熬湯，加點白醋，魚本身很鮮甜，又帶點酸，非常惹味，同時吃肚腩中又滑又膠的內臟，非常可口。

杭州菜中有道煙燻黃魚，上桌一看，以為過程非常複雜，其實做法很簡單，把黃魚洗淨，中間一刀剖開，在湯中煮熟後，拿個架子放在鐵鍋中，下面放白米和蔗糖。魚盛碟放入，上蓋，加熱。看到鍋邊冒出黃煙時，表示已經燻熟，即成。此菜天香樓做得最好。

一般的小黃魚，手掌般大，當今可以在餐廳中叫到，多數是以椒鹽爆製。所謂椒鹽，是炸的美名，油炸後點椒鹽吃罷了。見小朋友吃得津津有味，大讚黃魚的鮮美，老滬人看了搖頭，不屑地說：「小黃魚根本和大黃魚不同種，不能叫黃魚，只能稱之為梅魚。」

黃魚的舊名為石首，《雨航雜錄》記載：「諸魚有血，石首獨無血，僧人謂之菩薩魚，有齋食而啖者。」和尚有此藉口，是否可以大開殺戒，不得而知。

我們捕到河豚丟掉，日人不愛吃黃魚，傳說漁船在公海中互相交換，亦為美談也。

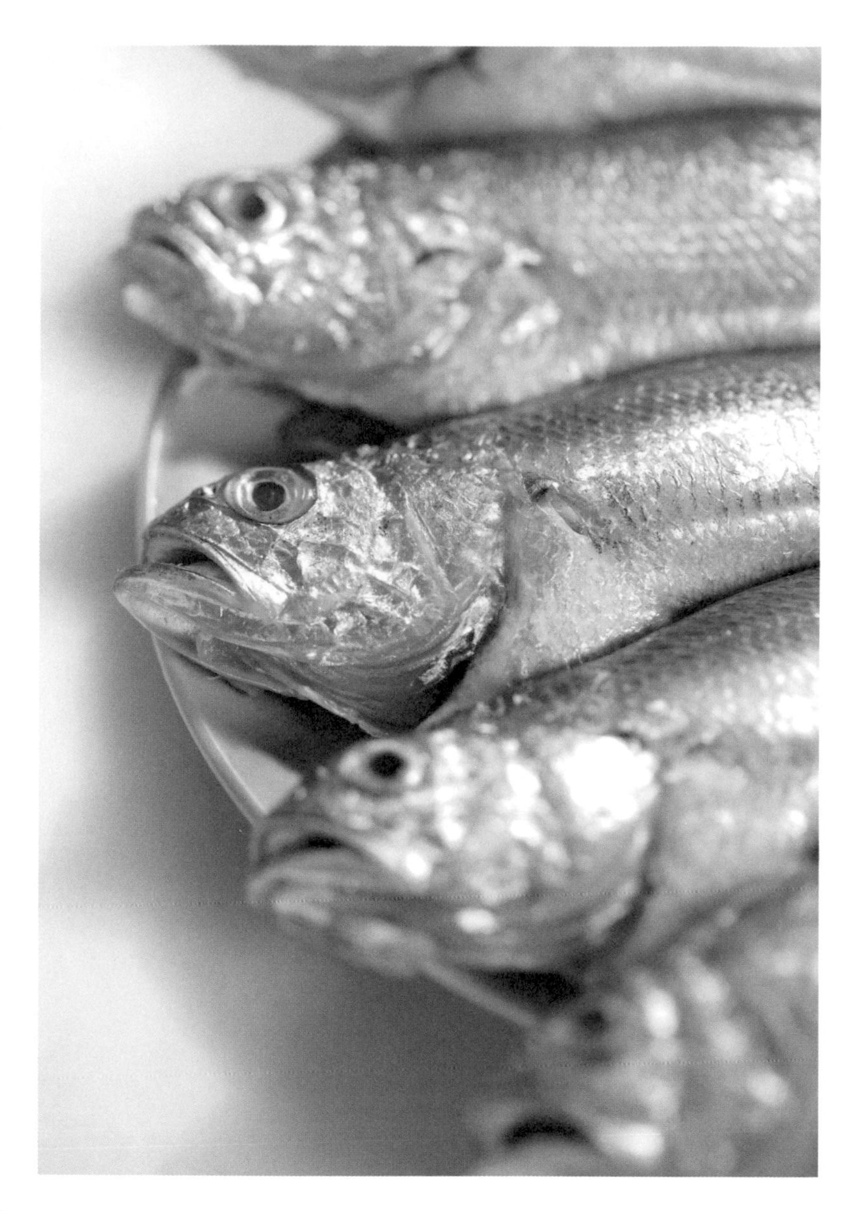

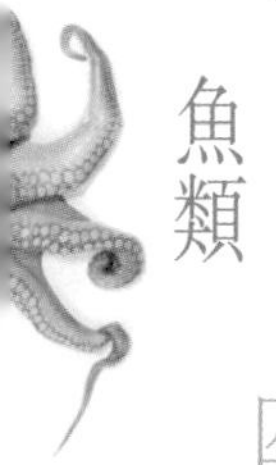

魚類

魚類

墨魚

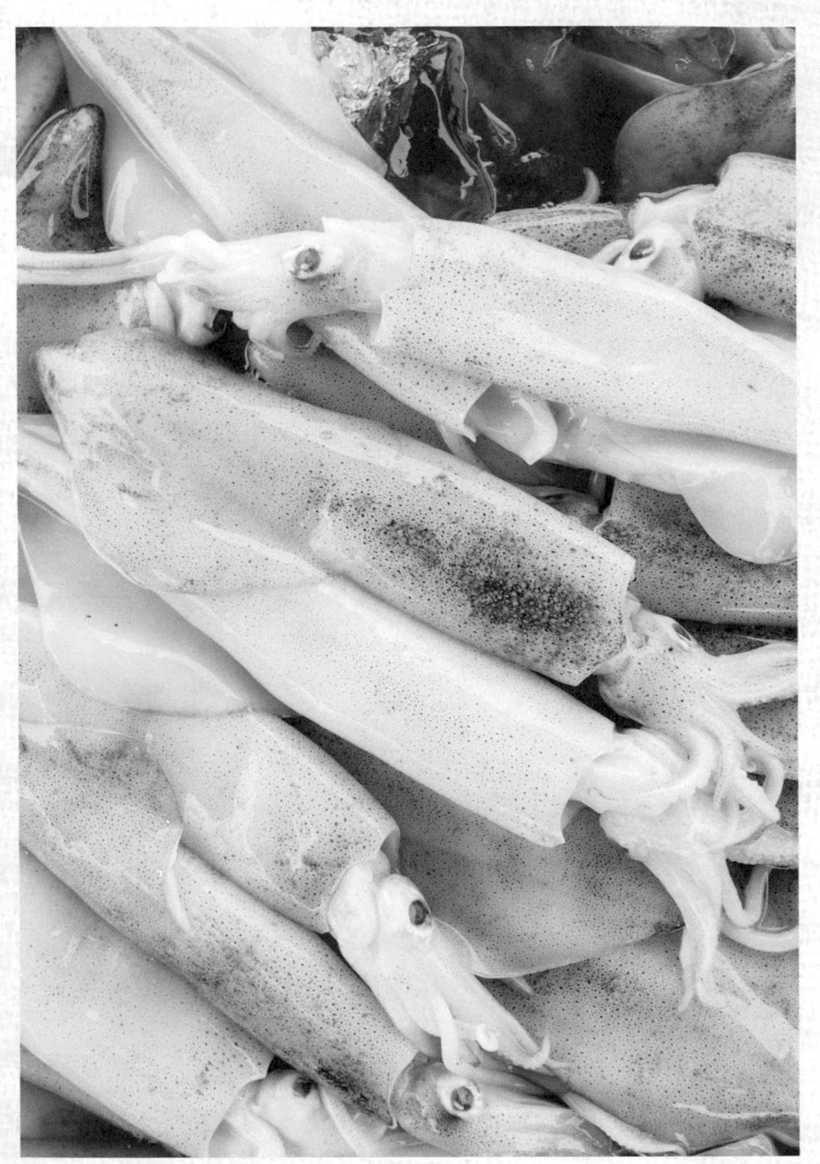

墨魚和魷魚最大的分別，是前者身上有一塊硬骨，大起來有點像拖鞋，而後者只生一條透明的軟骨。

那塊硬骨在中醫上可以拿來當藥材用。我們小時沒電子遊戲機，成為玩具。把它在石頭上磨，磨得發熱，拿去燙其他頑童。

因為肉身厚，潮州人多數是把牠煮熟後掛起來風乾，等涼了切片來吃，廣東人也有此吃法，不過下顏色染成橙紅。

很奇怪地，和魷魚一樣，墨魚也有一層皮，皮不剝就煮的話，肉一定硬。剝了皮很柔軟，比魷魚更容易咬嚼。

日人稱墨魚為 Mongo Ika，當刺身吃，也炸成天婦羅。當壽司還沒有流行時，我在西貢海邊看到有人賣游水大墨魚，我叫餐廳拿去切片，自備山葵和日本醬油食之。旁桌的人看了大驚小怪，當今此吃法已相當流行。肉當刺身，鬚和頭拿去煮湯。

刀功好的大師傅，可以將墨魚片成數層，留下一部分黏起來，再把蝦剁碎成花膠，釀入墨魚之中，再切塊後拿去蒸或炸，做成一層白一層紅的菜，又好看又好吃。

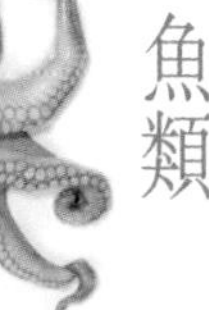

潮州人有時也把墨魚切塊後煮鹹酸菜吃之，凡是腥一點的魚，如海鰻、魔鬼魚、鯊魚等，潮州人都用鹹酸菜煮，墨魚如此料理，大概是嫌它價賤之故。

但當今的墨魚也賣得不便宜，所以打成墨魚丸之後，是所有魚丸之中最貴的了。貴歸貴，也有人買。但是在香港吃到所有的墨魚丸，都是芡粉下得太多，變成沒什麼墨魚味，一咬下，盡是漿糊，是種極討人厭的感覺。為什麼不做一些完全是墨魚肉魚丸呢？一好吃就做出名堂，做出名堂後就發財嘛，香港人不懂就是不懂。

煮熟後的墨魚，蘸潮州醬料如三參醬或橘油吃，很對味。這種甜與鹹的配合，也是三代有錢的少爺發明出來的吃法吧？

一次出海，網中捕到小隻墨魚，五毛硬幣般大，硬骨還沒形成，就那麼拿來混醬油當花生下酒，鮮甜得不得了，也是畢生難忘的經驗。

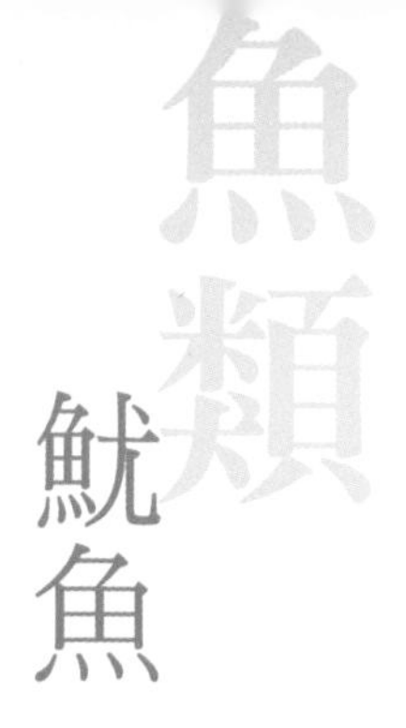

魷魚

魷魚，英文的 Squid 和 Cuttlefish 都指魷魚，日文為 Ika、西班牙人叫為 Calamar、義大利名之 Caramaro，在歐洲旅行看餐單時習用。

全世界的年產有一百二十萬到一百四十萬噸那麼多，魷魚是最平價的一種海鮮。吃法千變萬化。

從日本人的生吃，以熟練的刀功切為細絲，像素麵，故稱之為 Ika Somen，到中國人的煮炒，也靠刀功。剝了那層皮，去體內軟骨和頭鬚，再將它交叉橫切，刀刀不折，炒出美麗的花紋。這並不難，廚藝嘛，不是什麼高科技，失敗了幾次就學會，做起菜來，比什麼功夫都不花好得多，你說是不是？

魷魚的種類一共有五百多種，其中烹調用的只限於十五到二十種罷了，我認為最好吃又最軟熟的魷魚是拇指般大的那一種，要看新鮮不新鮮，在魚檔中用手指刮一刮牠的身體，即刻起變化，成為一條黑線的，一定新鮮。不過不能在不相熟的魚檔做此事，否則被罵。

把這種魷魚拔鬚及軟骨之後洗淨備用，用豬肉加荸薺剁碎，調味，再塞入魷魚之中，最後用一枝中國芹菜插入鬚頭，牢牢釘進魚之中。放在碟上，撒上夜香和薑絲，蒸個八分鐘即成，是一道又漂亮又美味的菜。

義大利人拿來切圈，沾麵粉去炸，這時不叫 Calamaro 而叫 Frittura Mista 了。其他國家的魷魚這種做法沒什麼吃頭，但在地中海抓到的品種極為鮮甜，又很香，拌起義大利麵來味道也的確不同。

日本人把飯塞進大隻的魷魚，切開來當飯糰吃，味道平凡。有種把鬚塞肚，再用醬油和糖醋去煮的做法，叫鐵炮燒，但最家常的還是把生魷魚用鹽泡漬，又鹹又腥，很能下飯，叫為「鹽辛」，也稱之為「酒盜」，吃了鹹到要偷酒來喝。

有次跟日本人半夜出海，捕捉會發光的小魷魚，「螢烏賊」。網了起來，魷魚還會叫，說了你也不相信。抓到的螢烏賊洗也不洗，就那麼弄進一隻缸醬油裡面，又叫又跳。這邊廂，炊了一大鍋飯，等熱騰騰香噴噴的日本米熟了，撈八九隻螢烏賊入碗，拌它一拌，就那麼在漁船中吃將起來，天下美味。

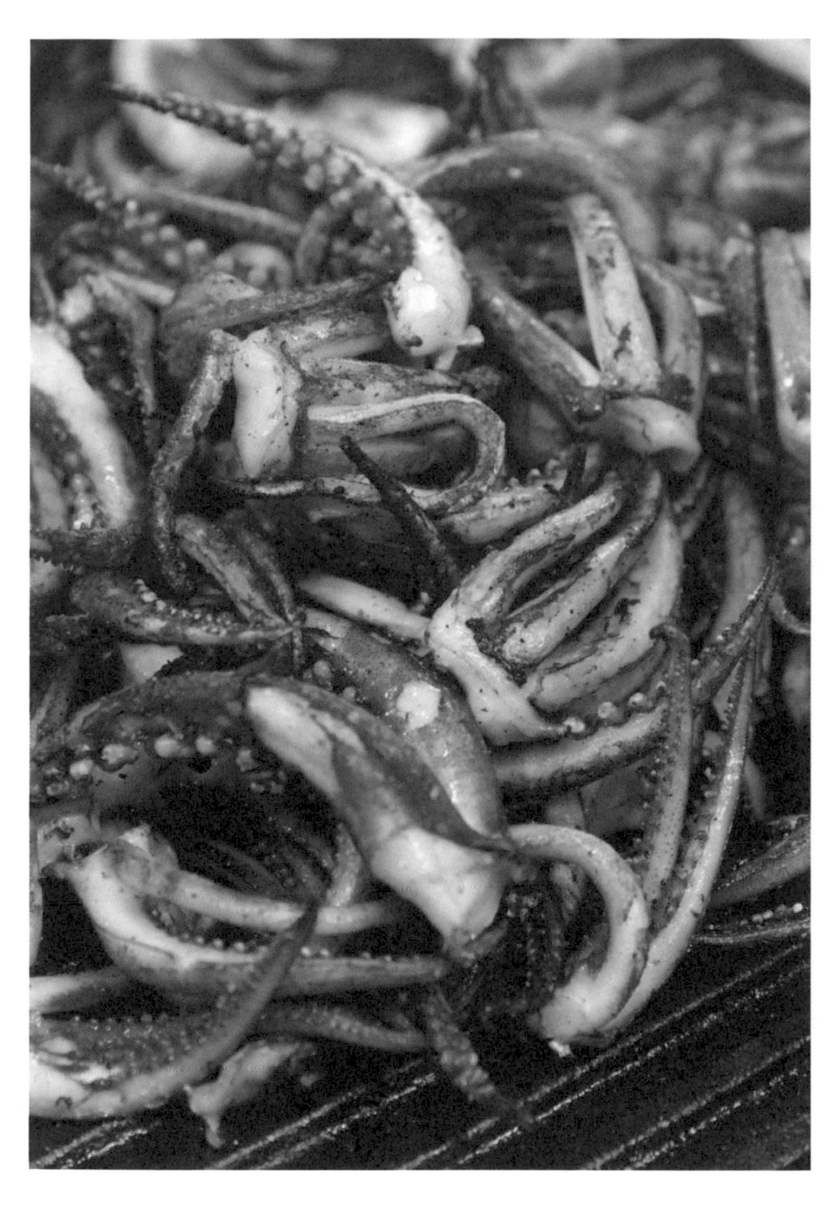

魚類

鮑魚

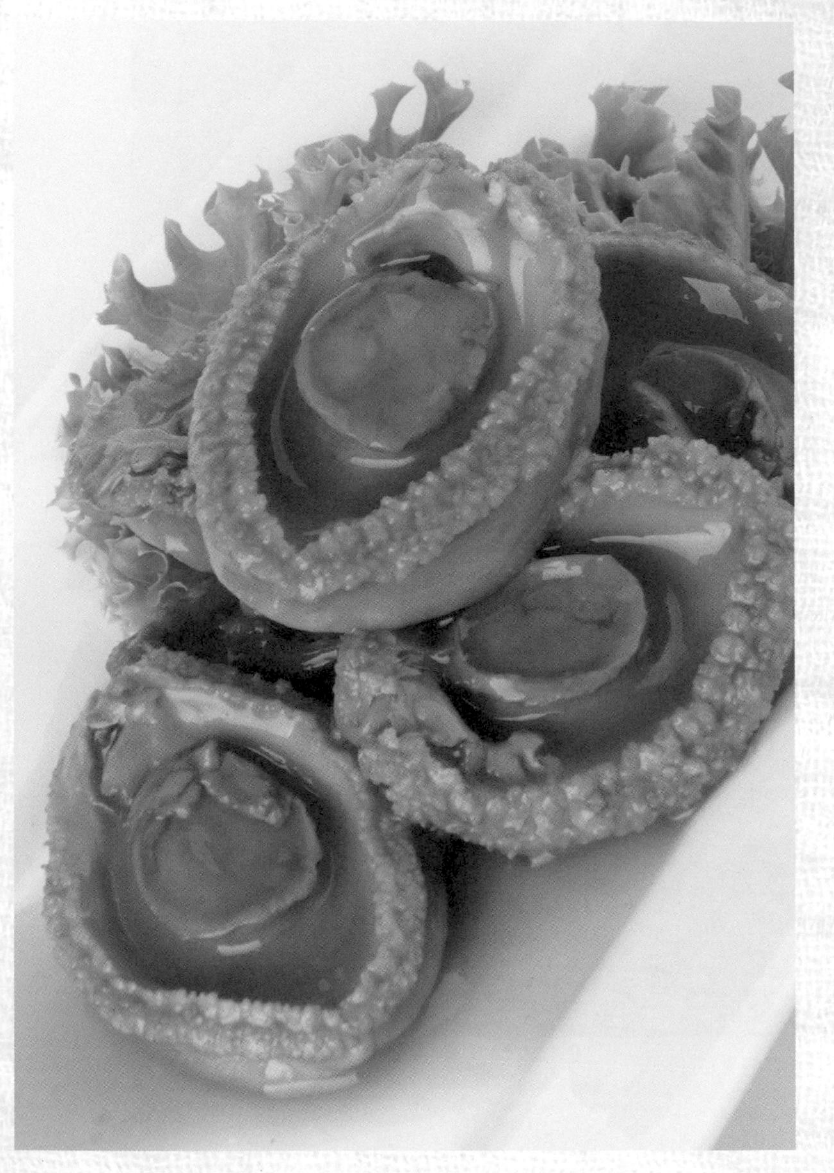

最珍貴的鮑參翅肚，鮑魚佔了第一位，可見是海味中天下第一吧。

乾鮑以頭計，一斤多少個，就是多少頭。兩頭鮑魚，當今可以登上拍賣行，有錢也不一定找得到。

鮑魚從小到大，有一百種以上。吃海藻，長得很慢，四五年才成形。要大得七八吋長的，需數十年。

殼中有三四個孔，才稱鮑魚，有七八個孔的小鮑，有人稱之為床伏 Tokobushi 或流子 Nagareko，九個洞的，台灣人叫九孔。

大師級煮乾鮑，下蠔油。我一看就怕，鮑魚本身已很鮮，還下蠔油幹什麼?依傳統的做法，浸個幾天，洗掃乾淨。用一隻老母雞、一大塊火腿和幾隻乳豬腳燉之，燉到湯乾了，即上桌，沒有燉好之後現場煮的道理。

乾鮑來自日本的品質最好，這沒話說。澳洲南非都出鮑魚，不行就不行。別以為貴就當禮品。日本人結婚時最忌送鮑魚，因為牠只有紫濞殼，有單戀的意思，不吉利的，但可送一種叫熨斗鮑魚的，是將牠蒸熟後，像削蘋果皮般團團片薄，再曬乾。吃時浸水還原，當今已難見到。

新鮮的鮑魚，生吃最好，但要靠切工，切得不好會很硬，最高級的壽司店只取頂上圓圓那部分，取出鮑魚肝，擠汁淋上，吃完之後剩下的膽汁，加燙熱的清酒，再喝之，老饕才懂。

韓國海女撈上鮑魚後，用鐵棒打成長條，叉上後在火上烤，再淋醬油，天下美味也。

澳洲鮑肉質低劣，只可生吃，或片成薄片，用一火爐上桌，清燙之，亦鮮味，但也全靠片工，機器切的就沒味道。

最原始的吃法是整個活生生的鮑魚放在鐵網上燒，見牠還蠕動，非常殘忍，此種吃法故稱「殘忍燒」。

吃鮑魚，我最喜歡吃罐頭的，又軟又香，但非墨西哥的「車輪牌鮑」不可，非洲或澳洲的罐頭一點也不好吃。買車輪牌也有點學問，要有罐頭底的凸字，印有 PNZ 的才夠大。

鮑魚有條綠油油的肝，最滋陰補腎，我們不慣吃，日本人當刺身，吃整個鮑魚如果沒有了肝，就不付錢了。

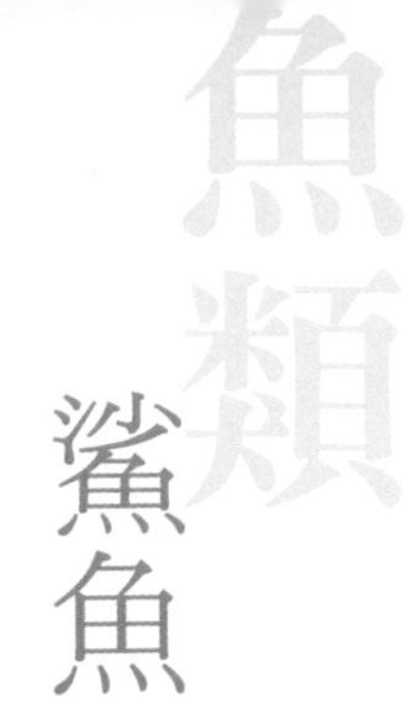

鯊魚

講到以鯊魚當食材，應該不是十分殘忍。罪過的是中國人愛吃魚翅，把牠們捕殺得快要絕種。單單吃鯊魚肉的話，大自然還可以維持平衡，亦可大量繁殖。

鯊魚肉好吃嗎？美味到不得了，看你怎麼去料理罷了。

最普通的吃法是拿來煮鹹酸菜，凡是有魚腥味的魚，可以用鹹酸菜來中和，當然別忘記放幾片薑。請魚販替你清理軟骨，再自己切鹹菜進去煮就是，煮個十幾二十分鐘，即刻入味，湯汁也不妨加多，可以撈飯。

我們吃的多是小尾的鯊魚。大的肉粗糙，不宜食之。很奇怪地，你會發現牠身上只有一條脊髓，兩旁並沒有刺骨，因為牠的皮厚，並不需要。

鯊魚皮分兩層，外表充滿有棱角的硬石，日本人用來包刀柄或磨山葵。去掉此層，裡面的很柔軟彈牙，是很可口的。

潮州人賣的魚飯，將魚用海水煮熟了風乾，點普寧豆醬吃，一點腥味也沒有。但雖說小鯊魚，比起烏頭來也巨大，魚販是一塊塊直切出來，不整條賣的。

煙燻鯊魚是台灣人的著名小菜，在任何一檔賣切仔麵的都能找到，他們喜歡切成細片後點醬膏吃，食時還在醬油膏中放大量的山葵，都不是生磨出來，用山葵粉拌成膏狀，加入人造色素，綠得可怕，但極為攻鼻，沒有了它，煙燻鯊魚就好像沒那麼好吃了。

當今罕見的是鯊魚的肝，非常肥美，煮熟了漏出一大碟油來，一看就知道營養比銀鱈魚的魚肝油高。煮肝時，要鋪上大量的蒜茸，才能辟味，但也有享受那種濃腥的刺激。

在馬來西亞也吃過咖哩鯊魚，那是把一尾小鯊魚用油炸了，再用乾咖哩煎的，做得很出色，整尾噬光，剩下一條長骨。

西餐中從來沒有鯊魚出現過，他們看了怕怕，怎能像中國人什麼都敢嘗試？日本海也產鯊魚，學會中國人吃魚翅，肉是不懂得享受的，全部扔回海裡。

我們殺得鯊魚多，有時聽到鯊魚咬人的新聞，並不恐怖，覺得非常之公平。

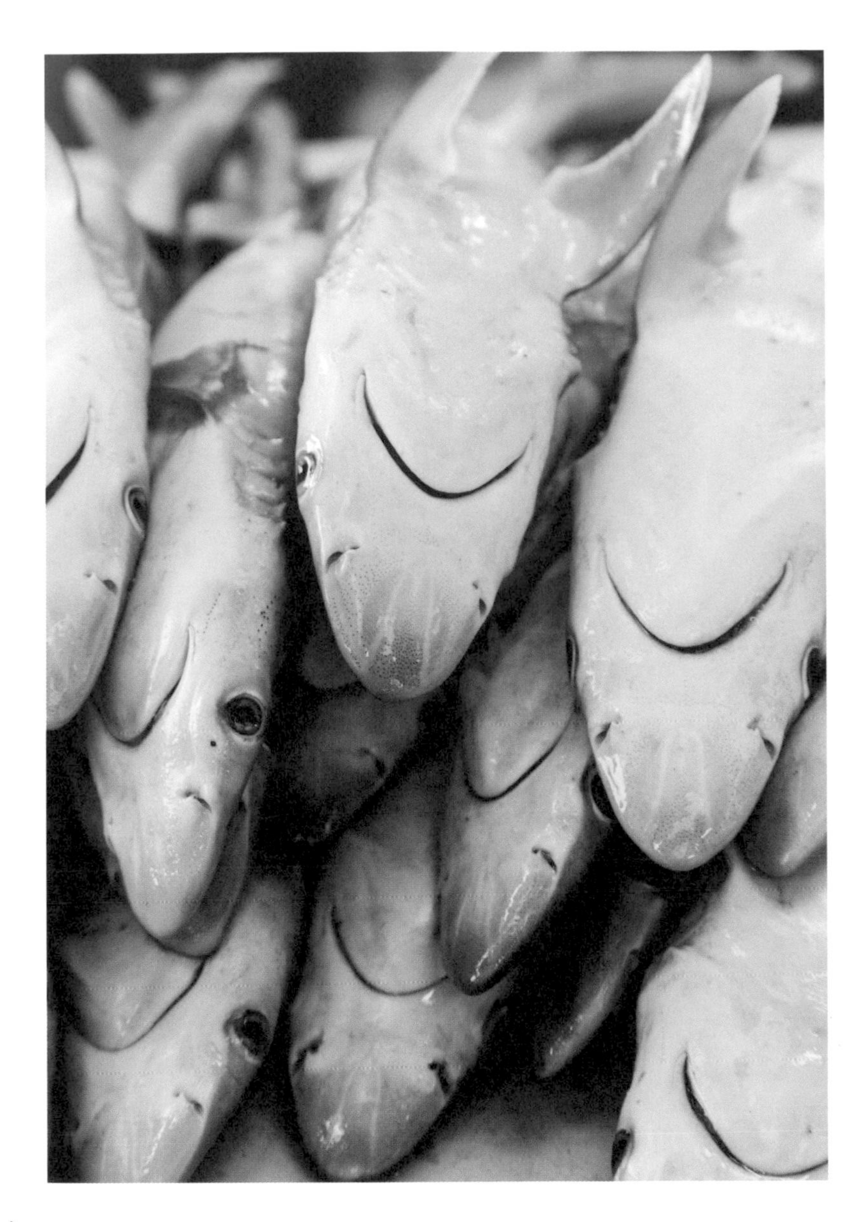

魚類

魚翅

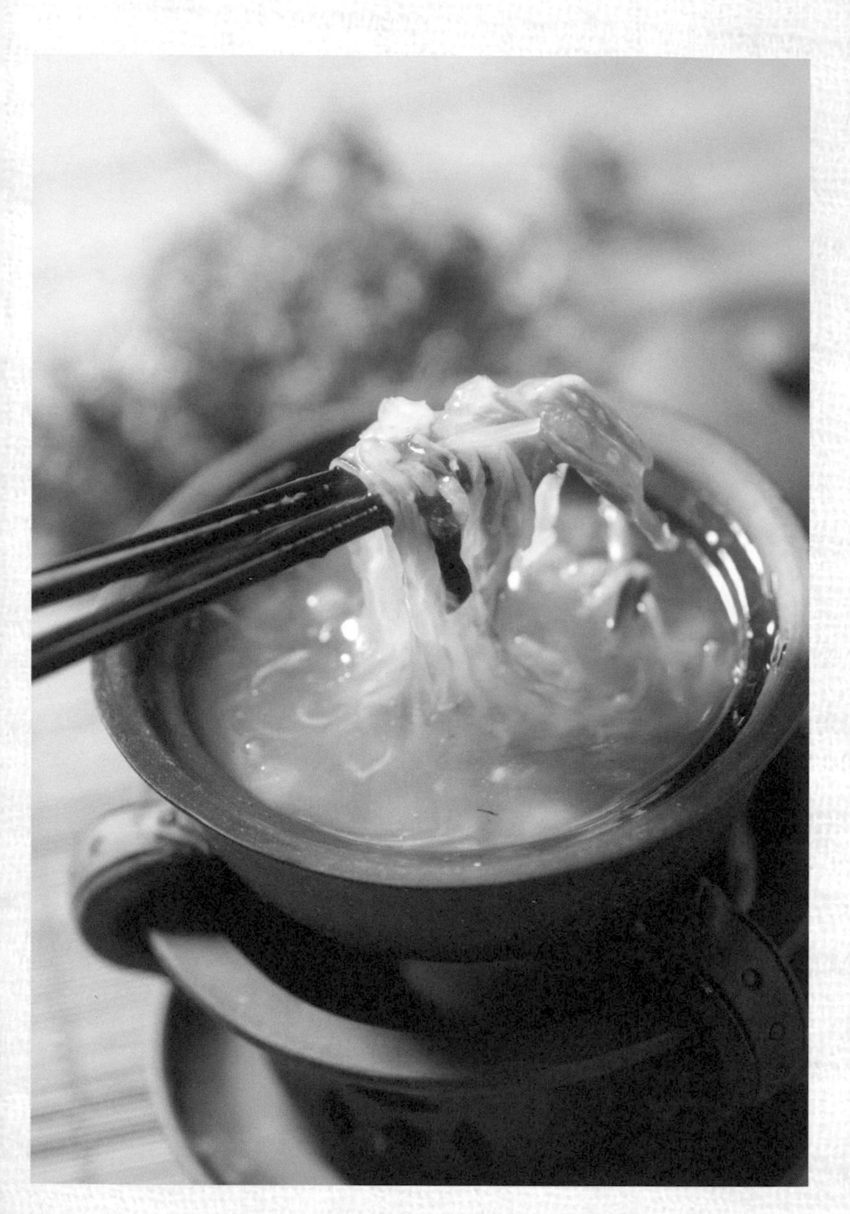

魚翅，是指鯊魚的背鰭，游水時露在水面上的那個部分，其他的，像長在腹部的翅，或尾巴，都不能叫翅。

在海味店看到的乾翅，大起來有成人張開雙手那麼巨型，大得驚人。加工後，一整片的叫排翅，零零落落的，只能叫為散翅了。

想到吃魚翅的人是個天才，但也是罪人，從此屠殺鯊魚無數，有的還活生生割了翅，扔回海中，實在殘忍。好在鯊魚繁殖力強，至今尚未被吃至絕種。

魚翅本身無味，還帶腥氣，料理過程相當繁複，得將乾翅浸水數日，刮去皮和雜質，再用高湯煨之。一般家庭主婦已經不會做了，可以向相熟的海味店買已經發好的，再用豬骨、火腿和雞等食材，熬至剩下膠質，就能上桌了。

當然，愈長愈粗的翅愈貴，有所謂天九翅，已是天價。說有營養嗎？不過是著重膠質而已，其實吃曬乾的魚鰾，叫為花膠，益處比魚翅要高得多。

吃法首推潮州紅燒翅，用了大量的豬油。沒有了豬油就不夠香。翅的分量一定要多，否則看到湯上浮著幾條，像在游泳，就倒胃的了。

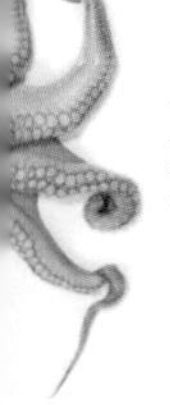

婚宴上出現的魚翅，碗中常見有白色一條條的東西，那是連著魚身的部分，通稱魚唇，其實和唇一點也搭不上關係。單單是魚唇，售價就很便宜了，如果你認為吃魚翅對身體好，那麼吃魚唇去吧。營養一樣，口感不如魚翅，但較翅有咬頭，爽爽脆脆。

一煮，膠質失去，當今餐廳的做法多數是先將它蒸軟，再用高湯煨。泰國人賣魚翅，將一排排的排翅，圍著一片竹籮圓圈圈鋪著，放在櫥窗裡面，客人點了，再拿去煮，下的醬料之中有大量蠔油，把翅味都破壞了。

把最貴的食材魚翅，和最便宜的雞蛋一齊乾炒，叫為桂花翅，是完美的組合。但如果師傅手藝高的話，用粉絲來代替魚翅，也許有些人會覺得更美味。

常聽到有鯊魚咬人的消息，我們吃得牠們那麼多，死幾個來報答，也算公平呀。

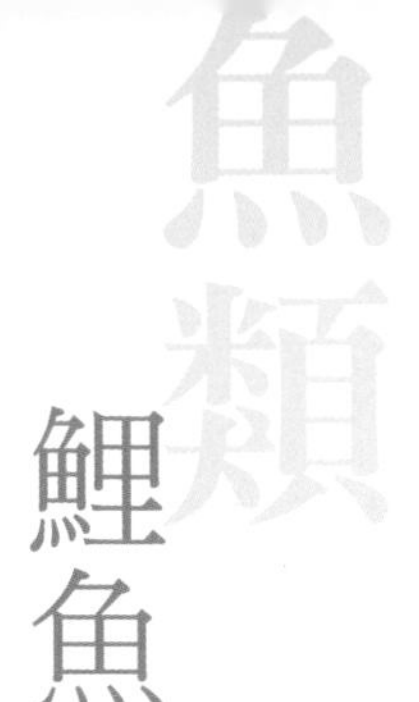

鯉魚

鯉魚，是池塘中最普通的一種魚類。

廣東人也不大吃鯉魚，做法最多是薑葱焗鯉。鯉魚經過那麼一「焗」（將食材初步加熱，整隻入鍋，再加上配料及芡汁密封煮熟），鮮味盡失，有些人還覺得有陣土腥，所以鯉魚給終在珠江三角洲和香港流行不起來。

到了潮州，鯉魚的吃法就多了起來，潮州人講究吃鯉魚，還是雄的好，因為鯉魚肉普通，但是魚子特別美味，而魚子之中，精子又比卵子好吃。

選鯉魚時，怎麼看得出是有子的呢？怎麼看得出是公的還是母的呢？

很容易，肚子凸出來，腹滿的，就是有子的魚。公的話，肚子較尖；圓的話，一定是母的了。從前賣鯉魚的人很殘忍，說是公的就是公的，不相信嗎？小販用手一擠，把魚肚中的精子擠一點出來給你看看，好在魚是沒有神經腺，感覺不到痛楚，否則就糟糕了。

潮州人到了過年，一定喝酸梅鯉魚湯，把鯉魚肉煮得很老，但出味。著

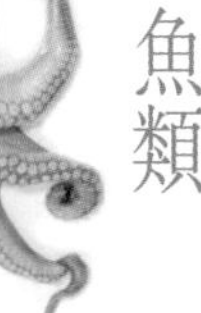

重吃魚子，湯鮮甜，帶酸，刺激胃口。魚子又爽脆，是一道快要失傳的菜。過年時吃卵不吃精，揀魚的時候選卵愈多的愈有好意頭。

日本人吃鯉魚，叫「洗Arai」，生吃的。把魚的骨殺開，切成薄片，然後扔在冰水之中；經冰一凍，肉變成白色，收縮了起來，成皺皺的一片片，點著梅子醬來吃，是高級懷石料理中一道完美的菜。

韓國人也吃鯉魚，把魚煎了一煎，放大量的葱蒜和辣椒膏，加蘿蔔葉和一種味道很古怪的水芹香菜，放在火爐上滾，愈滾愈出味，非常好吃。韓國人吃鯉魚，不論公或母，有沒有子也不在乎。

至於錦鯉，是否可吃？答案是肉質一樣，照吃可也。在印尼，錦鯉一大堆，並不名貴，當地人把一尾錦鯉拋進一個大油鍋中炸，蓋上蓋，任牠滾動，炸後撈出，待冷，再翻炸。這一來整條鯉魚連骨頭也酥了，由頭至尾都吃得乾乾淨淨，連肚也不殺了。吃時用一個石臼，舂大量的蒜頭葱和蝦米，加糖和萊姆汁。把鯉魚沾在石臼中的醬來吃，非常刺激。

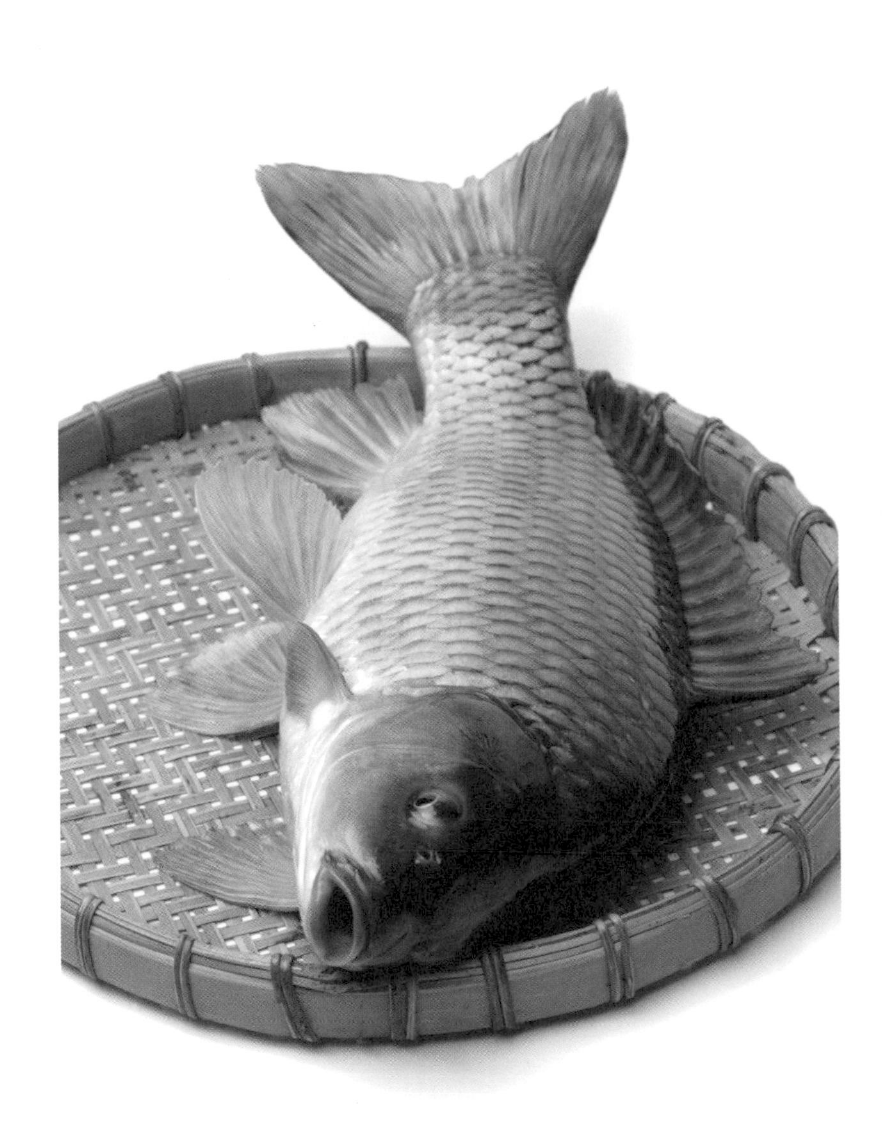

魚類

鯨

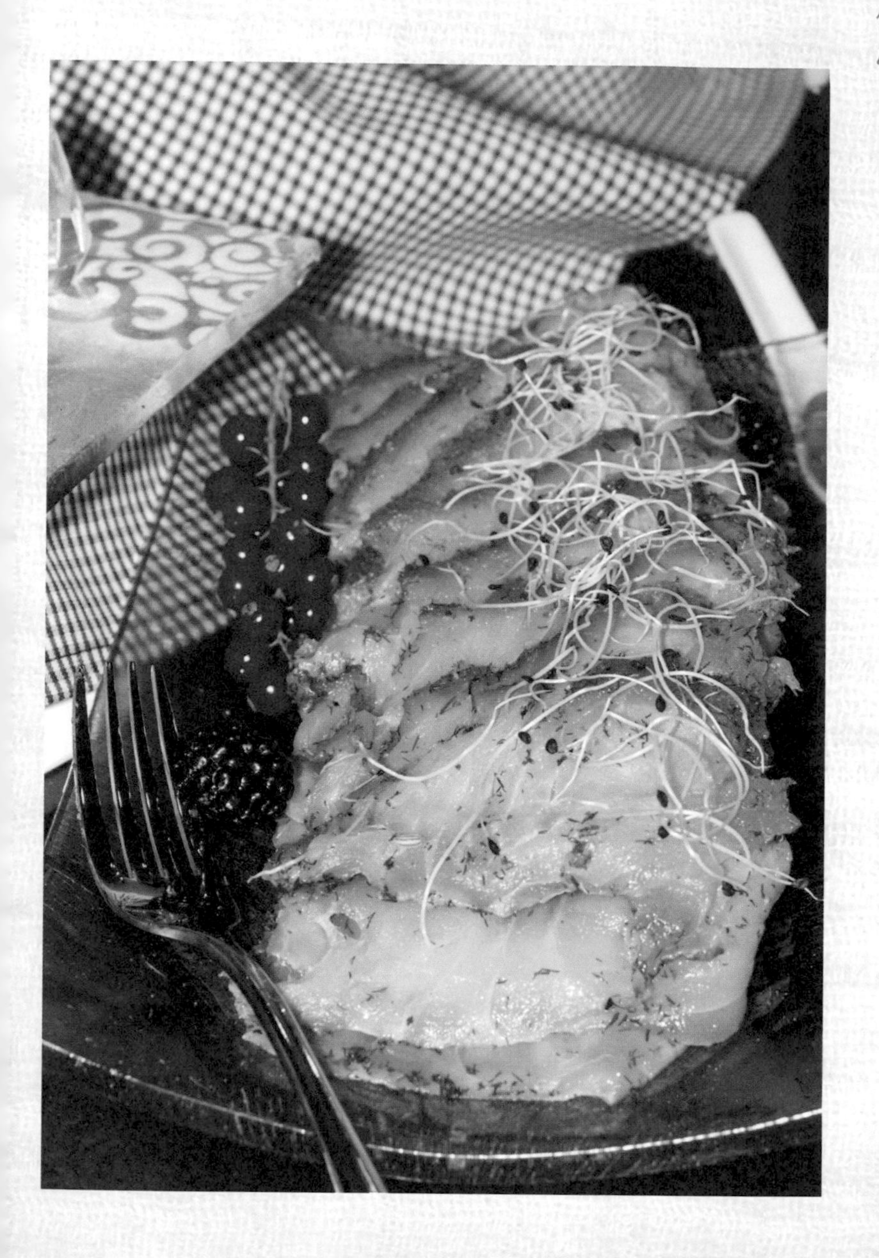

鯨。自古以來，人類捕食。約二千年前，挪威已有壁畫記載。

大起來，一條鯨魚有三十米，一百二十呎左右。小鯨魚，如殺人鯨，也有三十呎。

中國人很少吃鯨魚，西方人也只取其脂肪當油燒，只有阿拉斯加的原住民和日本人吃之，說從頭到尾，沒有一個部分不能欣賞。

捕鯨的技師，最早是用長矛，那是非常危險的事，不知道要死多少人才能殺到一頭鯨魚，日本人後來發明了用巨大的網來捕捉，但多數是小條的。

自從挪威人發明了射炮槍，被殺的鯨魚劇增，人類的貪念又無止境的，愈多愈好，幾乎殺得絕種。所以在一九八七年，國際捕鯨委員會全面禁止，除了冰島原住民以此維生之外，不能殺鯨，捕鯨業才逐漸銷聲匿跡。

但是，日本人對鯨魚的嗜愛是不能停止的，他們自從奈良時代禁止食肉以來，吃鯨文化發達，一年要吃十五萬噸，後來減至八萬噸。到了一九八七年減至一萬二千噸，九三年只有一千四百噸。到最後說是完全不輸入了。

當今，日本的大城市中，還能見到賣鯨的餐廳，那是為什麼？原來日本狡猾，說是醫學研究用的，繼續殺之，國際反對人士也束手無策。鯨魚肉好吃嗎？尾部的「尾之身」充滿脂肪，的確比金槍魚的Toro還要美味，但是除此之外，肉質粗糙。

對鯨魚的各個部分，他們都冠以名稱，「赤肉」是背脊，多數用來像牛排那樣煎，或者燒烤，也有人炸了來吃。

「胸肉」比較硬，用來製造火腿和香腸，以及罐頭等加工食物。

「須之子」是魚翅部分，和赤肉一樣吃法；「畝」是下巴，用來做鐵板燒。連著肥肉的做成鯨魚培根；「皮」是百分之百的肥肉，醃製後切片吃。

「百尋」為小腸，煮後食之。「丁字」是鯨的胃，「豆臟」是鯨的腎。也吃舌頭和乳頭，當今日本人吃鯨，好奇多過求生，不能鼓勵，讓美麗的鯨魚活下去吧。

鯧魚

鯧魚，捕捉後即死，不被粵人所喜。潮州人和福建人則當鯧魚為矜貴之海鮮，宴客時才出鯧魚。

正宗蒸法是將鯧魚洗淨，横刀一切，片開魚背一邊，用根竹枝撐起，像船帆。上面鋪鹹菜、冬菇薄片和肥豬油絲。以高湯半蒸半煮，蒸至肥豬肉溶化，即成。

此時肉鮮美，魚汁又能當湯喝，是百食不厭的高級菜。

上海人吃鯧魚，多數是燻，所謂燻，也不是真正用煙焗之，而是把鯧魚切成長塊，油炸至褐色，再以糖醋五香粉浸之。

廣府人吃鯧魚，清一色用煎，加點鹽已很甜的。煎得皮略焦，更是好吃。

還是潮州人的做法多一點，他們喜歡把魚半煎煮，連常用的剝皮魚一起煎，煎完之後，加中國芹菜、鹹酸菜煮之。以鯧魚代替，就高級了。

劣魚如魔鬼魚或鯊魚，卻是切塊後用鹹酸菜煮的，鹹酸菜不可切絲，要大塊熬才入味。以鯧魚來代替，又不同了。

鱸魚火鍋也一流，火鍋中用芋頭做底，加鱸魚頭去煮，湯滾成乳白色，配豬油渣。用鯧魚頭代替鱸魚，是潮州阿謝的吃法。阿謝，少爺的意思。

我家一到星期天，眾人聚餐，常煮鯧魚粥，獨沽一味。

別小看這鍋鯧魚粥。先要買一尾大鯧魚，以魚翅和魚尾短的鷹鯧為首選。把魚骨起了，切塊，放入一魚袋之中，鯧魚只剩下啖啖是肉的，才不會鯁喉。

等一大鍋粥滾了，放入魚袋，再滾，就可以把片薄的鯧魚肉放進去的，熄火。香噴噴的鯧魚粥即成。

大鍋粥的旁邊擺著一個小碗，裝的有：一、魚露；二、胡椒粉；三、南薑茸；四、芹菜粒；五、芫荽碎；六、爆香微焦的乾葱頭；七、天津冬菜；八、葱花；九、細粒豬油渣和豬油。

要加什麼配料，任君所喜，皆能把鯧魚的鮮味引出，天下美味也。

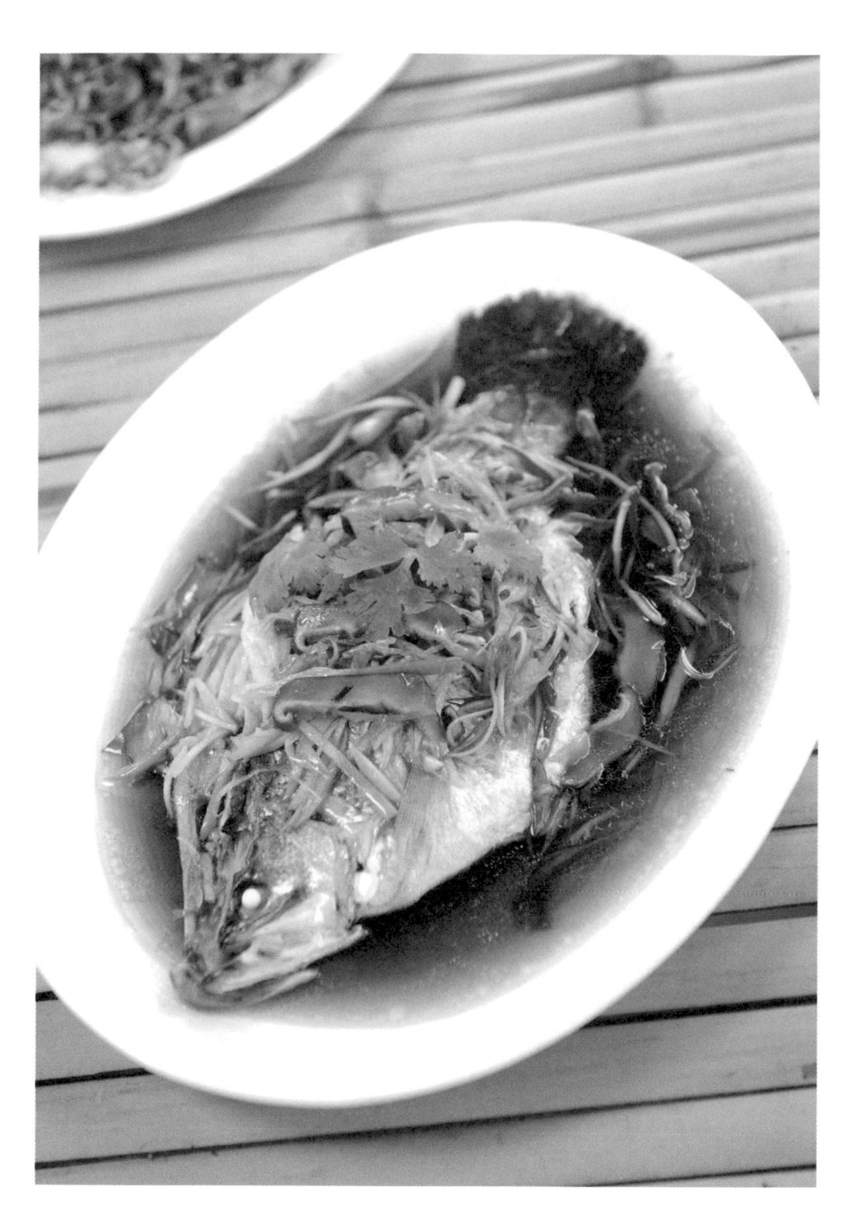

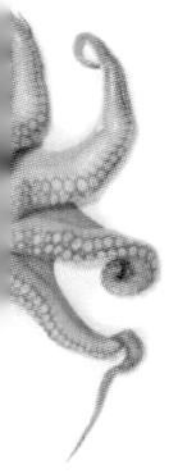

魚類

鯰魚

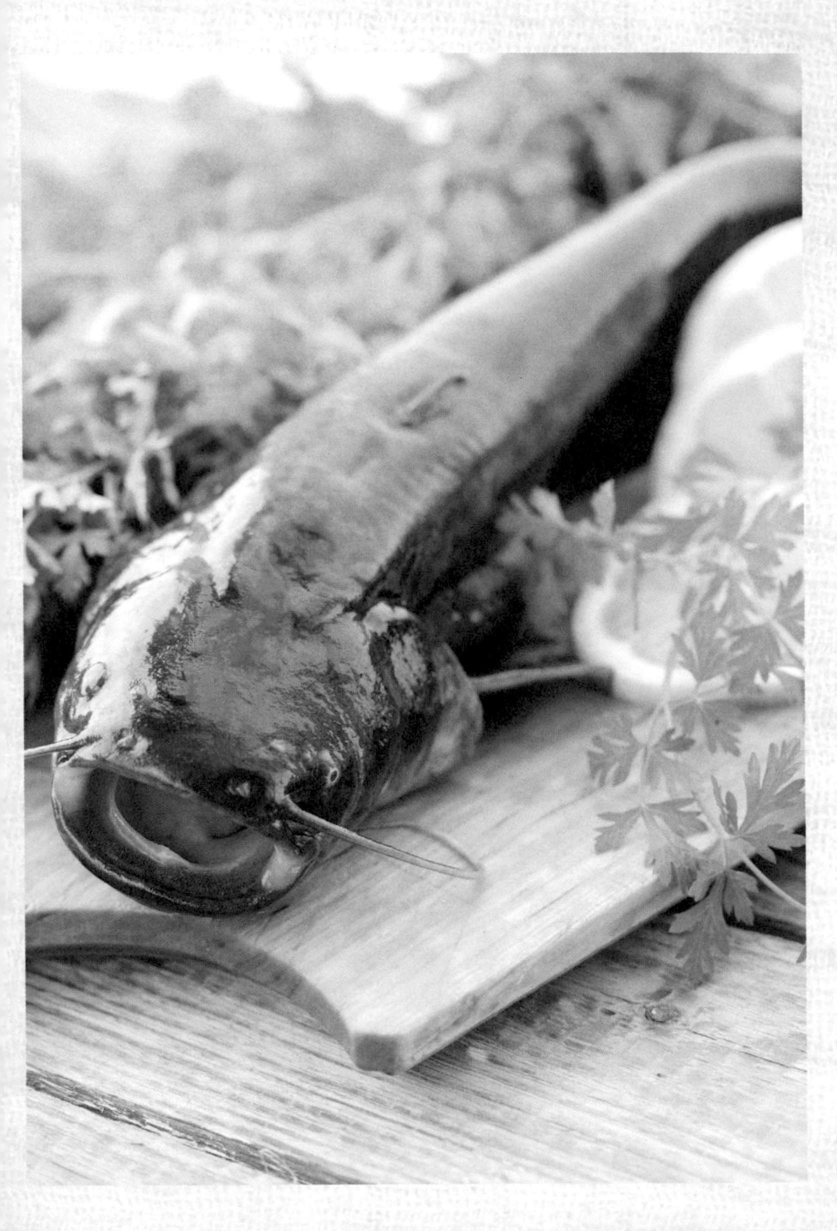

鯰魚，銀灰色，無鱗，長了六根長長的鬍鬚，洋人稱之為貓魚Catfish。分淡水和海水兩種，前者在珠江三角洲產量最多，在河鮮之中，可與鯪魚匹敵。到了秋天特別肥美，皮帶膠質，下面有一層很厚的脂肪，甘香無比。

一般做法將鯰魚切塊，一圈圈地先用油、薑、蒜頭爆過，再入鍋中燉出來，鍋底部分黐著鯰魚的皮，有點發焦，更香。

其實，冬至前清蒸也不錯，鋪上上等陳皮絲，撒點鹽即成。尤其是有魚卵的蒸起來粒粒分明，細嚼之下香味撲鼻，是味覺的頂點。肚中的魚膘也好吃，爽脆之中帶膠。膽殺破了也不要緊，有點苦，印象更為深刻。

海中的鯰，體積比淡水的大，可達七八斤重一尾，肉味較濃，台灣人叫牠為「臭臊成」，大的也叫「尖頭成」，小的叫「粉成」，皮帶點紅色。

臭臊，閩南語中腥的意思，是不會做菜的人給的印象，牠本身吃魚蝦長成，肉質很細嫩，新鮮的話，不應該有臊味才對。就算魚味重，高手總會處理掉。

閩南人和潮州人的吃法，多數和鹹酸一齊煮，煎過之後，加水淹過魚，煮至八分熟時再下鹹菜，不然鹹菜會煮得太老。

古時魚穫豐富，吃不完就曬成魚乾，從肚子一刀分二，背連著，打開來日曬，再煮來吃，味道沒那麼鮮。高級食客只吃曬乾了的魚膘，還原後味更美。

洋人起初不煮鯰魚，後來在美國南部的黑人開始烹調，才學著吃，他們多數是切塊後蘸粉炸香的，再淋上醬汁的。猶太人不會去碰，因為他們不吃無鱗的魚。

鯰魚和鰲魚屬同一魚科，鰲魚能長至十呎長，數百公斤重，時常出現於湄公河一帶。在曼谷的一家出名的潮州粥店中，還掛著人類捕捉到的，比人還高大。

鰲魚的膘，通常讓潮州人掛在廚房中，煙燻得變黑，年份愈長愈好，可當藥用，專治胃潰瘍，當今已賣得比黃金更貴。

鯰魚魚子，可在泰國菜市場見到，大如胡椒粒，呈粉紅色，因在寮國水域獲得，故有「寮國魚子醬」之稱，最為珍貴。用油煎，美味無比，天下絕品之一。

鱒魚

鱒魚Trout，屬於鮭魚類，外國人分別說在海裡面的是三文，在溪流中的是鱒。其實鱒魚也分降海類和非降海類的，前者和鮭魚一樣在溪澗產卵，長大後游入海，再回來老家，後者一直留於淡水之中。

中菜很少用鱒魚入饌，我對牠的認識還是由舒伯特鋼琴五重奏《鱒魚》得知，後來跟洋人在溪邊釣魚，抓到一尾彩色繽紛的，他們大叫Rainbow Trout，才知道是鱒魚，樣子像小型的三文，體側有虹色帶，非常漂亮。

虹鱒一降海，彩虹即消失，整條變成銀白，肉也沒那麼好吃了。

當今只在西餐店吃得到鱒魚，他們不會蒸，多數是煮或煎，又喜歡淋上檸檬汁或來一大團酸馬鈴薯泥配搭，多新鮮的魚，弄得酸酸地，總好吃不到哪裡去。

我們在外國工作時，買不到游水魚，將就把鱒蒸了，發現魚肉呈粉紅色，味道有點怪怪地，雖然新鮮，但總不及石斑。鱒魚最美味的時候在於

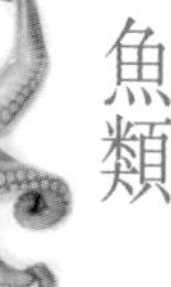

冬天，產卵之前肚中有一層很厚的黃油，又有一團團的脂肪。吃魚油和內臟，肉棄之。

另一種日本人稱為 Amago 的，英文為 Red Spotted Masu Trout，就美味得多，牠的特徵在於有一點一點的紅斑，用奶油來煎，沒有一般鱒魚的異味。當今的鱒魚多為養殖，把雌魚肚中的卵擠出來，放在一個大盤中，再灌大量的雄魚精子進去，然後放回溪中去，在下流弄個閘防止牠們逃掉，幼魚生長得很快，半年後即可收成，大的鹽燒，小的拿糖和醬油醃製成配粥的小菜。

因為選清澈的溪澗來養，故鱒魚可當刺身來吃，但口感不佳，軟軟地沒彈性，味道也十分平凡。

日本石川縣有種叫為「骨酒」的，是把小條的鱒魚燒了，放進燙熱的清酒中浸，連骨頭的味道也泡了出來，一點也不腥，頗為清甜可口，在溪邊即釣即燒即燙即飲，稱之為「野趣」。

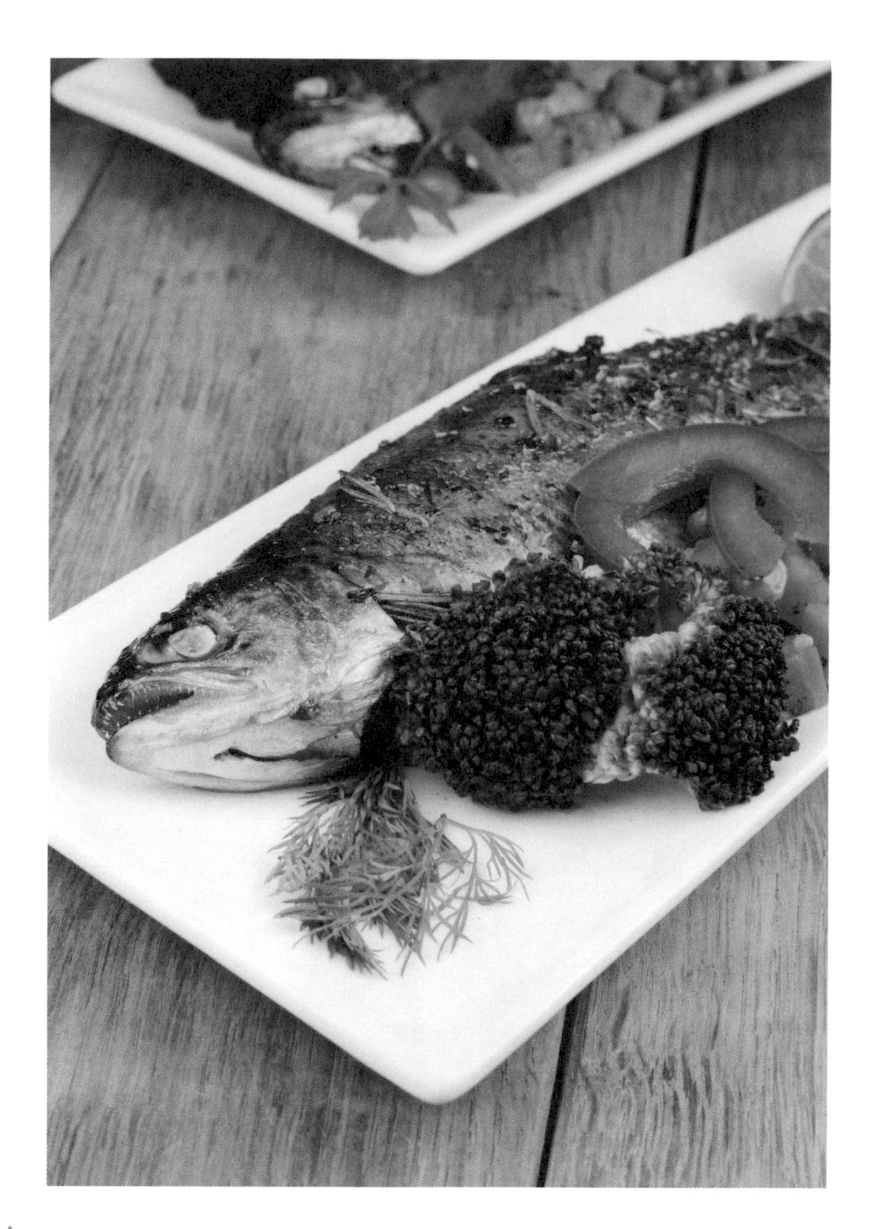

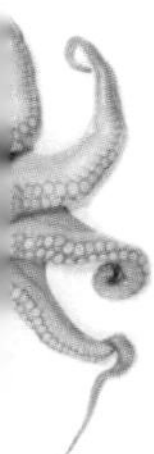

魚類

鱸魚

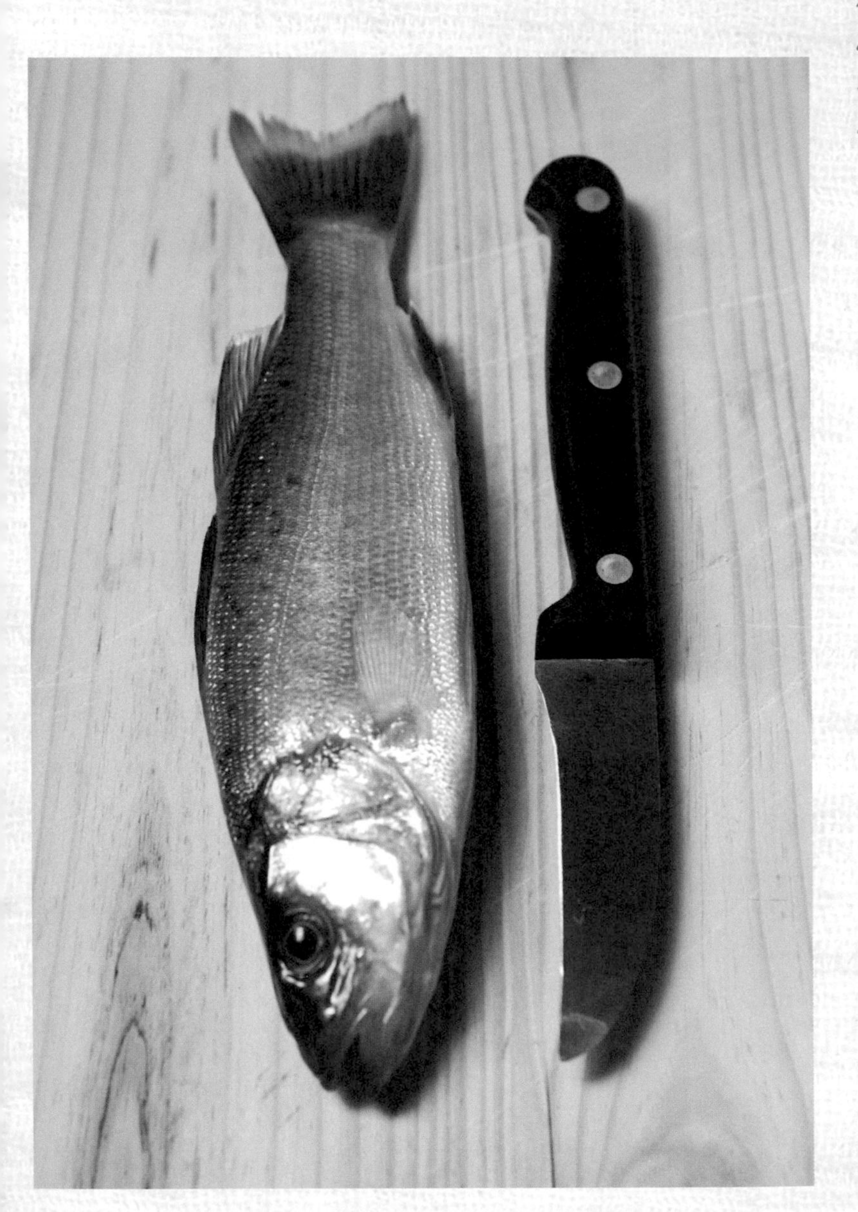

到西餐廳去，海鮮的欄目中總看到有種叫 Sea Bass 的，很多人翻譯成鱸魚。

自古以來有當官的張翰，想起家鄉吳江的鱸魚美味，作了「秋分起兮佳景時，吳江水兮鱸正肥；三千里兮家未歸，恨難得兮仰天悲」之後，就棄官返鄉，傳為佳話。那麼鱸魚應該是江中魚，為什麼有個 Sea Bass 的海水魚名？

原來鱸魚春天時在鹹淡水交界產卵，生長快，秋天游入淡水河中，再回頭出海。

一般外國的鱸魚全身嫩白，中國鱸身有直紋和黑色的斑點，外國有種叫 Striped Bass 的，身上也有直紋。但西洋鱸和中鱸到底是不是兩種魚呢？大概只是屬於同一個家族罷了。相似之處，是兩地方的人都認為鱸魚肉美，又不多骨。

人類以為魚的習性都一樣，其實湖裡江中的淡水魚，鱒魚和鱸魚就有不同的智商。用假魚餌釣魚，鱒魚要試了七八次才知道，鱸魚只要一聞，即彈開。

鱸魚有大嘴和小嘴兩種，這一點外國的文獻有同樣的記載。性兇猛，和獸類一樣要霸佔地區，大口鱸通常只有呎半兩呎長，但張開口可吞小孩拳頭，

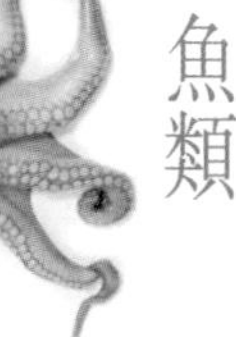

搶食超快，在牠的地區之內的魚蝦不易逃過。

有些人也曾看到一大群的鱸魚跳出海面吞食各種飛蟲，非常壯觀。他們認為海水的鱸魚，好吃過淡水的，我們相反。

在大陸的名字叫花鱸，香港人稱之為百花鱸，因性喜游於海面，香港的有一種汽油味，並不美。淡水鱸捕後即死，在香港的售價甚賤，並不像吳松江中那麼昂貴，慕名到吳松江的食客至今不絕，但因過量捕捉，已近乎絕跡。

鱸魚有急凍的，多由外國進口，若製西餐，不妨採用，多數只是煎了來吃，中國鱸魚由十月開始最為肥美，菜市場中不難找到。

雖說好吃，但與其他魚比較，還是味寡，宜用醬料蒸之。增城欖角是上選。其他吃法多數是炸後再淋濃味的醬，和桂魚相同，沒什麼吃頭。古代名人雅士，吃鱸膾。膾即生吃，還是做 Sashimi 較佳。

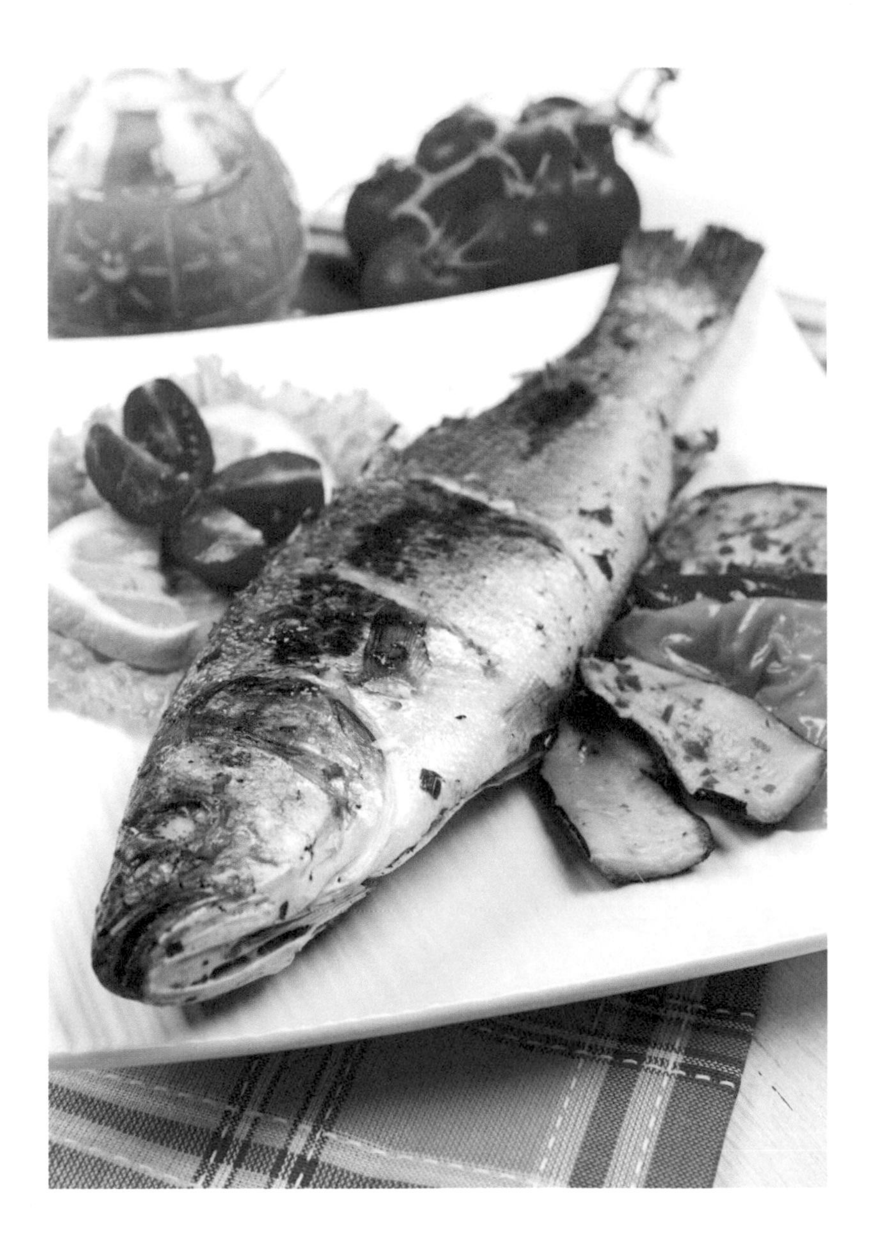

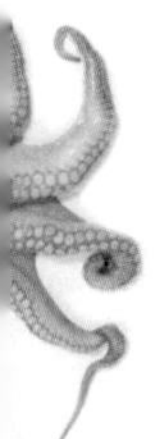

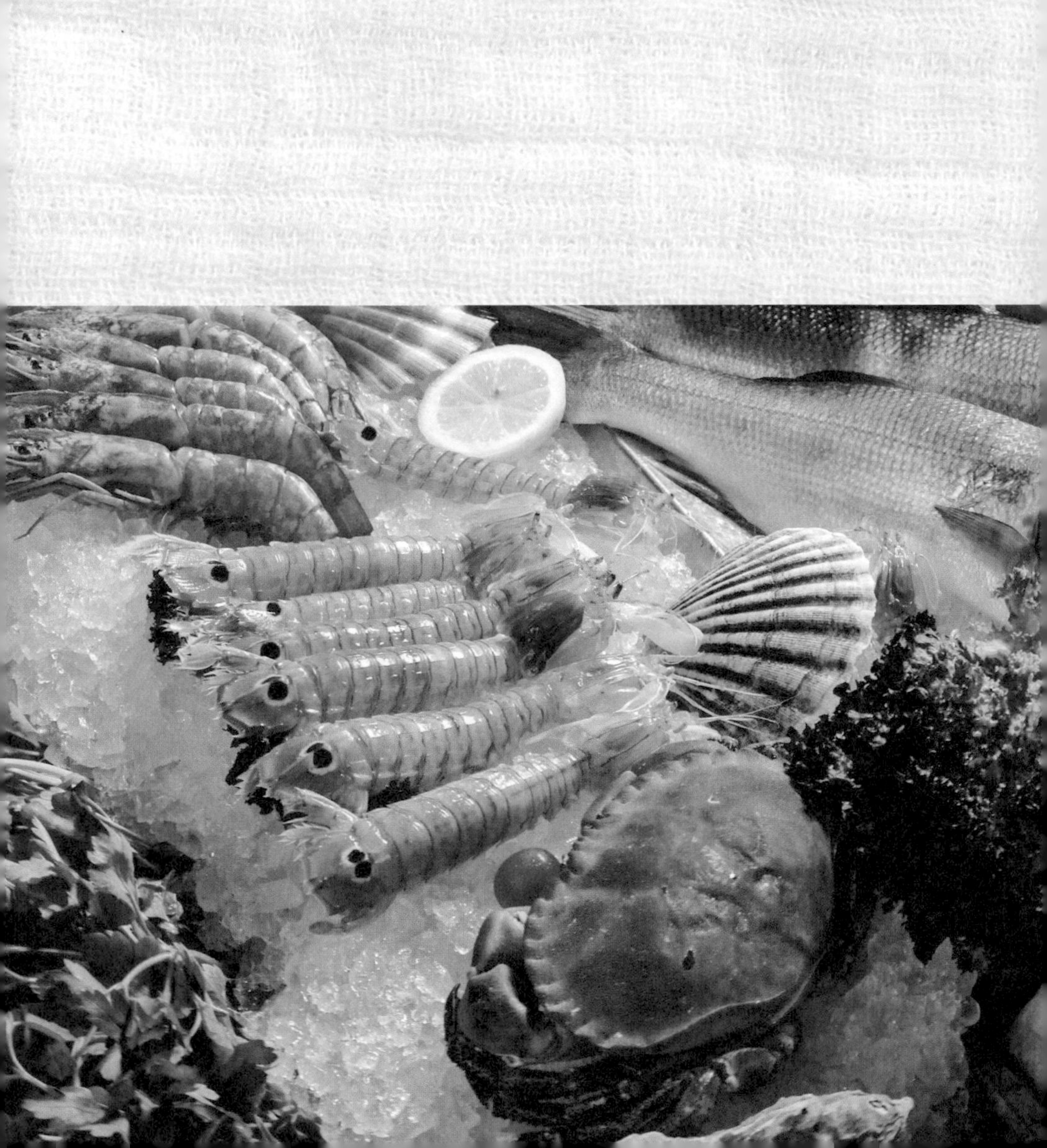

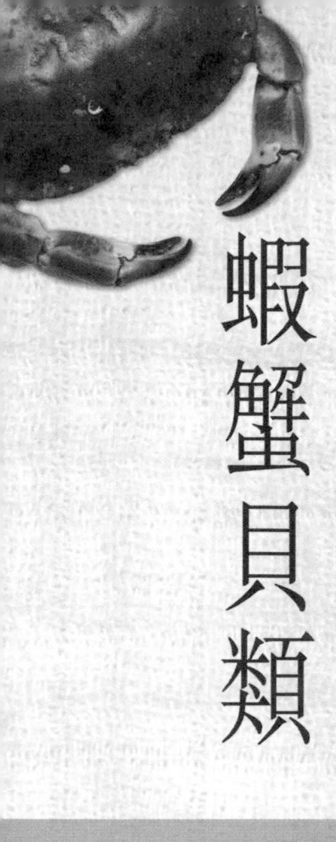

蝦蟹貝類

蝦
蝦米
蝦蛄
龍蝦
蟹
花蟹
元貝
青口（孔雀蛤）
蚶
蜆
蠔
螺
象拔蚌
蟶子

蝦蟹貝類

蝦

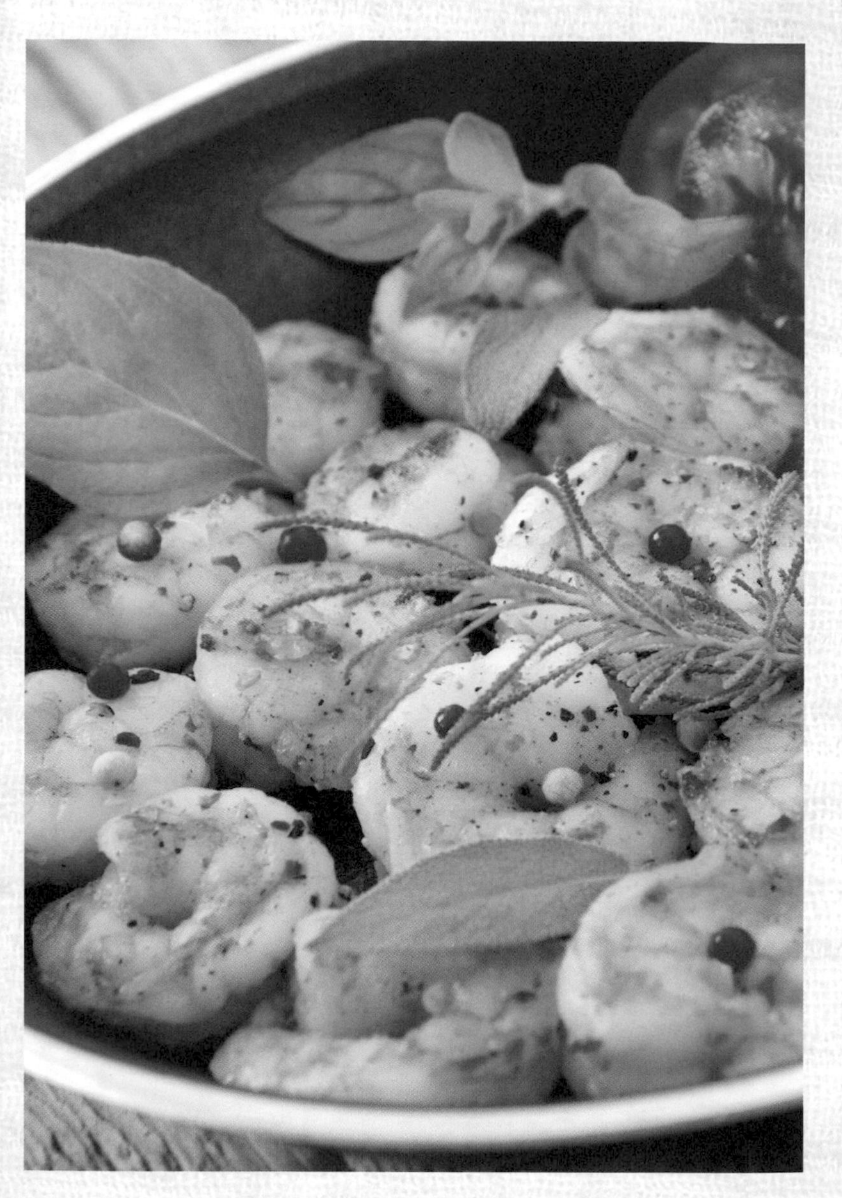

小時候，蝦很貴，但那也是真正的蝦。當今便宜，不過吃起來像嚼發泡膠。不相信嗎？台灣有種草蝦，煮熟了顏色鮮紅，但真的一點味道也沒有。

吃蝦絕對不能吃養的，就算所謂的基圍蝦，也沒什麼蝦味。到菜市場中買活蝦，十塊錢美金一斤的，才有點水準。

你才吃得起！我們買便宜的，很省。是的，很省；不吃，更省。

游水海蝦，像麻蝦和九蝦，已被抓得零零碎碎，就算在市面上看到，也不是賣得太貴，少人知道，少人欣賞之故。

就那麼清燙好了。游水海蝦那條腸很乾淨，總不像養蝦那種黑漆漆的一道東西。整隻吃進口，沒有問題。啊，那種甜味留齒，久久不散，比一百罐味精還要鮮甜。

絕對別小看義大利的蝦，很少見到游水的，更已冷凍得發黑，但那股香味和甜味，也是東方吃不到的。一生人之中，說什麼也要試一次。

法國煮熟後冷吃的小蝦，也極甜。在海鮮盤中，大家都先選生蠔來吃，但去伸手剝小蝦的，才是老饕。

龍井蝦仁用的是河蝦，但也一定要活剝的，冷凍蝦就完蛋了，怎炒也炒不好。淡水活蝦數十年前還可以吃，當今大家怕怕。品嚐過的人才知道這種稱為「搶蝦」的，是無比的美味。淋上高粱酒，也能消毒，蝦醉死了給人吃很享受，並不殘忍，至今見到，還是可以試的，只要不太多，不會吃出毛病來。

越南的大頭蝦，養殖的也沒味道，用牠的膏來煮湯，還是可以的。湄公河上有種蝦乾，肉很少，殼大，把牠炸了，單吃殼，也是絕品，可惜當今幾乎見不到了。

蝦乾也千變萬化，但要買最高級的，煮泡麵時把那包味精粉丟掉，抓一把蝦米滾湯，是上乘的一餐。

總之，不是天然的蝦絕對別吃。吃出一個壞印象，一生損失。便宜無好貨，在蝦的例子是正確的，吃過天然蝦就不喜吃養殖蝦了，算它一算，價錢還是合理的。

蝦蟹貝類

蝦米

把鮮蝦剝殼曬乾，就成為蝦米了。

但蝦米也分好壞，壞的漂白過，再加色素，吃起來一點味道也沒有，從前由潮州來的「金鈎」是上等蝦米，但後來全是養殖蝦曬的，滋味全失。

香港漁村中曬出來的叫蝦乾，也很美味。在新加坡能夠買到印尼產的，叫「英得其利」，是天下最好的蝦米。

吃泡麵時，把那包味精粉扔掉，撒一把蝦米去熬湯，鮮甜到不得了。蝦米本身又可當成配料細嚼，真美妙。所以建議每一家人的冰箱中都藏一罐玻璃瓶裝著蝦米，隨時可以拿去當配菜，貯久不壞。

就那麼用滾水洗乾淨了吃，也可下酒。用油爆香，加一點點糖，味更佳。

蝦米浸了，和白菜一塊兒煮，便是中國出名的佳餚「開洋白菜」了。蝦米上海人叫為開洋，出自何典，無詳細研究。

今晚吃了一個菜，用炸過的魚肚乾發開，黑木耳、節瓜和蝦米一齊煮，非常好吃，連湯汁也甜，可下白飯三大碗。

把蝦米和辣椒磨碎，油鍋爆之，就是南洋出名的馬來盞了。

馬來盞拿去炒空心菜，非常惹味，外地人愛吃，叫它為馬來風光。

我喜歡用蝦米和豬油渣，放進攪拌機內攪個一塌糊塗，加指天椒、糖、萊姆汁來當前菜。吃起甜、酸、苦、辣俱全，味道錯綜複雜，整個胃震盪起來，食慾大增。

或者，一大早起身，打開冰箱，看見冷飯，放一鍋水，燒開了把飯和蝦米扔進去，猛火滾個三五分鐘，再打兩個雞蛋進去，灑魚露，就是一鍋很美味的粥。

更簡單的吃法，莫過於在飯快熟時，撒把蝦米，再上蓋焗之，五分鐘後，一鍋香噴噴的蝦米飯呈現在眼前。淋上老抽，什麼山珍野味都不必去碰。

蝦米文化，中國人和東南亞一帶的人才會欣賞。洋人不懂得料理，連日本人也不會吃，真是人生一大損失。

教你煮好料：

煮速食麵時，丟掉那包味精粉，用一大把蝦米撒進鍋中代替，熬出來的湯麵一定又香又甜。同樣道理，用來煮米粉、河粉也可以，再在湯中撒些蔥花，加半匙豬油；即使無肉無菜，也是滿足的一餐。

蒸蛋、蒸豆腐時加入蝦米，會令味道有更多變化。做法很簡單，將蝦米加進拌好的蛋漿中或鋪在豆腐上，加油加蔥便可放進鍋中蒸。蝦米帶鹹，吃時連醬油也不用加，配一碗白飯，又是豐富的一餐。

用蝦米來煮粥也可以，蝦米用清水浸軟，加幾粒瑤柱更佳。廣東人喜歡將粥煮至糜爛，可在浸蝦米的同時也先將米用溫水浸泡，這樣煮出來的粥會更綿。浸一個小時便可以開始煮，先在砂鍋中加水煮沸，再加入米粒。待水再滾，便可加入蝦米和瑤柱，記得要將浸蝦米的水也加進去，才不會失去原味。

不要以為蝦米只是輔料，它也可以當主角。先將蝦米用溫水浸軟，再將蔥、薑、蒜等，洗淨均切成蓉；再買些炒熟的花生仁回來，用石磨舂碎；然後下豬油，將鍋燒熱，放入蔥薑蒜蓉炒至香氣冒出，即加入蝦米及少許白糖炒，最後加入花生末炒香，便是一道完美的乾炒蝦米。

與好友共聚，可準備一碟辣炒蝦米來下酒。先將蝦米洗淨，再控乾水備用；鍋中放油，用大火燒熱；至油冒煙後轉中火，加入乾辣椒、蔥末、薑片，不停翻炒至金黃，然後便可加入蝦米，再加一瓶蓋的紹興酒和少許鹽，炒至蝦米乾身就可以上碟；吃時不必拘泥，用手大把大把塞進口中細嚼，又香又辣，又可多喝幾杯。

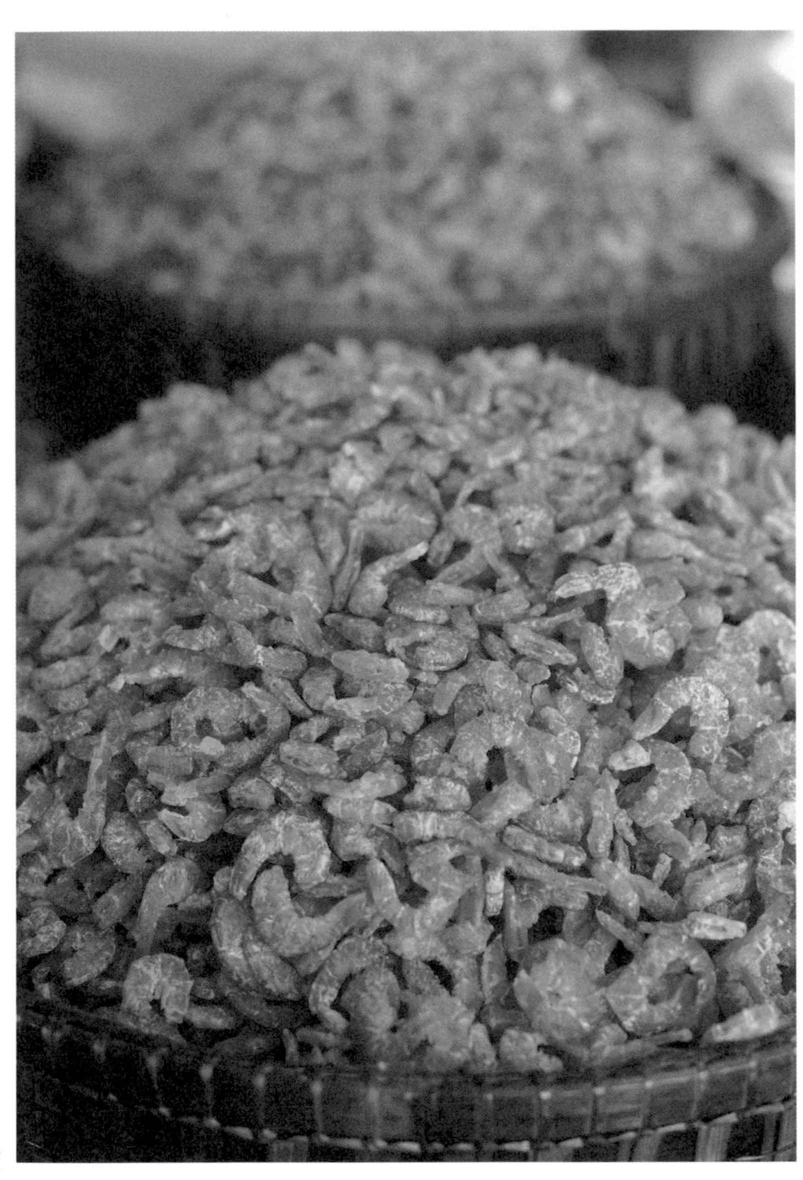

蝦蟹貝類

蝦蟹貝類

蝦蛄

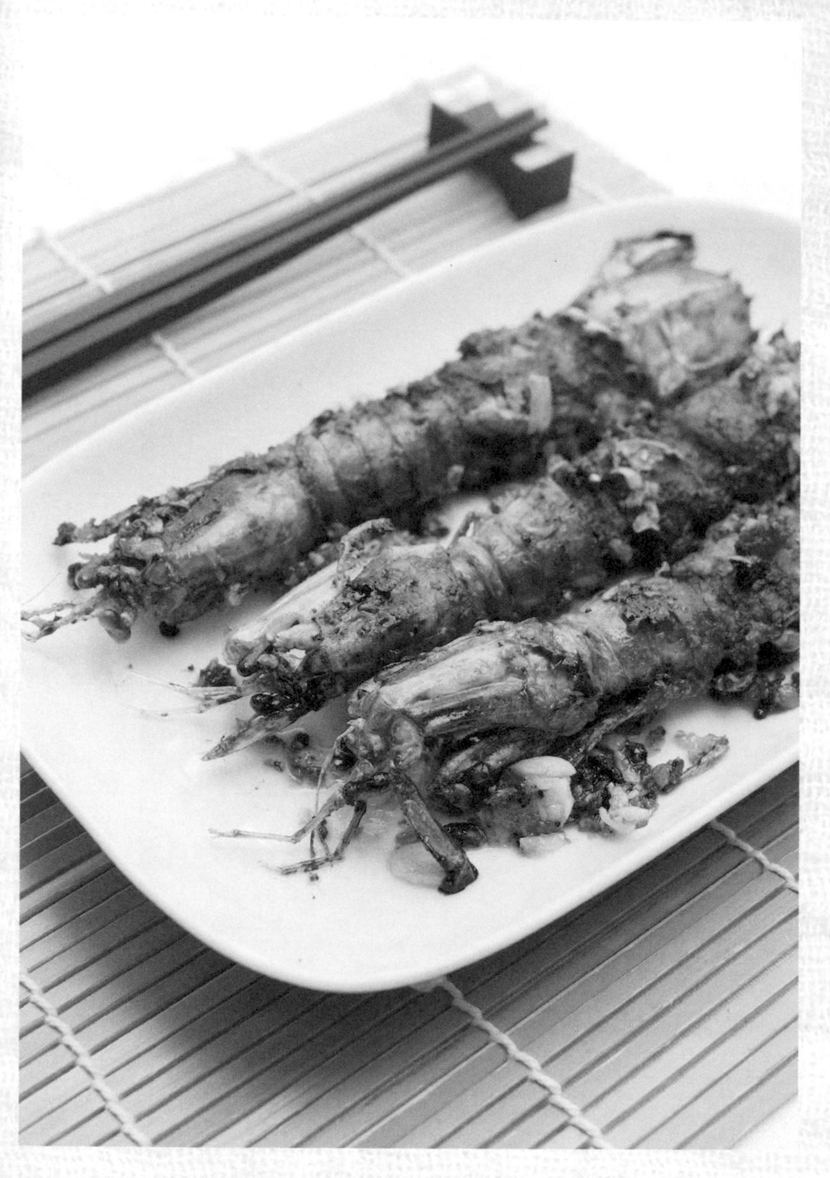

廣東叫為瀨尿蝦的海產，是蝦的遠房親戚，因為一抓，牠便會把身子一彎，射出一股液體出來防禦，故名之。我不喜歡這個名稱，一直叫牠的正名蝦蛄。

日本人也用這兩個漢字，發音為Shako，到壽司店看到櫃中有紫色的東西，便是煮熟後的蝦蛄。吃的時候向大師傅說：「Wabute。」意思是烤牠一烤。再說「Amai No O Tsukete」，我是叫他塗上一點甜醬，是最正宗的吃法。

什麼？到壽司店還是去吃熟的東西？是的，蝦蛄燙熟後並不比蝦好吃，但有獨特的味道，牠不是深水蝦，故不能生吃。當牠充滿魚卵的時候，是無比美味，熟吃比生吃好。

從前在廟街街邊一盤盤賣，很賤價。因為剝起殼來很麻煩，又常刺傷手，所以沒有人肯吃，當今小的蝦蛄，也賣得不貴。

貴的是大隻的蝦蛄，當香港經濟好的時候，什麼稀奇的海產都從世界各地空運來吃。這種大隻的蝦蛄來自泰國，一呎長的很普通，肉又肥滿，殼容易剝，大受歡迎。現在市面上看到的多數是在大陸養殖的。

大蝦蛄通常的吃法是油爆，所謂油爆，是炸的美名。撒上些鹽，又美名為椒鹽。上桌時用剪刀剪開兩旁的刺，整隻蝦的肉就能起出，鮮甜得很。

我在泰國吃蝦蛄的時候，喜歡用烤。烤得肉微焦，香味更濃，更點指天椒泡的糖醋和魚露刺激胃口，一吃十幾隻，面不改色。

但是最好吃的還是潮州人做的，就那麼清蒸。風乾後凍食也無妨，蝦蛄冷了也沒腥味，和吃凍蟹一樣慢慢剝殼吃。偶爾點點橘油，是一種潮州人特有的甜醬，用橘子料理的。一甜一鹹，配合得很好，不知道是哪位少爺發明的吃法。

蝦蛄有兩隻小鉗，從前的日本人把小鉗的肉起出來，一粒粒只有白米那麼大，排在一個木盒中出售。那要花多少工夫！日本的人工又貴，那盒東西要賣多少錢可想而知，但當今即使你肯出錢也並不一定買得到。老的老了，年輕一輩不肯做這些細膩的工夫。汝生晚矣。

龍蝦

龍蝦種類甚多，大致上分有蝦鉗的或無蝦鉗的兩種。前者通稱為美國龍蝦，盛產於波士頓的緬因地區。香港捕捉的屬於後者，色綠帶鮮艷的斑點，肉質優美，是龍蝦中最高貴的。可惜已被捕得瀕臨絕種，當今市面上看到的多數由澳洲進口，外表也有些像本地龍蝦。日本人叫龍蝦為伊勢海老，基本上和本地龍蝦同種。英文名 Lobster，法國人叫為 Homard，用 Langouste 時，是指小龍蝦。

已經是被認為海鮮中的皇族，吃龍蝦總有分高級的感覺。美國人抓到了就往滾水中扔，鮮味大失。後來受到法國菜影響，才逐漸學會剖邊來烤，或用起司焗，吃法當然沒有中國菜那麼變化多端。

我們把燒大蝦的方法加在龍蝦身上，就可以做出清灼、炒球、鹽焗等菜來，但是最美味的，還是外國人不懂得的清蒸。

學會生吃之後，龍蝦刺身就變成高尚料理了。也多得這種調理法，美國的和澳洲的，做起刺身來，和本地龍蝦相差不大，不過甜味沒那麼重而已。能和本地龍蝦匹敵的，只有法國的小龍蝦，吃起刺身，更是甜美。

一經炒或蒸，本地龍蝦和外國種，就有天淵之別，後者又硬又僵，付了那麼貴的價，錢也不見得好吃過普通蝦。

中國廚藝之高超，絕非美國人能理解，他們抓到龍蝦後先去頭，其實龍蝦膏是很鮮美的，棄之可惜。而且他們就那麼煮，不懂得放尿的過程，其實在烹調之前，應用一根筷子從尾部插入，放掉腸垢，那麼煮起來才無異味。

清晨在菜市場買一尾兩斤重的本地龍蝦，用布包牠的頭，取下。將頭斬為兩半，撒點鹽去燒烤，等到蝦膏發出香味，就可進食。把蝦殼剪開，肉切成薄片，扔入冰水中，就能做刺身來吃。腳和殼及連在殼邊的肉可拿去滾湯，下豆腐和大芥菜，清甜無比。

龍蝦，只有當早餐時吃，才顯出氣派；午餐或晚餐，理所當然，就覺平凡了。

一早吃，來杯香檳，聽聽莫札特的音樂，人生享受，盡於此也。

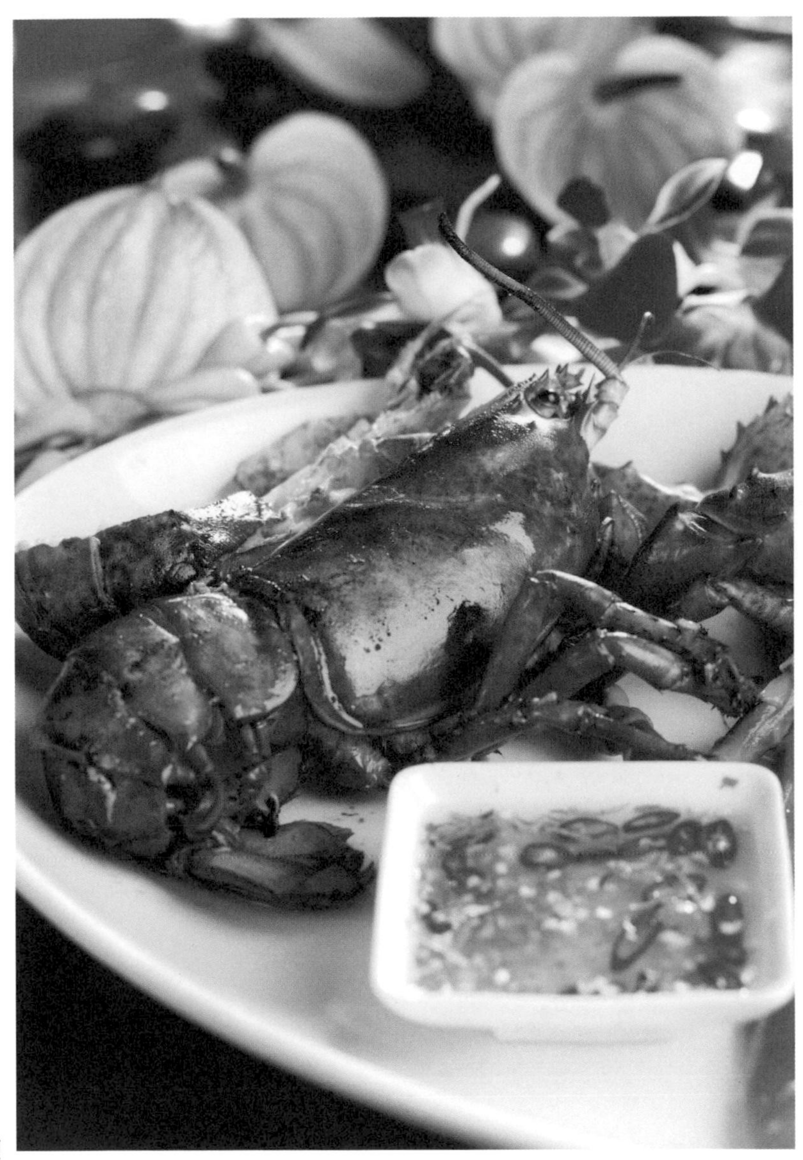

蝦蟹貝類

蟹

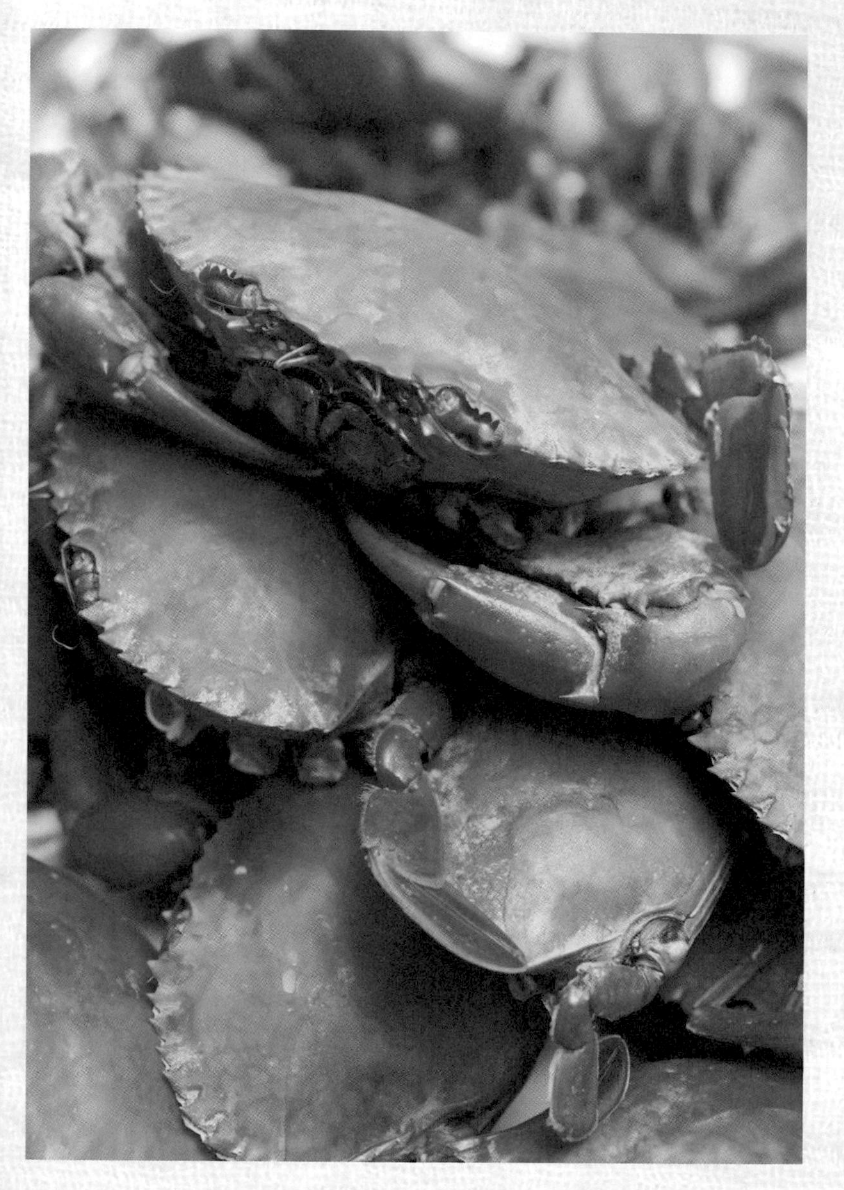

世界上蟹的種類，超過五千。

最普通的蟹，分肉蟹和膏蟹。前者產卵不多，後者長年生殖。都是青綠色的。

蟹又分淡水和海水。前者的代表，當然是大閘蟹了，後者是阿拉斯加蟹。

生病的蟹，身體發出高溫，把蟹膏逼到全身，甚至於腳尖端的肉也呈黃色，就是出了名的黃油蟹，別以為只有中國蟹才傷風，法國的睡蟹也生病，全身發黃。

最巨大的是日本的高腳蟹，拉住牠雙邊的腳，可達七八呎。銅板般大的日本澤蟹，炸了一口吃掉，也不算小。最小的是毛蟹，5mm 罷了。

澳洲的皇帝蟹，單單一隻蟹鉗也有兩三呎，肉質不佳，味淡，不甜。

從前的鹹淡水沒被污染，蟹都可以生吃，生吃大閘蟹很流行，當今已少人敢吃，日本的大蟹長於深海六百米，吃刺身沒問題。

中國人迷信，蟹一死就開始腐爛，非吃活螃蟹不行；外國人卻吃死蟹，但也多數是抓煮熟後冷凍的。

小時母親做鹹蟹很拿手，買一隻肥大的膏蟹，洗淨，剝殼，去內臟，用刀背把蟹鉗拍扁，就拿去浸一半醬油，一半水，加大量的蒜頭。早上浸，到傍晚就可以吃了。上桌前撒上花生末，淋些白醋，是天下的美味。

別怕殺螃蟹，其實很簡單，第一要記住別忍心，在牠的第三與第四對腳的空隙處，用一根筷子一插，穿心，蟹即死，死得快，死得安樂，這時你才把綁住蟹的草繩鬆開也不遲。

洗淨後切塊，鍋中加水，等沸，架著一雙筷子，把整碟蟹放在上面，上蓋，蓋個十分鐘即成，家裡的火爐不猛的話，繼續蒸，蒸到熟為止，螃蟹過火也不要緊。

另有一法，一定成功，是用張錫紙鋪在鍋中，等鍋燒紅，整隻蟹不必殺，就那麼放進去，蟹殼向下，大量的粗鹽，撒到蓋住蟹為止，上蓋焗。怎知道熟了沒有？很容易，聞到一陣陣的濃香，就熟了。剝殼，用布抹穢，就能吃了，吃時最好淋點剛炸好的豬油，是仙人的食物。

花蟹

花蟹，名副其實地在殼上有獨特的花紋，活著的時候帶著深褐的紋理，一熟了鮮紅，非常美麗。

在歐洲幾乎看不到有人吃花蟹，據稱是背殼的花紋讓教徒們聯想到十字架。其實牠的分佈很廣，從中國到東南亞沿岸都能捕捉，經澳洲到印度洋西部生長。香港人和大陸客一吃開，幾乎絕種，目前在市場看到的，多數是由外國進口。

花蟹長在水深十至七十米的沙泥底，和一般螃蟹大小的無肉，皆棄之。一吃就要吃大的，可長至二三呎，愈大愈貴，肉並不會大而粗糙。

除了中國人之外，只有少數的日本人會吃，他們把花蟹叫為縞石蟹Shimaishigani；縞，就是花紋的意思。

花蟹的殼，除了外殼和雙鉗之外，都不是很硬，我們的廚子並不親切，只是切塊了就上桌，如果能夠像日本人吃毛蟹一樣，用快刀把較軟的內殼割開，吃起來方便得多。

肉清淡，有一股幽香，最著名的吃法就是潮州冷蟹了，蒸熟後風乾，掛在櫥窗中，當成了潮州餐廳的標誌。

有信用的舖子賣的凍蟹，肉很充實。一看到瘦蟹，客人應有權退貨，牠吃起來不但肉少，而且有點苦澀，不能收客人那麼貴的價錢。

吃凍蟹要點帶甜的梅醬。甜與鹹配合得那麼完美，也是奇才想出來的吃法。蒸法的心得，要把蟹腹向上，才能避免蟹腳跌落。

近年來也發明了用蛋白和紹興酒去蒸的吃法，很受歡迎。吃完剩下的汁，還能用意麵去燉它一燉，不必用其他配料，也是上菜。

潮州人也用普寧豆醬去蒸花蟹。年輕廚子不懂，以為下豆醬就是，其實要加薑絲、麻油和蒜茸才美味，上桌前撒紅辣椒絲點綴。

也有金蒜焗花蟹的古方，蟹洗淨切塊點生粉，蒜茸和麵包糠分別炸至金黃。蟹半熟，放入沙煲再焗。蒜茸和麵包糠中混入扁魚乾末，是秘訣。

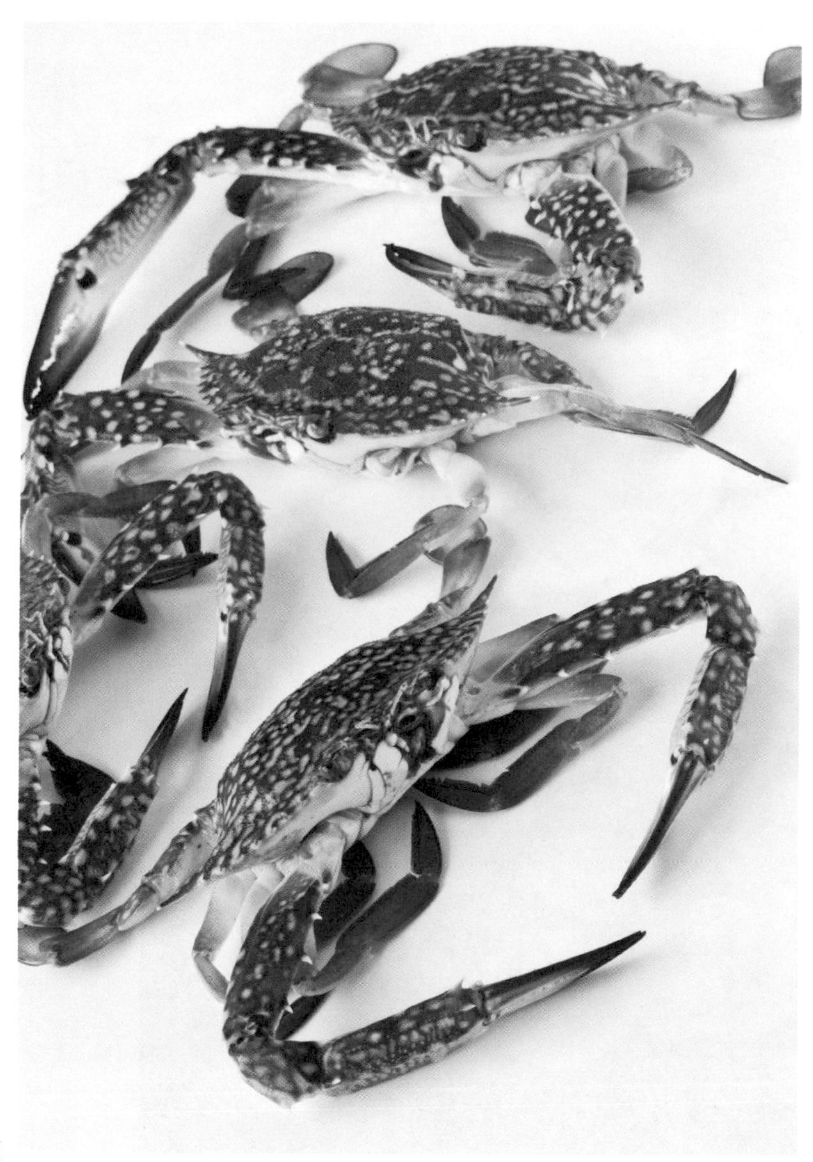

蝦蟹貝類

元貝

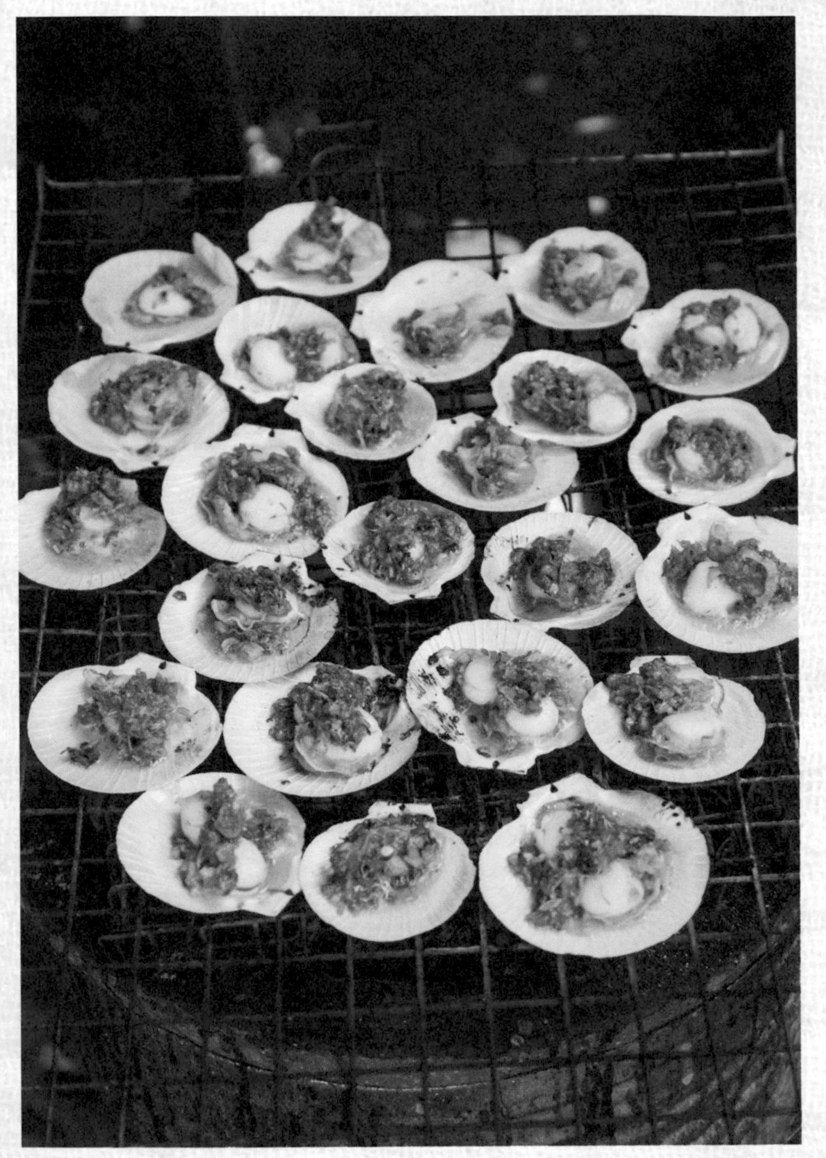

元貝，英名Scallop，法名Saint. Jacque，日文為帆立貝，形狀如貝殼石油的標誌，可長得像手掌般大。看殼上有多少橫紋，就知道長了多少歲了。

打開殼，可見一個巨大的貝柱，就是它的閉殼筋，最宜食用，內臟得清除，貝邊可以曬乾當下酒菜食。

最肥美的時候在於四五月，產卵之前，生吃非常鮮美，曬乾了就成為江瑤柱。

有些人混淆，以為帶子就是元貝，前者生在兩片又扁又長的薄殼中，內臟多，柱肉少，也可曬乾用來扮江瑤柱，但非常之堅硬，又不甜。元貝日文為Hotate Gai，帶子叫為Taira Gai，身價不同。

日本產的元貝多數是養殖的，把貝卵放置在海底，讓它自然生產，肉較甜。另一種方法是置於鐵籠中垂直放入海裡，長大拉上來收成，味較淡。前者已叫為天然貝，後者才叫養殖貝。當今已將貝種運到大陸，大量生產，本來可以壓低售價，但無良的商人還是當成日本進口貨，賣得較貴。

選購元貝，先敲敲牠的殼，即刻閉緊的當然生猛。都是開著殼的，只有用鼻子去聞，無臭味者則佳。由西方進口者多數是冰凍，解凍後已不能再凍。

選會發亮，內部不結霜的好了。除去內臟，拆開一邊殼，就那麼放在火上烤，等香氣噴出即食。

不然放進滾水烚（用大量滾水，將食材炆煮至全熟）熟亦可，吃時把周圍的邊除去，看見有粉紅顏色的部分，是牠的卵，照食可也。

洋人多數加麵粉放進焗爐中烤，或者加很多奶油醬，吃法變化不大。

日人拿去當天婦羅的材料，有時也用醋浸之。

中國人吃法變化多端，生炒或用蒜茸及豉汁來蒸，當今宴會上已少不了元貝，但是多數餐廳以帶子來充數。

吃新鮮的，還不如曬為江瑤柱那麼珍貴，我們一味向日本購買或自己養殖，倒不如去歐洲收集，他們所產種類很多，有Great Scallop、Queen Scallop、Atlantic Deep Sea Scallop、Bay Scallop和Iceland Scallop等，請他們曬乾就變成江瑤柱，就不必向日本人買貴貨了。

青口（孔雀蛤）

青口，英文叫 Mussel，法文叫 Moules，日本人稱之為紫貽貝或綠貽貝。牠是一種微生物，附貼到巖石或橋躉時便很快地生長成一至二吋長的貝類，顏色由紫至深黑，內殼帶綠色。

香港海邊採取到的青口，是這種貝類最低劣的。剝開殼一看，肉中還有一撮毛，像女性生殖器，有點異味，並不好吃。產量又多，賣不起價錢，從前在廟街還有一檔賣生燙青口，是醉漢最便宜的下酒菜。

一到歐洲就身價不同了，法國人在十三世紀時開始當牠是寶，宮廷菜中也出現了青口，但都是不同的品種，味清香，又很肥大，讓人百食不厭。

全世界各地都長青口，因為牠容易貼在船底生長，船到什麼地方就生長在什麼地方。

當今海洋污染，野生的青口有危險性，多含重金屬，少吃為妙，要吃買紐西蘭進口的。

養殖青口有三種辦法，在淺海的床底插上木條，播下種，就能收成，但是此法有弊病，漲潮退潮，幼貝不能長時間食取微生物或海藻。第二個方法是乾脆造個平底的木筏，浸在海中。第三是插一巨木在海底，再放射式地奉上繩子，讓青口在繩上長大，此法西班牙人最拿手。

西班牙的海鮮飯 Paella 少不了青口，土耳其人也喜歡用碎肉釀入青口中烹調，義大利人更把青口當成粉麵的配料！Mouclade 和 Moules Marinière 是法國名菜。

基本上，最新鮮肥美的青口是可以生吃的，但全世界人都沒有這種習慣，連日本人也不肯當牠為刺身。

最佳品種是法國 Boulogne 區的 Wimereux 青口，體積較小，只有一吋左右，樣子肥嘟嘟，殼很乾淨。

吃法簡單，用一個大鍋，加熱後，放一片奶油在鍋底把大量的蒜茸爆香，放青口進去，倒入半瓶白餐酒，上蓋，雙手抓鍋拚命翻動，一分鐘後即成，別忘記下鹽和撒上西洋芫荽碎，這時香噴噴的青口個個打開，還一個最小的，挑出牠的肉吃完，就當成工具，一開一合地將別的青口肉夾出來。法國人看到你這種吃法，知你是老饕，脫帽敬禮。

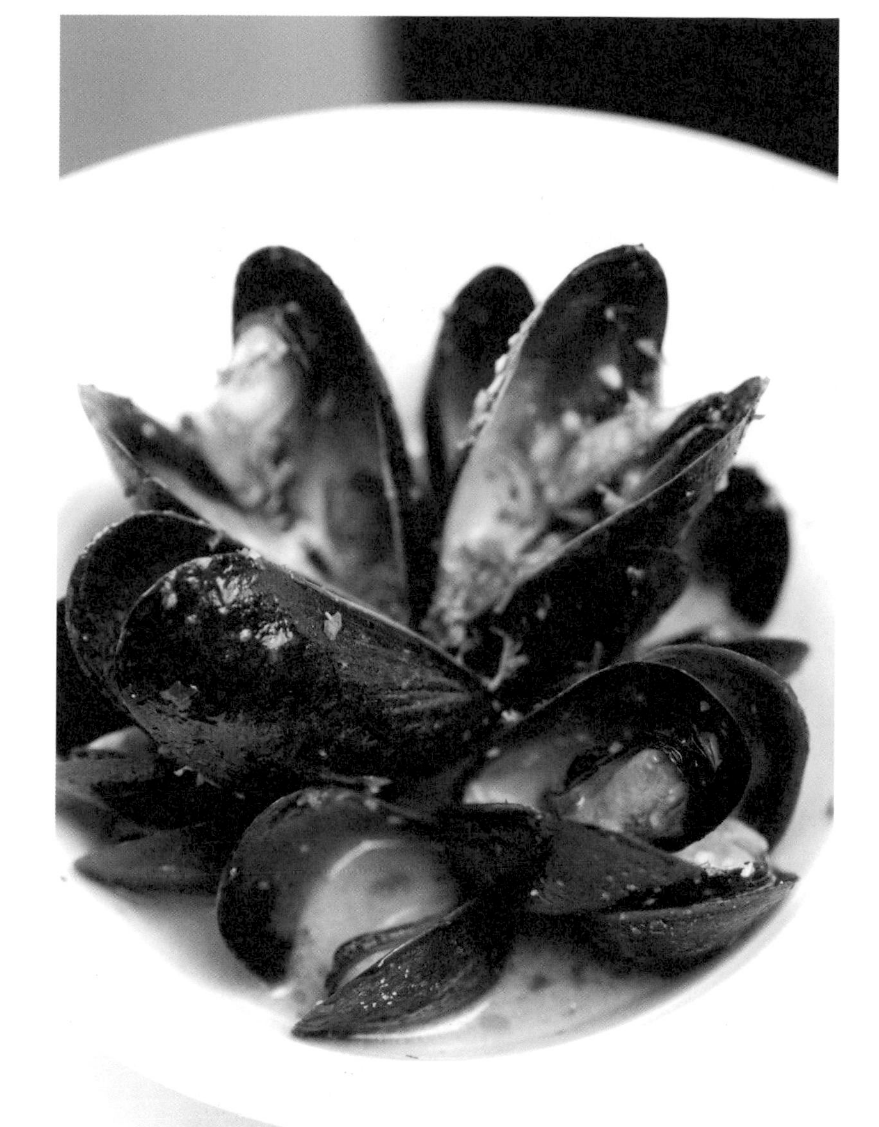

蝦蟹貝類
蚶

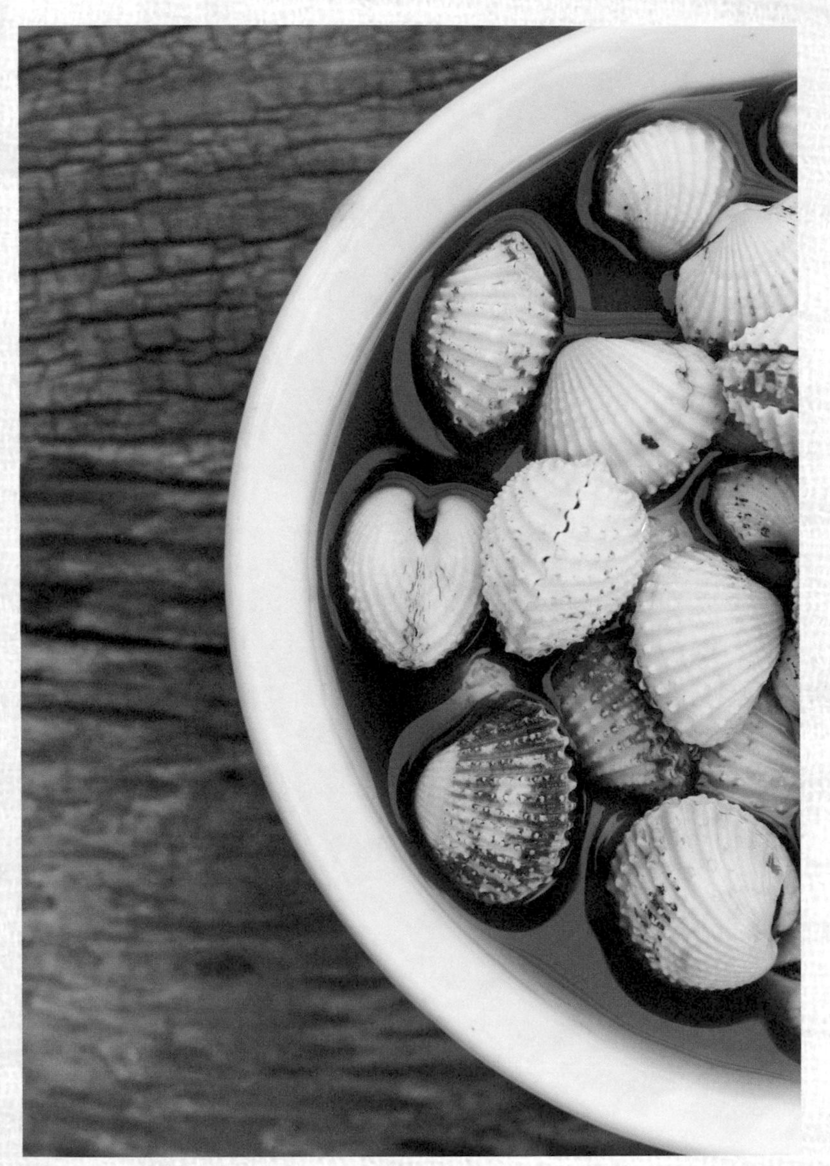

蚶，又叫血蚶。和在日本店裡吃的赤貝的同種，沒什麼大不了。

上海人覺得最珍貴，燙煮後剝開一邊的，殼淋上薑蒜蓉、醋和醬油，一碟沒幾粒，覺得不便宜。

在南洋這種東西就不覺稀奇。產量多，一斤才一塊錢，但當今怕污染，已很少人吃。

潮州人最愛吃蚶，做法是這樣的：先把蚶殼黐的泥沖掉，放進一個大鍋中，再燒一壺滾水，倒進鍋裡，用勺子拌幾下，迅速地將水倒掉。殼只開了一條小縫，就那麼剝來吃，殼中的肉還是半生熟、血淋淋。

有時藏有一點點的泥，用殼邊輕輕一撥，就能移去。這時沾醬油、辣椒醬或甜麵醬吃，什麼都不點，就這麼吃也行。

吳家麗是潮州人，和她一起談到蚶子，她興奮無比，說太愛吃了，剝了一大堆，血從手中滴下，流到臂上轉彎處，這才叫過癮。

正宗的叻沙，上面也加蚶肉的。南洋人炒粿條時一定加蚶，但要在上桌之前才放進鼎中兜一兜，不然過老，蚶肉縮小，就大失原味了。

在香港如果你想吃蚶子，可到九龍城的潮州店舖「創發」去，他們終年供應，遇不到季節，蚶肉瘦了一點。

越南人也吃蚶，剝開了用鮮紅的辣椒咖哩醬來拌之，非常惹味。在渡船街的「老趙」偶爾也能吃到，美食坊的分店中也有。

廟街的炒田螺店大排檔中也賣蚶，但是大型像赤貝那種，燙熟了吃。通常燙得蚶殼大開，肉乾癟癟地，沒潮州人的血蚶那麼好吃。

新加坡賣魷魚空心菜的攤中也有蚶子。把泡開的魷魚、通心菜和蚶在滾水中燙一燙，再淋沙茶醬和加點甜醬，特別美味，有時也燙點米粉，被麵醬染得紅紅地。

不過吃蚶子的最高境界在於烤，兩人對酌，中間放一個煲功夫茶的小紅泥炭爐，上面鋪一層破瓦，蚶子洗乾淨後選肥大的放在瓦上，一邊喝酒一邊聊天，等蚶殼「啵」一聲張開，就你一粒我一粒用來下酒。優雅至極，喝至天明，人生一大樂事。

蜆

蜆的種類多到不得了。這是廣東叫法，上海人稱之為蛤蜊。蜊為古字，日本人至今也借用。英語通稱為Clam，巨大的叫櫻石Cherry Stone，小的叫幼頸Little Neck。

用蜆來煮湯，一定鮮甜。最近我在澳門喝花蟹冬瓜煲蜆湯，甜上加甜，煮得過火也不要緊，只要別把湯煲乾就是，你從來也沒煲過湯？做此道菜吧，不易失敗。

新鮮的吃不完，就特地拿來醃鹽，蜆蚧醬就是那麼發明出來。它有一種很獨特的怪味，配炸鯪魚球一齊吃極佳，但是吃不慣的話，聞到就掩鼻走開。

殼上有花紋的，也叫花蜆，裡面含沙，也是叫為沙蜆的原因吧？老人家教導，買蜆回來，浸在鐵盒中，放一把菜刀進去，牠會把沙吐個精光。這可能是蜆受不了鐵鏽的刺激，所以放一塊磨刀石效果也是一樣的。

洋人吃蜆，很少用在烹調上，多數生吃。幼頸肉不多，但很甜。我最喜歡吃櫻石，又爽又脆，口口是肉，認為比吃生蠔更過癮。

日本人把大粒的蜆叫為 Hamaguri。Hama 是濱，而 Guri 則是栗，海灘中的栗子，很有意思。吃法是用大把鹽將牠包住，在火上烤，煮了爆開，就那麼連肉帶湯吃。有時用清酒蒸之，也很美味。

日本的小粒蜆叫為淺蜊 Asari，多數用來煮味噌湯，也用糖和鹽漬之，叫為佃煮。日人在婚宴上慣用蜆為材料，因為牠不像鮑魚的單邊殼，兩片對稱的殼有合歡的意思，意頭甚佳。

至於更小粒，殼呈黑色的蜆，日人稱之為 Shizimi。大量放進鍋中，不加水，就那麼煮開，喝其汁，能解酒。台灣人則用淺蜊滾水過一過，就浸入醬油和大蒜中，稱之為蜊仔，是我吃過的最佳下酒菜之一。

壽司店中也常見橙紅色的蜆，尖尖地像雞啄，叫為青柳 Aoyagi。盛產於當今千葉地區，古地名為青柳之故，牠也叫為馬鹿貝 Bakagai，牠像傻瓜伸出舌頭收不回去。

上海菜中，最好吃也是最常見的，有蛤蜊蒸蛋這道菜。可惜當今的滬菜館都不供應，已沒有大師傅懂得怎麼蒸，就快失傳。

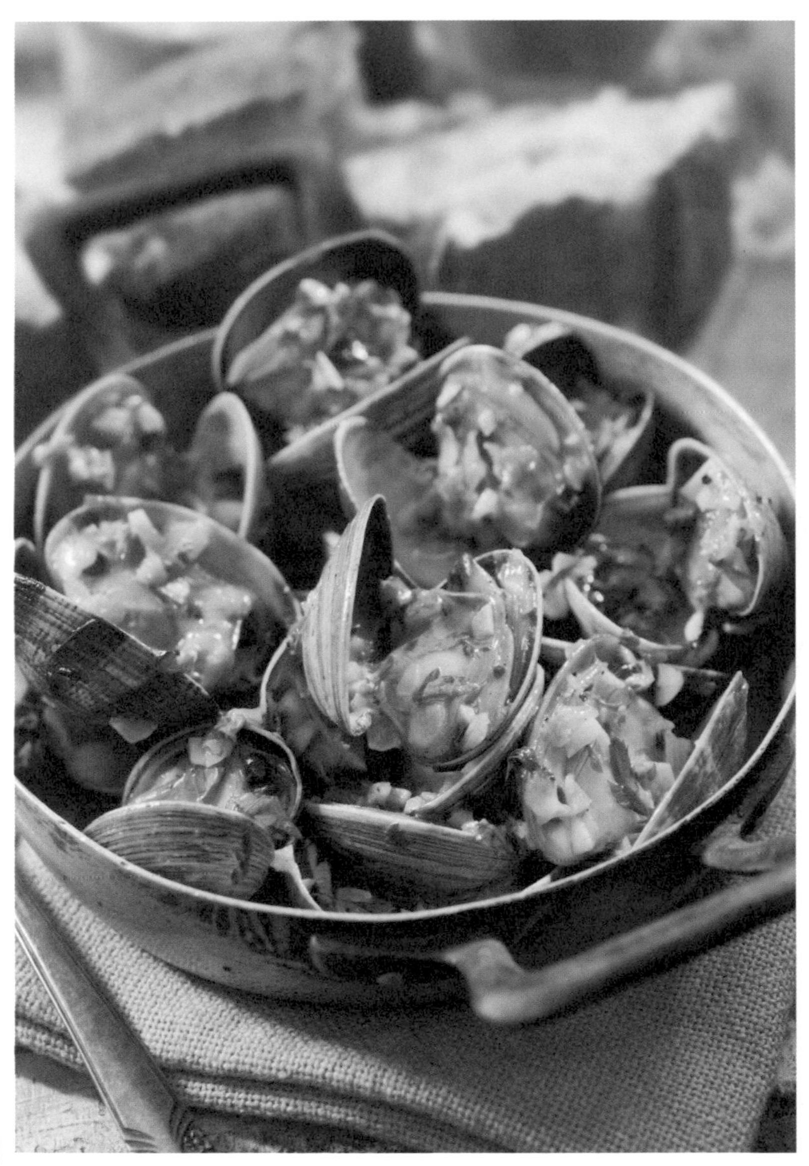

蝦蟹貝類

蠔

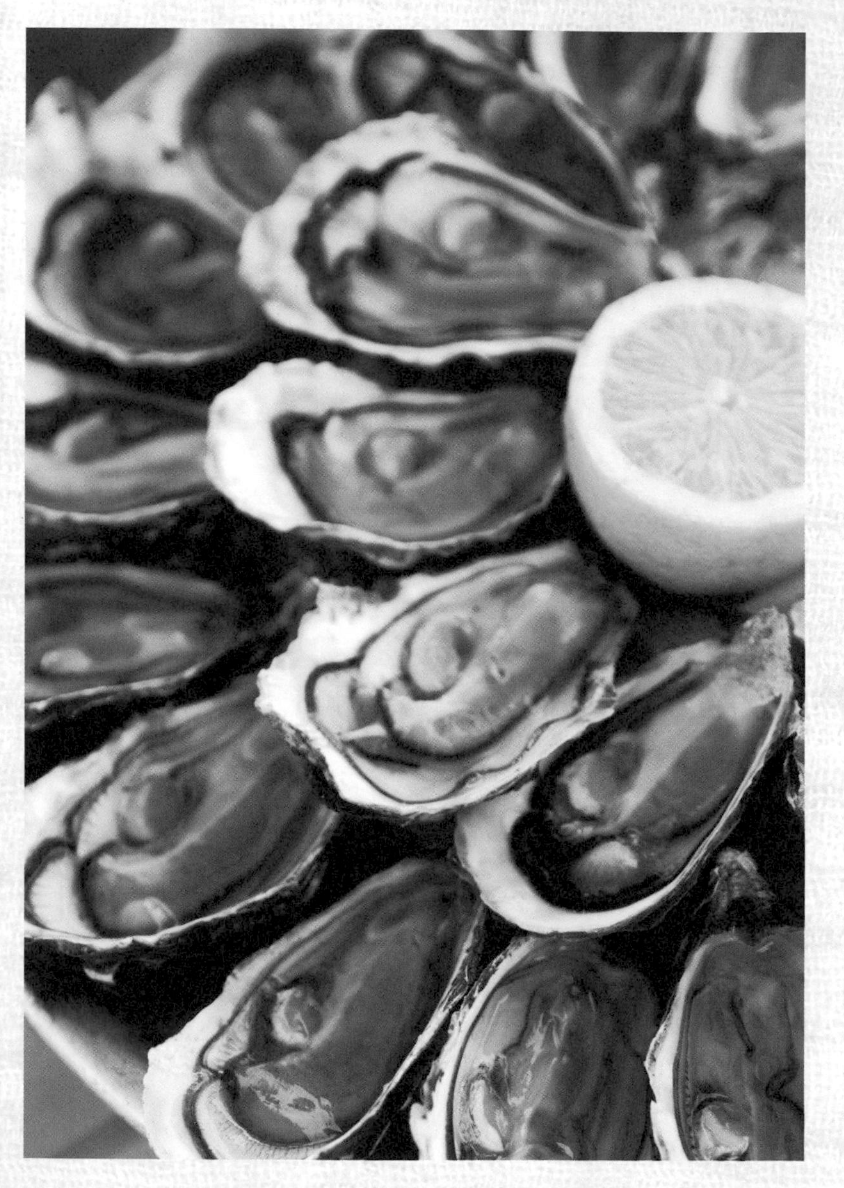

蠔，不用多介紹了，人人都懂，先談談吃法。

中國人做蠔煎，和鴨蛋一起料理，點以魚露，是道名菜。但用的蠔不能太大，拇指頭節般大小最適宜。不能瘦，愈肥愈好。

較小的蠔可以用來做蠔仔粥，也鮮甜到不得了。

日本人多把蠔餵麵粉炸來吃，但生蠔止於煎，一炸就有點暴殄天物的感覺，鮮味流失了很多。他們也愛把蠔當成火鍋的主要食材，加上一大湯匙的味噌醬，雖然可口，但多吃生膩，不是好辦法。

煮成蠔油保存，大量生產的味道並不特別，有點像味精膏，某些商人還用青口來代替生蠔，製成假蠔油，更不可饒恕了。

真正的蠔油不加粉，只將蠔汁煮得濃郁罷了。當今難以買到，嚐過之後才知道它的鮮味很有層次，味精也不下，和一般的不同。

吃蠔，怎麼烹調都好，絕對比不上生吃。

最好的生蠔不是人工繁殖，所以殼很厚，厚得像一塊岩石，一隻至少有十來斤重，除了漁民之外，很少人能嚐到。

一般的生蠔，多數是一邊殼凸出來，一邊殼凹進去，種類數之不清，已差不多都是養的了。

先不提肉質，講究海水有沒有受過污染，這種情形之下，紐西蘭的生蠔最為上等，澳洲次之，把法國、英國和美國的比了下去。日本生蠔尚可，香港流浮山的已經沒人敢吃了。

說到肉的鮮美，當然首選法國的貝隆 Bélon。牠生長在有時巨浪滔天，有時平滑如鏡的布列塔尼海岸。樣子和一般的不同，是圓形的，從殼的外表看來一圈圈，每年有兩季的成長期，留下有如樹木年輪般痕跡，每兩輪代表一年，可以算出這個蠔養殖了多久。

貝隆蠔產量已少，在真正淡鹹水交界的貝隆河口的，更少之更少了，有機會，應該一試。

一般人吃生蠔時又滴 Tabasco 或者點辣椒醬，再擠檸檬汁淋上。這種吃法破壞了生蠔的原味，當然最好是只吃蠔中的海水為配料，所以上等的生蠔一定有海水留在殼裡，不乾淨不行。

螺

螺的貴族當然是巨型的響螺，牠的殼可拿來當喇叭吹，故叫響螺吧？響螺會不會自響呢？在海底叫了沒人聽到。田螺倒會叫，花園中的蝸牛也會在下雨之前或晚上叫。

把響螺殺片，油泡之，為最高級的潮州菜。響螺的內臟可吃，因為鑽在殼的尖端，故稱之為「頭」。潮州人叫響螺吃，如果餐廳不把頭也弄出來的話，就不付錢了。

小型響螺當今在菜市場中也常見，並不貴，可能是大量人工養殖。請小販為你把殼去掉，加一塊瘦肉來燉，是非常滋陰補腎的湯，喝時加兩三滴白蘭地味道更佳。

外國進口的很多冷凍響螺肉，已去殼，覺得更便宜，用來燉湯也不錯。

響螺的親戚東風螺，身價賤得多，但也十分美味，看你怎麼料理，像辣酒煮東風螺就非常特別，已成為一道名菜，這一功應記當年「大佛口餐廳」

的老闆陳啟榮，是他首創的。

更便宜的螺，就是田螺了。和其他親戚不一樣，牠長在淡水裡，有人耕田，就有田螺吃。近來這個想法也不同了，種穀時撒大量農藥，連田螺也殺個絕種。

加很多蒜茸和九層塔葉子來炒田螺最好吃。從前廟街街邊小販炒的田螺也令人念念不忘，但是遇到田螺生仔的季節，吸田螺肉吃下，滿口都是小田螺殼，非常討厭。

新派上海菜田螺肉塞改正這個毛病，大師傅把田螺去掉子和其他內臟，只剩下肉，再加豬肉去剁，最後塞入田螺殼裡去炒，真是一道花功夫的好菜。

法國人吃的田螺，樣子介乎中國田螺和蝸牛之間，大家卻笑他們吃蝸牛，其實是螺的一種，生長在花園裡，亦屬淡水種。法國人的吃法多數是把蒜茸塞入田螺中，再放入爐裡焗，但也有挖肉去炒的做法。

日本有種螺，蘋果般大，叫為「蠑螺 Sazae」。伊豆海邊最常見，放在炭上烤，肉挖出來吃，海水和螺汁當湯喝，是下酒的好菜。至於把螺肉切片，冬菇等蔬菜再塞入殼中料理的叫「殼燒 Tsuboyaki」，沒有原粒烤那麼好吃。

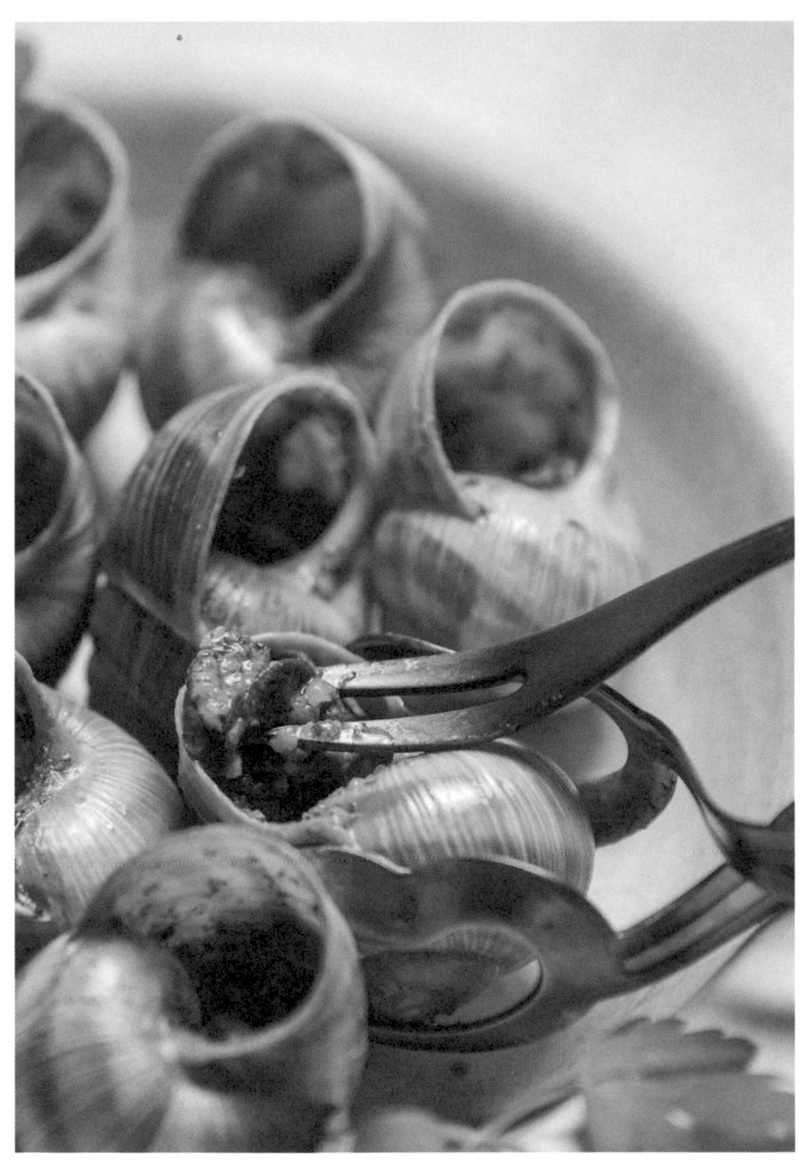

蝦蟹貝類

象拔蚌

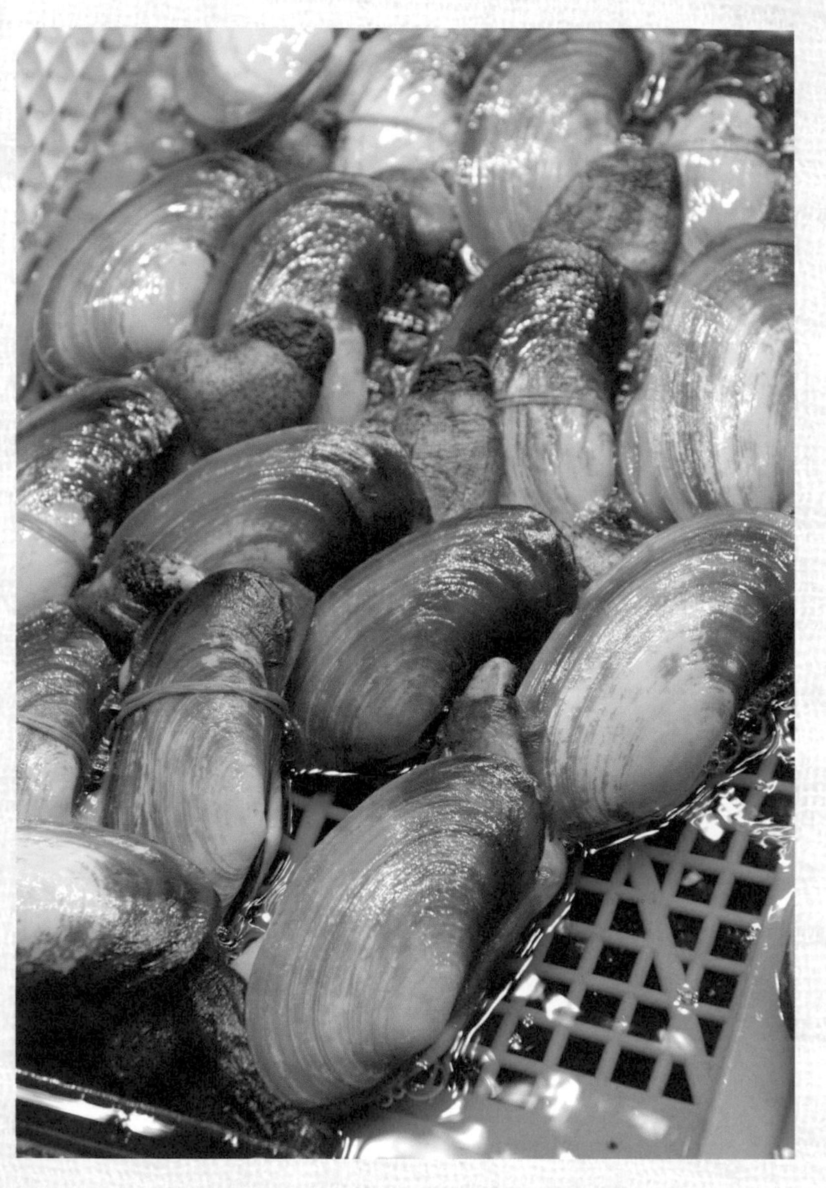

巨型的象拔蚌，原產於北美洲，最初只有當地的土著才會欣賞，英文稱為 Geoduck。

自從香港人吃盡海產，正在找尋新鮮的食材時，移民加拿大的華人發現了牠，進口到香港，也不知原名叫什麼，看外邊兩片殼，生出很長的水管，樣子像大象的鼻子，滿漢全席中有象拔這一道菜，就叫這種貝殼類的海鮮為象拔蚌了。

從前沒人會吃，當今連大陸也流行起來，這只有二三十年的光景，幾乎吃得絕種，還好在大連一帶繁殖，但都是很小型，嬰兒拳頭般大罷了。

大象拔蚌可養至五公斤左右，要十五年才能長成，肉鮮美爽脆，生吃也可，亦用來煮火鍋，已成為重要的海鮮之一，煮、炒、蒸皆宜，凡是螺肉的吃法，都能用象拔蚌代之。

我們吃日本料理時，看到樣子相同，但細小數倍的也以為牠是象拔蚌了。其實牠完全是另外一種種類的貝，發音為 Mirugai。Miru 是海藻的一種，叫為水松，有水松的地方，就長這種貝，有時抓到，口中還有水松，故日本的漢字名字是水松貝或海松貝，英文為 Gaper，與 Geoduck 是兩回事。

水松貝的肉纖細甜美，和象拔蚌相差個十萬八千里，吃不出的人還說象拔蚌肉厚，比壽司店中的好吃得多，實在是夏蟲不可語冰。

象拔蚌看樣子很難處理，其實做起菜來很容易，兩片大殼一下子剝開，取出全身，肉和內臟都可以吃，但多數人怕怕，只食象拔那個部分，它有一層褐色的外衣，只要用水龍頭流出來的溫水一燙，即能剝掉。

剖成兩半，開始切片，直切的話肌肉收縮，變成很硬，應用利刀橫片，片得愈薄愈好。用來燉蛋，口感起變化。炒的話，可加任何蔬菜，鮮百合尤佳。

也有人把象拔蚌曬乾來賣，用它來燉湯，不遜響螺或鮑魚。

養殖小型的象拔蚌，肉味甚淡，開邊後鋪上大量的蒜茸蒸個三分鐘即熟，上桌時淋一點生抽，更能吊起鮮味。若不加生抽，則在蒜茸中摻上天津冬菜代之，亦夠鹹。

蟶子

蟶子，長條型貝，有大小各種種類，最大的像古老的摺疊剃刀，故洋人稱之為剃刀貝 Razor Clam，貝中有吸管露出，又像一把彈簧刀，亦稱 Jackknife Clam。

雙邊的薄殼，隨手可以剝開，取出肉，洗淨後，去腸、尾可以生吃，要是海水不受污染的話。

通常養在海邊的沙泥底下，只露出頭來，一手抓牠即縮了進去，有傳聞說在上面撒鹽，蟶子就會從洞裡爬出來，這根本就是胡說八道，海水已是鹹的，撒鹽有什麼用？

蟶子肉鮮美，中國人煮食之前，多養牠一兩天，浸在水中，把生銹的刀或一塊磨刀石放進去，牠自然會吐出沙來。

在歐美和亞洲的海底都可抓到，分佈甚廣。中西老饕皆愛食之。日本人叫牠為馬刀貝 Mategai，或簡稱 Mate。從北海道到九州皆生長，一直到朝鮮半島，韓國人喜歡用牠和泡菜一齊熬成湯。

日本人的吃法，最簡單的只放在火上燒烤，也用來煮味噌湯。挖出肉來，用醋醃之，拌以青瓜，當為前菜。在秋冬最為肥美，其他季節不食。

廣東人則喜歡用大蒜、豆豉或麵醬來炒，食時下點葱段。

福建沿海也多產蟶子，他們有種獨特的吃法，那就是用一個深底的瓷盅，把蟶子一顆顆地直插進去，插到滿盅為止。這時，加點當歸清燉，料理出來的湯非常鮮美。

土筍凍是福建人的至愛，用沙蟲為原料，煮後冷凍成果凍膏狀，連蟲蟲一齊吃，口感爽脆，味道鮮美。但沙蟲在別處難找，肉又不多，可用蟶子代替，將蟶子熬出濃湯。沙蟲有黏液，自然結凍，用蟶子代替時則可下一些吉利丁粉，結成凍後，肉多、有咬頭，也同樣鮮甜，口感亦佳，可試試這種做法來醫治鄉愁。

外國人煮蟶子，方法和青口一樣，在鍋中把奶油煎熱，大蒜和西洋芫荽碎爆一爆，放蟶子，淋白餐酒，加點鹽，鍋上蓋，整鍋翻幾翻，即成。

義大利的蟶子湯叫為Zuppa Di Cannolicchi，是當地名菜，不可不試。

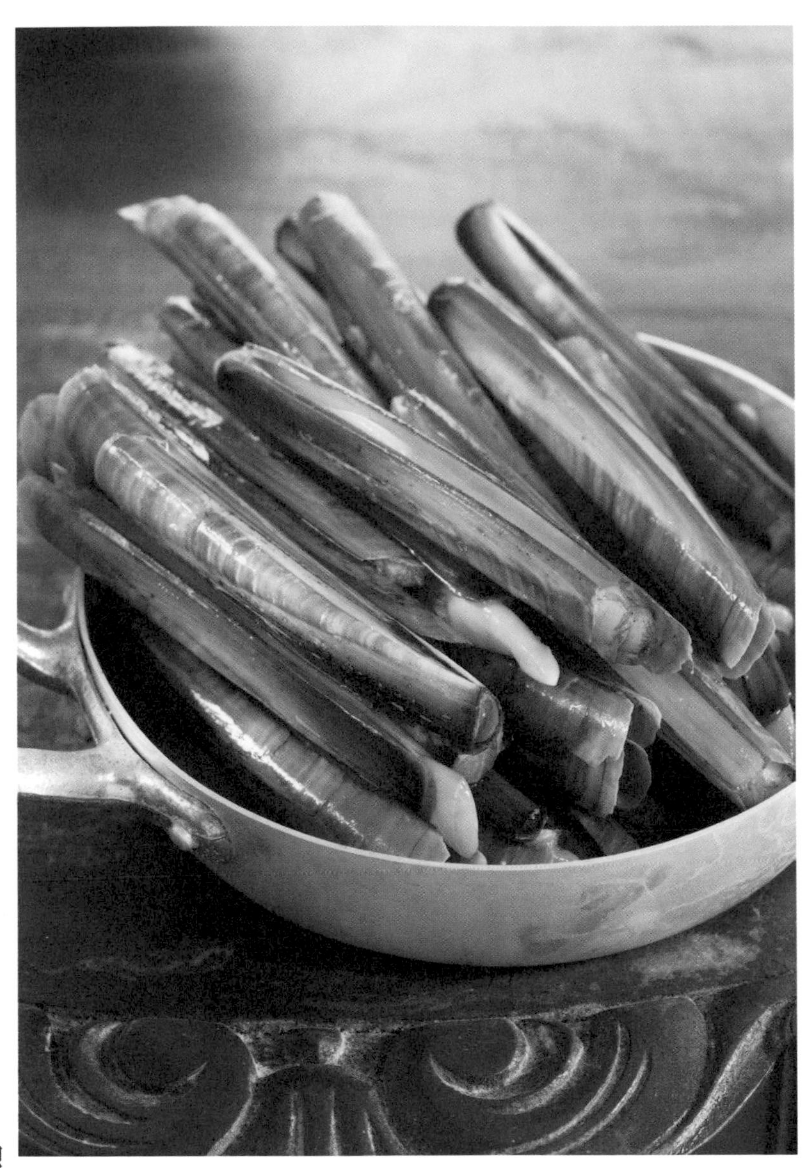

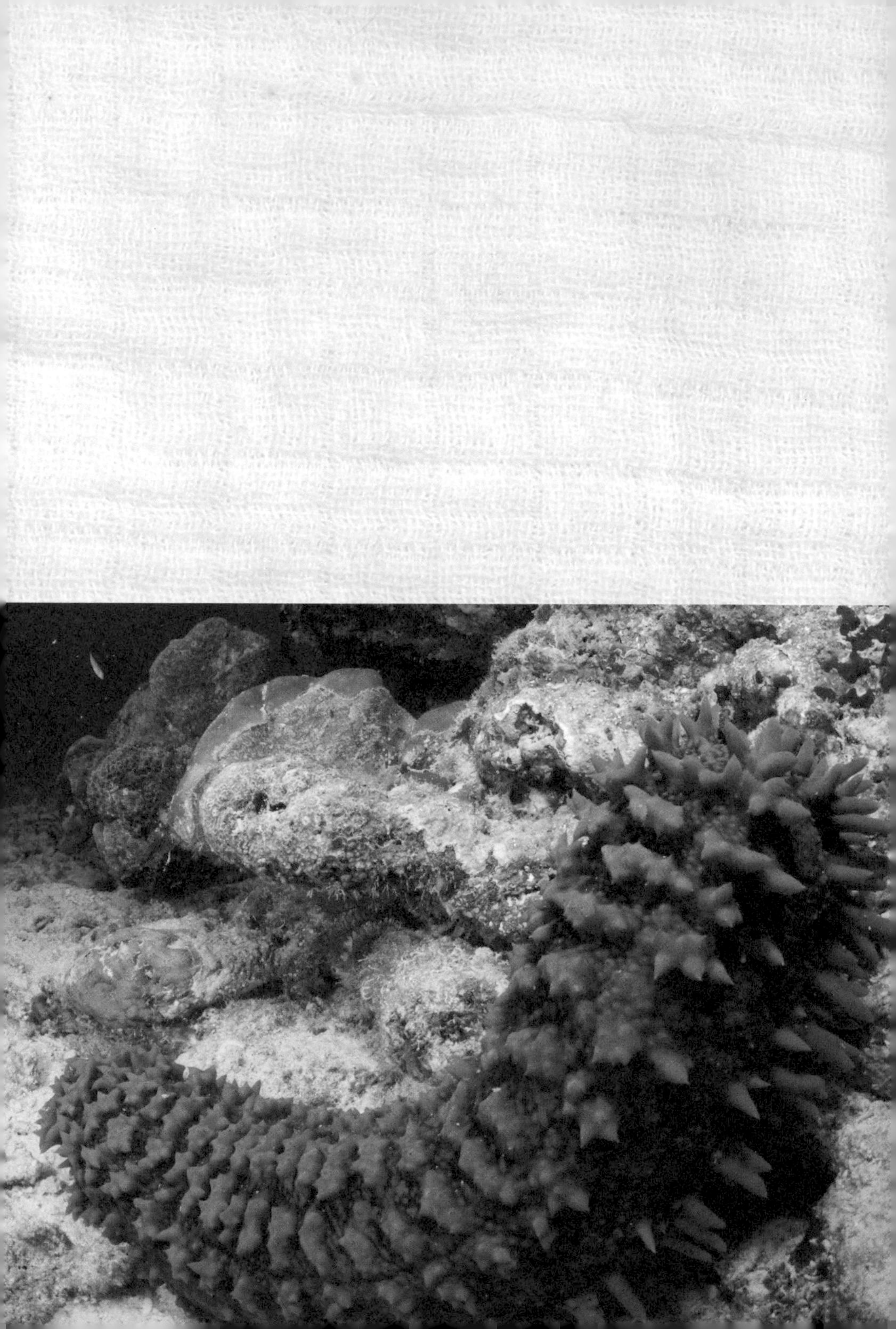

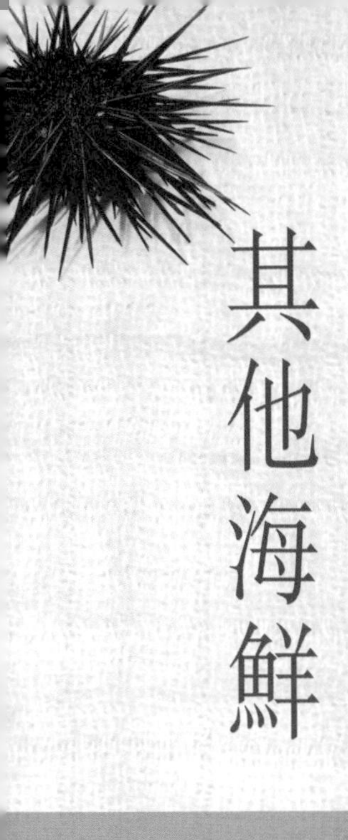

其他海鮮

海參
海蜇
海膽
鱟

其他海鮮

海參

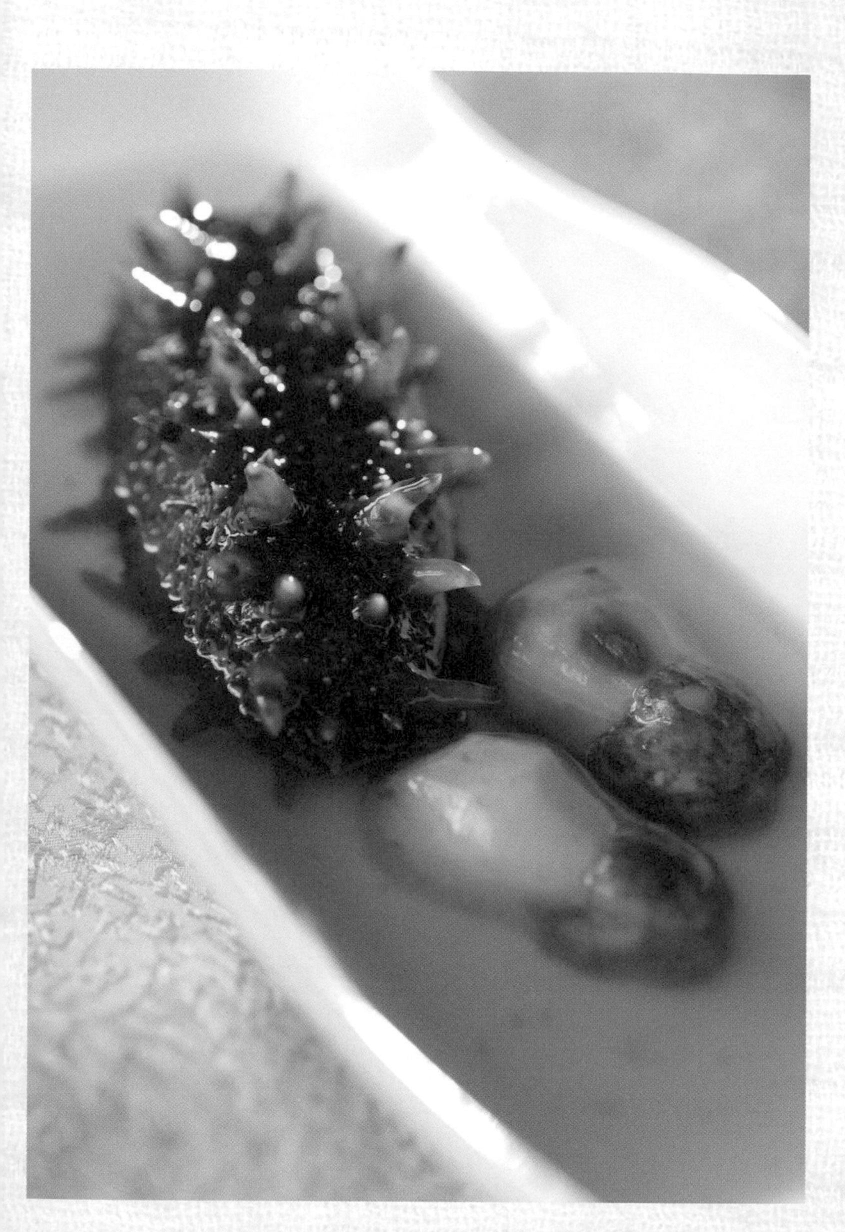

海參，日人稱之為海鼠，洋人叫為「海青瓜 Sea Cucumber」，的確有點像。我們中文是用意義取名的，海參的營養，據古人說，和人參相同。

從前海參非常貴重，排在鮑參翅肚的第二位，不知道是哪位食家發明出來，竟然把海裡面的那一條醜東西拿來曬乾，再發漲來吃。當今在街市上常見的，一般家庭主婦不懂得怎麼烹調，賣得很便宜。

到了山東，看到藥材店賣的刺參，才知價錢還要貴得驚人。別小看指頭般大的那條東西，第一晚浸水已經大出一倍，到了第二晚，已經有四五倍那麼大。

在北方菜館中點的婆參，體積更大得厲害，填入肉碎再蒸，一碟有兩條，已足夠給一桌十二個人吃。

賤價的海參沒什麼味道，像在吃咬不爛的果凍，但上等海參有一股新鮮的海水味，細嚼之下，感到幽香。中國人珍之惜之，是有道理。

吃法千變萬化，我見過一位大師傅，就燒出一席十二道菜的海參宴來。最後還把刺參發得半開，以冰糖熬之，成為甜品。

沒有刺的海參叫為光參；像菠蘿一樣大的叫為梅花參，是好貨。我吃過稀少的帶金線參，是極品。

料理海參的方法是用滾水煮牠一煮，即熄火，冷卻後取出，用鹽揉之，再除淨其內臟，這時又滾它一次，冷水浸兩至三日，即成。

單用醬油煨之，成為紅燒海參亦可。切片煮湯，是北方菜酸辣湯的主要材料之一。八寶菜中也少不了海參。洋人想也沒想到去吃牠，看了歎為觀止。

日本料理中不把海參當為食材，但用來下酒，取海參之生殖和腸，用鹽醃製，稱為Konowata，樣子、味道和口感都很恐怖，一旦愛上，卻有萬般滋味。

我們小時候在海灘散步，退潮之際，經常踏到滑溜溜的海參，抓到手上，黏黐黐地一陣不愉快的感覺，但把牠剖開，取出其腸與肺，就是所謂的桂花蚌了。西班牙人也會吃，用大蒜和橄欖油爆之，爽脆香甜，十分可口。

其他海鮮

海蜇

又是一種洋人怎麼想也不會去用的食材，海蜇是國宴中少不了的，一般餐廳也常用牠配以芝麻和麻油，成為最受歡迎的前菜。

在海中看到的，有時成群數萬個一齊游過來，蔚為奇觀，但可以食用的種類只有二十多種。海蜇就是水母，也叫海母和水月，帶著很長的鬚，有毒，一被牠掃著，像皮鞭打過般火辣，又痛又癢，甚至會致命。

中國漁民把牠撈起，也不怕毒，去其內臟，其實也沒什麼內臟，一層不好吃的內皮層了，用鹽醃了，就拿到市場來賣。

我們看到的，古時候裝進陶甕中，當今放入塑膠盒，一疊疊像紙張般堆了起來，大多數人不會料理，所以家庭料理中少用海蜇。

處理方法其實很簡單，用水浸過夜，再沖牠乾淨就是，但切忌用滾水，否則牠會縮小，皮就硬綳綳，吃起來像咬橡皮筋了。

像雨傘般的水母，口腔部分肉較厚，有軟鹵，就是所謂的海蜇頭了，最為珍貴，口感也最佳，和一般海蜇差個十萬八千里。

用一個生鐵鍋，下豬油，蒜茸爆之。之前切好了海蜇頭、豬腰和油條等蒜頭變黃、發出香味時，即刻把這些材料扔進鍋中，兜了一下，淋上已經拌好的鎮江醋和糖，再兜兩下，就可起鍋。這是一道稱為「糖醋海蜇頭」的福州菜，非常聞名。

用海蜇為材料的菜，多數加了醋，這可能與消毒有關吧？日本人的醋之物Sunomono中，也用海蜇。

泰國人也吃海蜇，拌以香茅、薄荷葉和九層塔，稱之為Maeng Kaphrun，醬料中當然少不了指天椒、麻油、魚露、糖，最重要還是醋，不然就用萊姆汁。

當今水母也有人工繁殖的，在江蘇海域生產得極多，有些直徑三呎以上。優質的水母來自日本的備前，稱之為備前水母，捕捉後用石灰醃之。另外一種叫越前水母，比備前的大兩倍，直徑也有三呎。

海蜇除了爽脆的口感，沒有味道，完全依靠別的東西來調味。第一個發現吃牠的人，應該給他一個獎。

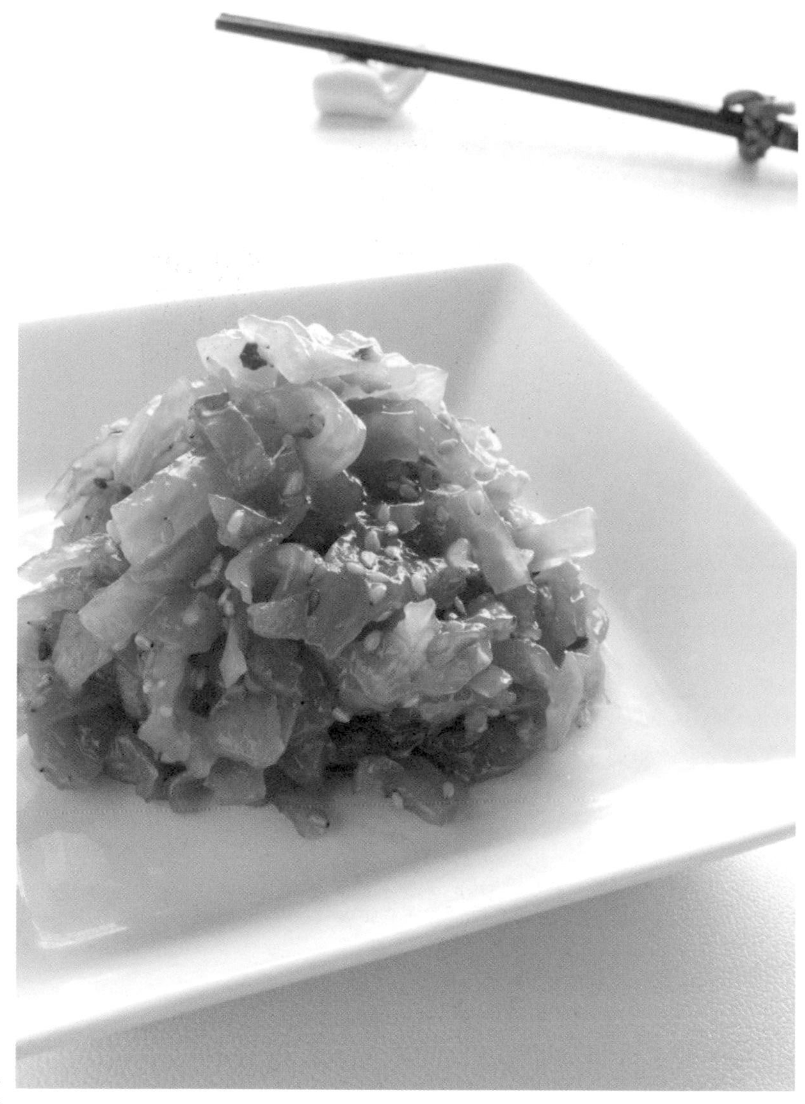

其他海鮮

海膽

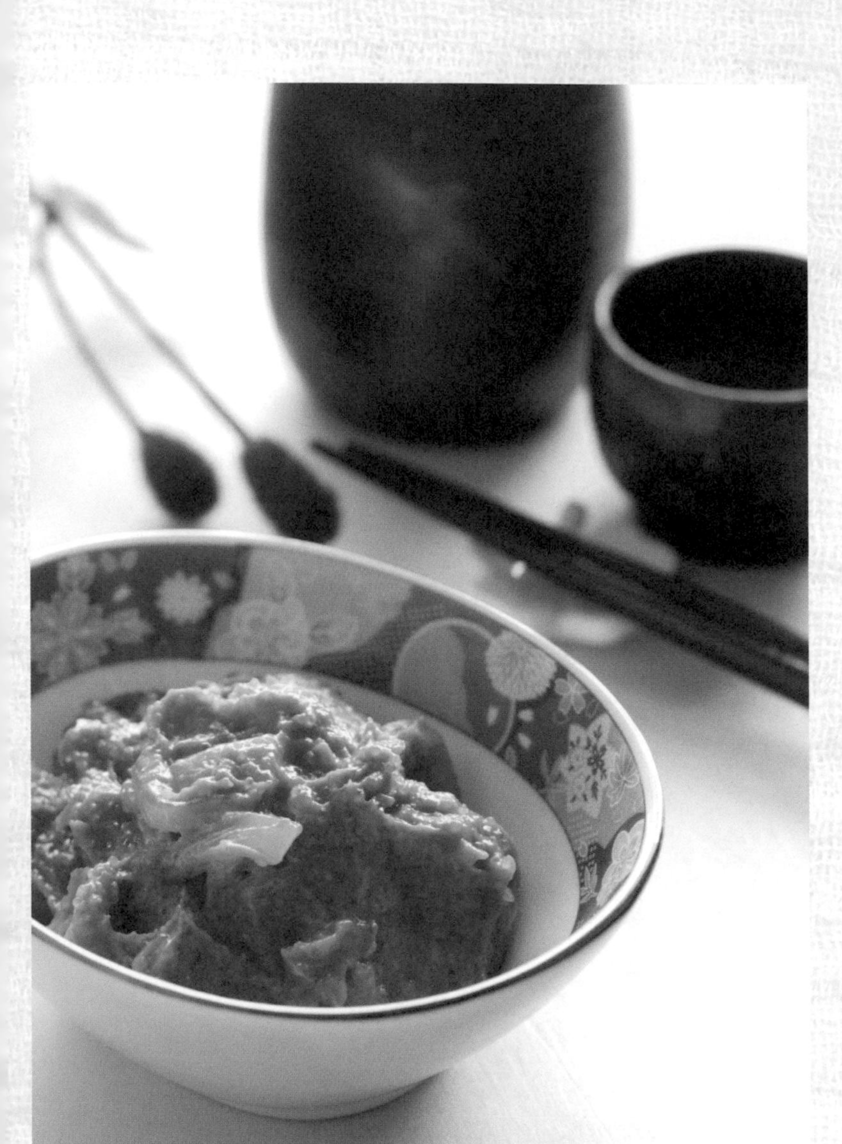

海膽，又叫雲丹。英文名海刺猬 Sea Urchin。屬於棘皮動物科，體外有放射形的石灰質骨骼，就是所謂的刺了。

刺有長有短，短的褐色，形狀像馬的排洩物，故稱為馬糞海膽。

從淺海到深海都有海膽繁殖，全球有五千種以上的紀錄，可食的大約有一百四十種。

海膽殼中，有發達的生殖腺，亦稱生殖巢，可以生吃或燒烤，煮物後鹽漬和酒漬。日本的三大珍味之中，酒漬的海膽佔其中之一。

中國菜中幾乎不用海膽，只有漁民懂得享受，用牠來蒸蛋一流，有些還拿去煲粥。二三十年前，大家還沒受日本料理影響，西貢市場中賣得很賤，一斤不過十幾塊錢。

日本人最會吃海膽了，剝開殼取去其生殖巢，我們叫為膏的，就是 Uni 了。用海水洗一洗，一排排地排在木盒中，運到各高級壽司店來賣。

海膽名稱也多，長著黑色長刺的叫「北紫海膽」，膏較少，分成五瓣，生在北海道，舊時討厭牠吃掉昆布海帶，當今當寶，但味道還是嫌淡薄。日本海膽年產量一萬三千噸，其中半數以上是「北紫海膽」。

「馬糞海膽」除北海道之外，分佈日本全國，味道比「北紫海膽」香濃，膏也厚，煮完鹽漬起來黏性也較濃。

「蝦夷馬糞海膽」比普通的大一倍，膏的顏色較黃較深，產卵期的大，七月最肥，味道佳，故被過量捕捉，差點絕種。

「白鬚海膽」生長於熱帶海洋，名副其實地刺帶白色，殼略紫，盛產於琉球群島。

「赤海膽」和「北紫海膽」同樣長著長刺，但呈紅顏色，產卵期較遲，在十至十一月，所以吃海膽要跟著季節才算老饕。

「紫海膽」則是在春末夏初的四五月吃最佳，牠是加了酒精醃製的最佳材料。

法國人也生吃海膽，海鮮盤上一定有幾個，但膏很少，有時呈黑色，看了不開胃。

義大利人把海膽混入義大利麵中，已是當今最流行的菜了。

海膽的確是天下美味之一，吃過了念念不忘。周作人返國後寫給日本友人的書信中，還請他們把雲丹的酒漬寄過來。雲丹就是海膽。

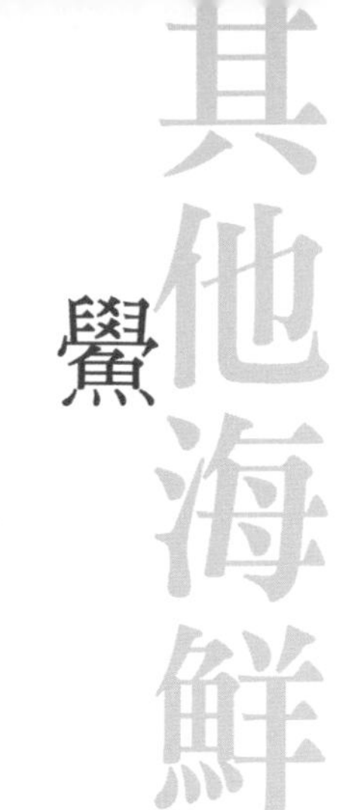

鱟

鱟，音讀為後，粵人稱荸薺蟹，因外形像荸薺鐵，連洋人也叫為Horseshoe Crab了。

其實牠是一種節肢動物，與蟹科無關。活在地球上，和三葉蟲一樣，已有三四億年了，恐龍尚未出現。為什麼會生存得那麼久，傳說是牠最愛性交，不停產卵，所以在海灘上看到，抓到其尾，必定是雌雄兩隻。有時是一隻雌，數隻雄附在一起，所以泰國人也叫它為皮條客。

這也是種誤解，《本草綱目》中早就說：「鱟生南海，大小皆牝牡相隨，牝無目，得牡始行。牡去則牝死。」解釋了雄鱟附在雌鱟背上，是因為牠看不到東西而已。

雌鱟有四對眼睛，分佈在頭甲前端和胸甲兩側，前者對紫外光最敏感，太陽直射時會死掉；後者為一對複眼，由無數的小眼睛組成，複眼能令圖像清晰，利用這原理，人類研究出電視和雷達系統來。

甲殼可以長到牛排餐碟般大，尾部有長劍，但不刺人。看到鱟的血是藍色的，一般人認為鱟有毒，但食鱟中毒的現象並不如河豚那麼多，因為長成的大鱟多數安全，只是細小的鱟有毒，而小鱟無肉，少人碰之。

因移動速度不快，長成也慢，到咖啡碟那麼大，也要八年。大鱟所產的卵，有的像鮭魚卵那麼巨型，泰國人喜歡把鱟的藍血混在一起煎炒，味道只是一般，並不特別。

馬來西亞一帶的人則愛把整隻鱟拿去燒烤，鱟肉不多，只吃其卵。也有把卵取出，打個雞蛋炒之的吃法。

早年窮困的潮州人，做成了鱟丸。那是把鱟熬了，將湯混入麵粉之中，搓成圓油炸，取其一點魚腥味而已。

到了廣府人手上，變化就多了，用無花果、黨參、枸杞等藥材來燉鱟湯，說是滋陰補腎，也有人用蒜茸和粉絲清蒸。

但這都是棄之可惜，食之無味的烹調。幸好如此，不然近年海水已經污染，加上大量捕食的話，活了數億年的鱟，就要給人類在這數十年間消滅，今後也許只有像三葉蟲一樣，只能看到化石了。

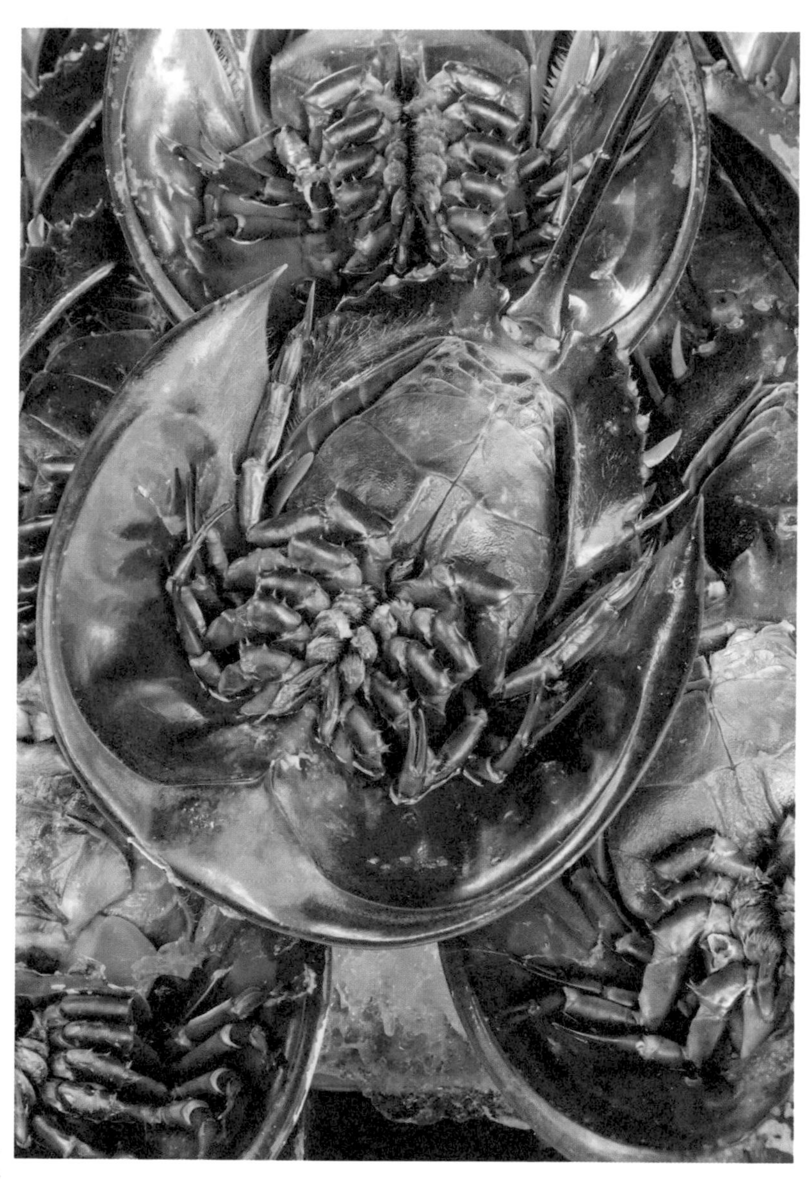

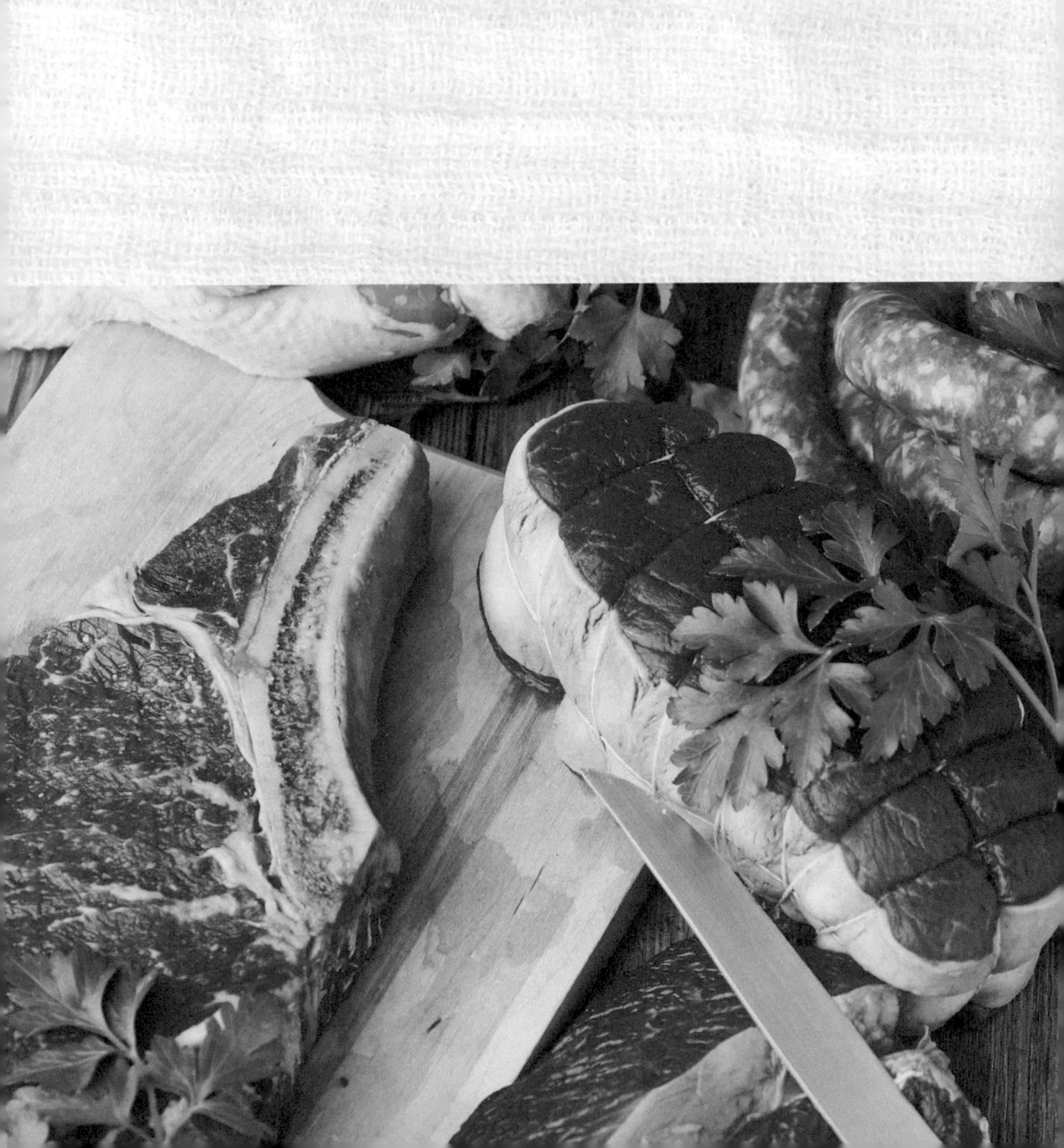

肉類

牛
牛肚
羊
田雞
雞
鴨
鵝
火腿
香腸
豬肝

肉類

牛

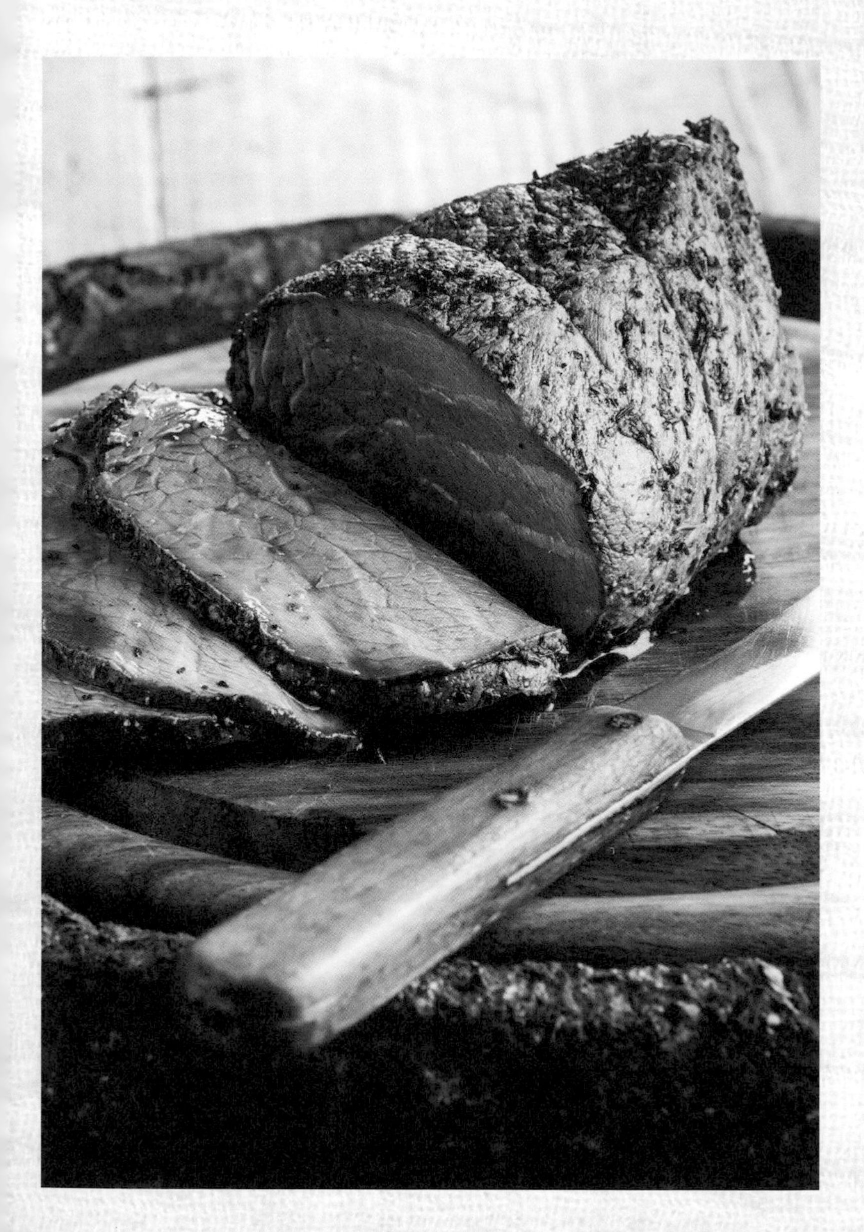

這個題材實在太廣，牛的吃法千變萬化，除了印度人和中國佛教徒不吃牛之外，全世界都吃，成為人類最熟悉的一種肉類。

仁慈之意，出於老牛耕了一輩子的田，還要吃牠，忍不忍心？但當今的牛多數是養的，什麼事都不必做，當牠是豬好了，吃得心安理得。

老友小不點最拿手做台灣牛肉麵，請她出來開店，她說生意愈好屠的牛愈多，不肯為之，一門手藝就失傳，實在可惜。

最有味道、最柔軟、最夠油的當然是肥牛那個部分了。不是每隻牛都有的，名副其實地要肥的，拿來煮火鍋最適當，原汁原味嘛。要料理的話，就是清燙了。

怎麼燙？用一鍋水，下黃薑末，萬字醬油，等水滾了，把切片的肥牛放進去，水的溫度即降，這時把肉撈起來。待水再滾，又把半生熟的肉放進去，熄火，就是一道完美的清燙肥牛了。

西洋人的牛排、韓國人的烤肉、日本人的鐵板燒，都是以牛為主。也不一定要現屠現吃。洋人還講究有 **Dry aged** 的料理法，把牛肉掛在大型的冰箱中，等酵素把肉的纖維變化，更有肉味，更為柔軟。

所有肉類之中也只有牛肉最乾淨，有些牛排血淋淋，照吃可也。吃生的更是無妨，西餐中的韃靼牛肉，就是取最肥美的那部分剁碎生吃。韓國人的Yukei也是將生牛肉切絲上桌，加蜜糖梨絲來吃。

我見過一位法國友人做菜給兩個女兒，把一大塊生牛排放進攪拌機內，加大量的蒜頭，磨了出來就那麼吃，兩個女兒長得婷婷玉立，一點事也沒有。

被世界公認為最好吃的牛肉，當然是日本的「和牛」了。Wagyu這個英文拼法也在歐美流行起來，非它不歡。但愛好普通牛肉的人認為「和牛」的肉味不夠，怎麼柔軟也沒用。

有個神話是「和牛」要餵啤酒和人工按摩才養得出的。我問過神戶養牛的人有沒有這一回事。他回答「有」，不過是「當電視攝影隊來拍的時候」。

牛肚

牛胃由四個胃室組成，即瘤胃、網胃、瓣胃和皺胃。聽學名，有點恐怖。

廣東人最會起名了，把第二個叫成金錢肚，因為胃壁有蜂窩形的構造，連外國人也是會叫為 Honeycomb Tripe。

第一個胃最大，形狀有如地毯，也像草地，改稱為草肚。

第四個很小，像大腸，一般人都叫不出名字來，賣牛肉的稱之為牛傘托。

第三個，也最受食客歡迎，就是牛百頁，四川人所謂的毛肚！

牛百頁有一層衣，像厚皮書的封面，夾著的多瓣薄片，像書頁，故名之。顏色是黑的，但上了菜市場就漂白了，挑選起來有講究，要又軟又實，不能爛，手感有彈性，聞之無味，方可購之。

燙牛百頁時，時間也要控制得極恰當，否則一過火了就發硬，咀嚼不動，暴殄天物。

所以韓國人乾脆生吃，洗得很乾淨之後揉上海鹽，淋點麻油，就那麼上

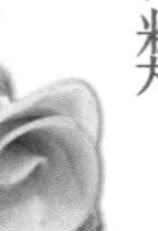

桌，試過感覺爽脆無比，口感極佳。韓國人生吃了那麼多年沒有問題，我們吃了也不會出毛病。這一道菜連日本人也吃得上癮，稱之為Senmai，是漢字「千枚」的音讀。日人把薄的東西都以「枚」稱之，叫為百頁異曲同工。

中國人吃牛百頁，最普遍的當然是火鍋。四川的毛肚火鍋由此而來。上海人也愛吃牛百頁，古老的做法是將牛百頁一張張撕下來，棄其底部，用京葱在豬油中爆香，牛百頁燙了一燙，淋上葱油，美味無比。

老饕們都不喜歡漂白過的百頁，吃原來黑色的最佳。切成絲，煮炒、涼拌皆宜。

金錢肚和草肚，廣東人在料理牛雜時不可缺少，牛傘托較少人吃。潮州的滷水檔中，也用大量的金錢肚。

外國人也吃，美國南方的黑人最愛牛肚了。義大利人會做菜，用番茄和牛奶將牛肚熬至軟熟，一大鍋一大鍋在街邊賣，翡冷翠的名勝旁邊，時常看到小販賣牛雜。付點小錢，當一頓飯，是背包旅行者的最高享受。

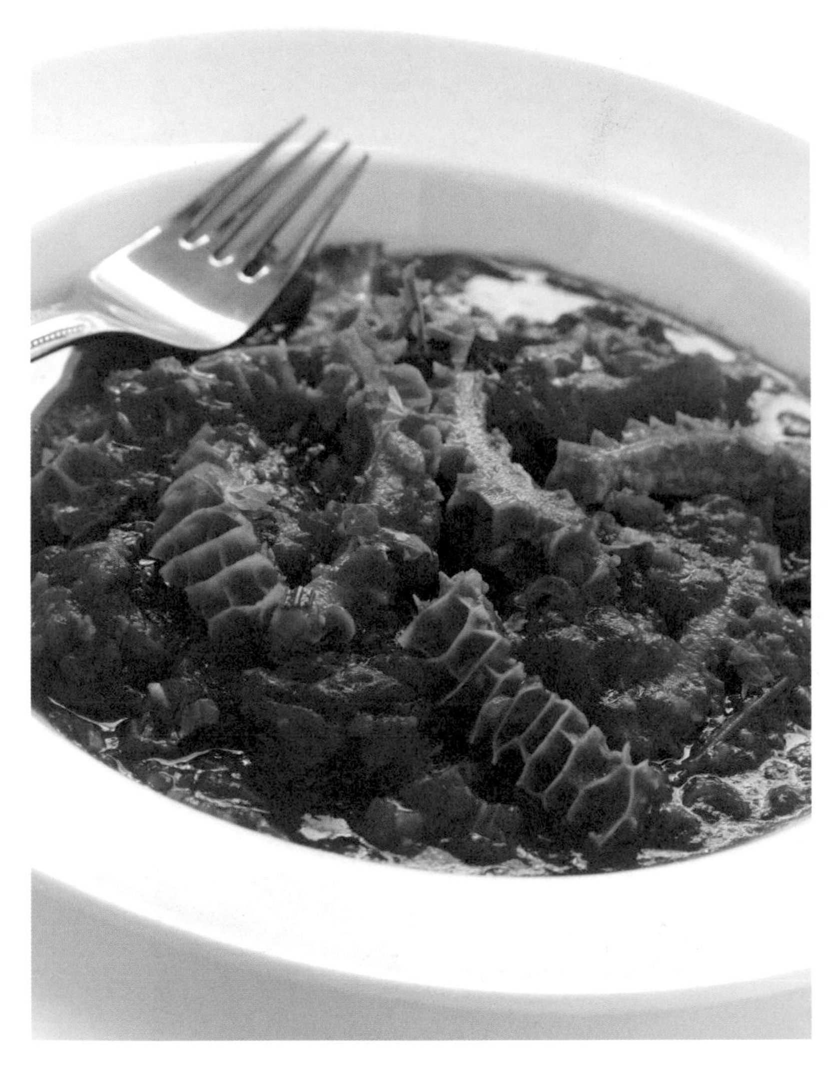

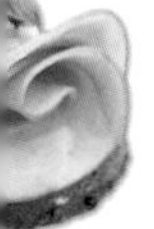

肉類

羊

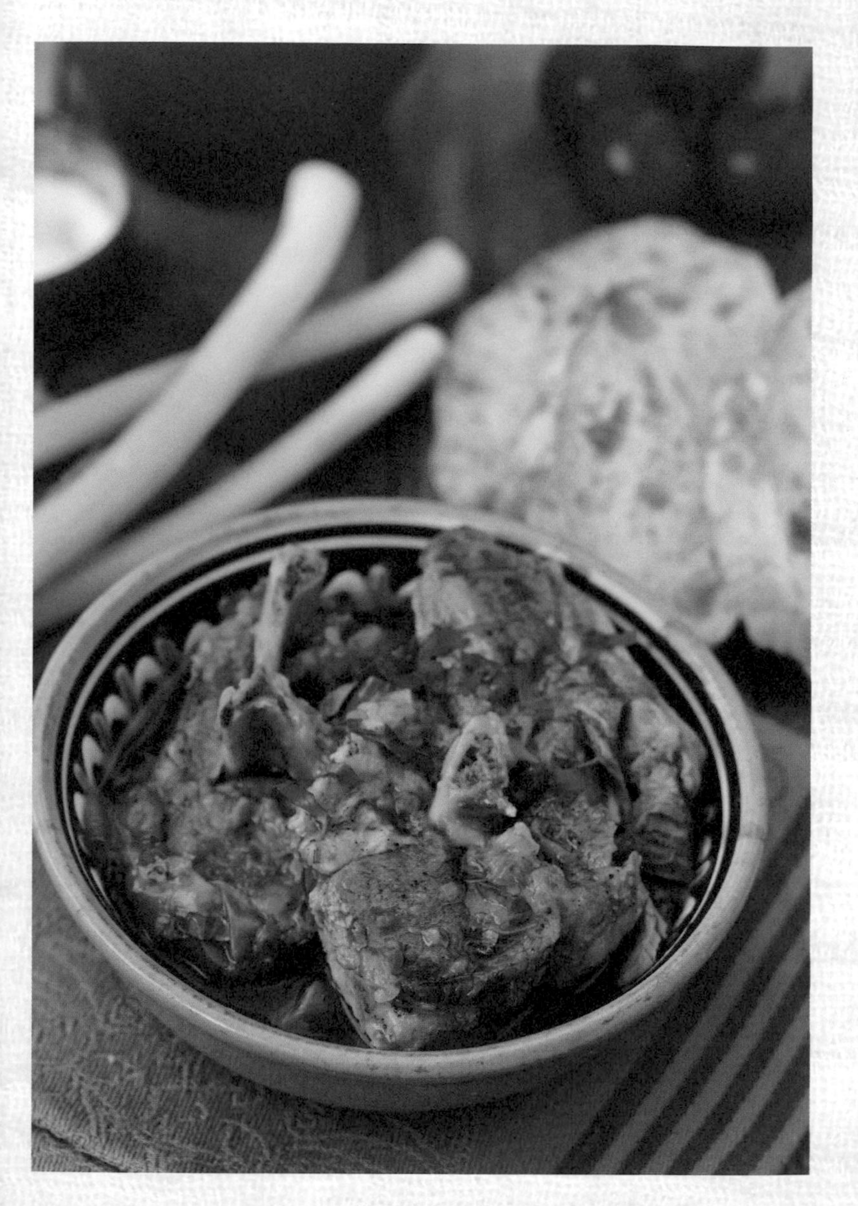

問任何一個老饕，肉類之中最好吃的是什麼？答案一定是羊。

雞豬牛固然美，但說到個性強的，沒什麼肉可以和羊比的。

很多人不喜歡羊肉的味道，說很羶。要吃羊肉也要做到一點羶味也沒有，那麼乾脆去吃雞好了。羊肉不羶，女人不騷，都是缺點。

一生中吃過最好的羊肉，是在南斯拉夫。農人一早耕作，屠了一隻羊，放在鐵架器上，軸心的兩旁有個荷蘭式的風車，下面用稻草煨之。風吹來，一面轉一面烤。等到日落，羊全熟，抬回去切成一塊塊，一點調味也不必，就那麼抓了羊塊點鹽入口。太過膩的時候，咬一口洋葱，再咬一口羊。啊！天下美味。

整隻羊最好吃是哪一個部分？當然是羊腰旁邊的肥膏了。香到極美，吃了不羨仙。

在北京涮羊肉，並沒有半肥瘦這回事，盤中擺盡是瘦肉。這時候可另叫一碟圈子，所謂圈子，就是全肥的羊膏，夾一片肉，夾一片圈子來涮火鍋，就是最佳狀態的半肥瘦了。

新疆和中東一帶的燒羊肉串，印象中肉總是很硬，但也有柔軟的，要看羊的品質好不好。那邊的人當然下香料，不習慣的話吃起來有股腋下的味道；愛上了非它不可，就像女朋友的體味，你不會介意的。

很常見的烤羊，是把肉切成圓形，一片肉一片肥，疊得像根柱子，一邊用煤氣爐噴出火來燒。我在土耳其吃的，不用煤氣，是一支支的木炭橫列，只是圓形的一頭，火力才均勻夠猛，燒出來的肉特別香。

海南島上有東山羊，體積很小，說能爬上樹，我去了見到的，原來樹幹已打橫，誰都可以爬。但是在非洲的小羊，為了樹上的葉子，的確會抱著樹幹爬上去，這也是親眼看到的。這種羊烤來吃，肉特別嫩，但香味不足。

肉味最重的是綿羊，羶得簡直沖鼻，用來煮咖哩，特別好吃。馬來人的沙嗲也愛用羊肉，切成細片再串起來燒的。雖然很好吃，我還是愛羊腸沙嗲，腸中有肥膏，是吃了永生不忘的味道。

教你煮好料：

最常吃到的是枝竹羊腩煲，這個菜不難做，將羊腩洗淨，放入沸水中煮熟，取起。炸枝竹浸軟後剪成段。將幾片陳皮浸軟，刮去白瓤。一切準備好後，便可開大火將鍋燒紅，下一湯匙油，然後放入薑、乾蔥頭及紅腐乳爆香，放入羊腩炒至熟透，下一點紹興酒更佳。然後將整鍋材料轉放入瓦鍋中，加水；再下紅棗、陳皮和片糖，用慢火煮一個小時，最後加入枝竹、荸薺，再燜煮半小時便可以吃。吃不完可以當作火鍋，邊吃邊加蔬菜，湯汁愈滾愈香濃，比一般清水火鍋高級得多。

肯下本錢，可到高級超市買幾件羊架，紐西蘭和法國產的都不錯。回家先將羊架用濕布抹淨；放在大碗中，用叉刺幾下，使肉更鬆化，也更入味。然後加入紅酒、橄欖油、孜然粉和鹽等調味料醃兩個小時，便可以開始煎。鍋中下橄欖油，以慢火燒熱，再放入羊架。

最好吃的是烤全羊的羊腰那圈肥膏，又香又滑，吃過一次，會念念不忘。找個相熟的肉販，請他為你留下那一圈肥肉。將整塊肥肉放進烤箱，用中火焗二十分鐘就可以了。下太多調味料只會掩蓋了原味，吃時只要沾些鹽已足夠。第一次吃，可能你會怕髒，慢慢用刀叉一塊一塊切來吃；後來你會發現，只有用手捧著吃才過癮。

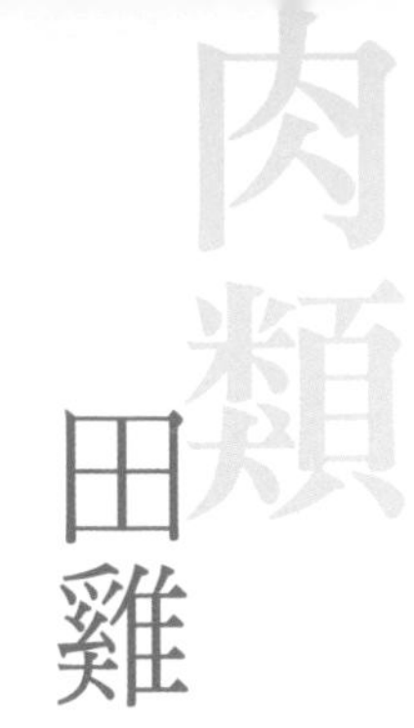

田雞

食用青蛙，我們美名為田雞，聽起來舒服。我們中國人就是那麼厲害，叫田雞腿總比洋人叫 Frog Leg 文雅。

大田雞，還叫為石鴿呢。

田雞肉介乎魚和雞之間，肉質纖細，味甜美，是很上乘的食材，要是你不被青蛙的形象嚇倒的話。

吃得一塊蒸肉餅，為什麼那麼又甜又柔軟？來廚房偷師，原來是摻了田雞在豬肉碎之中。從此我蒸鹹魚肉餅，一定放田雞。客人看不到，我就不把秘密告訴大家。

老順德菜之中，有一道炒田雞扣的，把幾十個田雞的胃集中起來，用勝瓜、木耳和肉片來炒，又脆又爽又甜。舊式粵菜館常做此菜，去旺角的「神燈」那類的餐廳還能吃得到。

西餐之中，只有法國人吃田雞，英國人聽了怕怕。普羅旺斯的田雞腿天

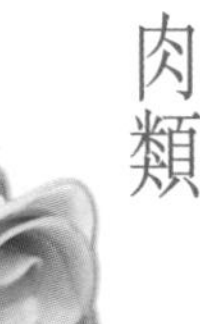

下聞名。各地方法國餐廳都有這一道菜。下大量蒜頭把田雞腿煎了一煎，再拿去用奶油蒸。上次去法國南部吃了一碟很正宗的，一下子吃完，老闆娘再添一碟給我，又吃完。那個大肥婆高興得把我抱著親吻，令人想起東坡肉。

小時候吃田雞是不花錢的，晚上拿了電筒照著牠們，呆著不逃。一夜可以抓數十隻，拿給媽媽去料理。

菜市場中的活剝田雞是很嚇人的，眼不見為淨，付了錢走開好了，回頭來拿。田雞為我們這種老饕犧牲，生命也有了價值。

上海菜中有道炒櫻桃的，就是田雞腿，斬成小塊，炒起來收縮，變成圓形，形狀就像櫻桃了。

杭州菜的蝦田雞腿很出名，當今還有菜館會做，但煙燻田雞腿，則只剩「天香樓」了，每次去那裡都叫這道菜，有天忍不住，向李師傅學。做法是這樣的，選肥大的田雞，把上半身斬去，只留腿。用高湯加薑蔥煮個八成熟，撈起。用個燻鍋（如果沒有燻鍋可用普通鍋，下面鋪塊錫紙防焦，再放個蒸魚架），把田雞放在荷葉上。撒糖入鍋，上蓋，看到煙發黃，打開蓋，把田雞翻身，再燻，即成，煙燻的過程前後不過數十秒。

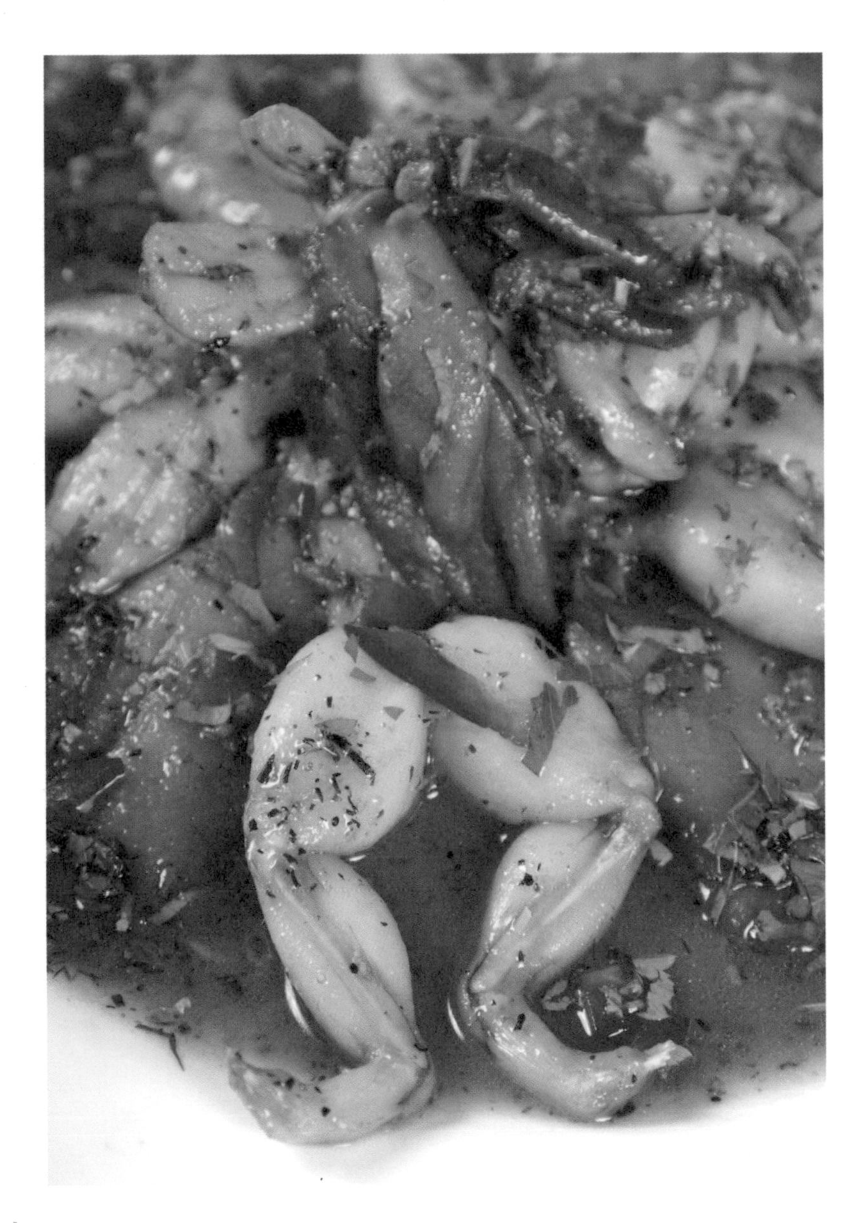

肉類

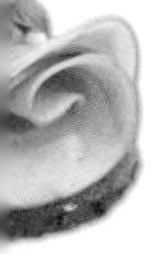

肉類

雞

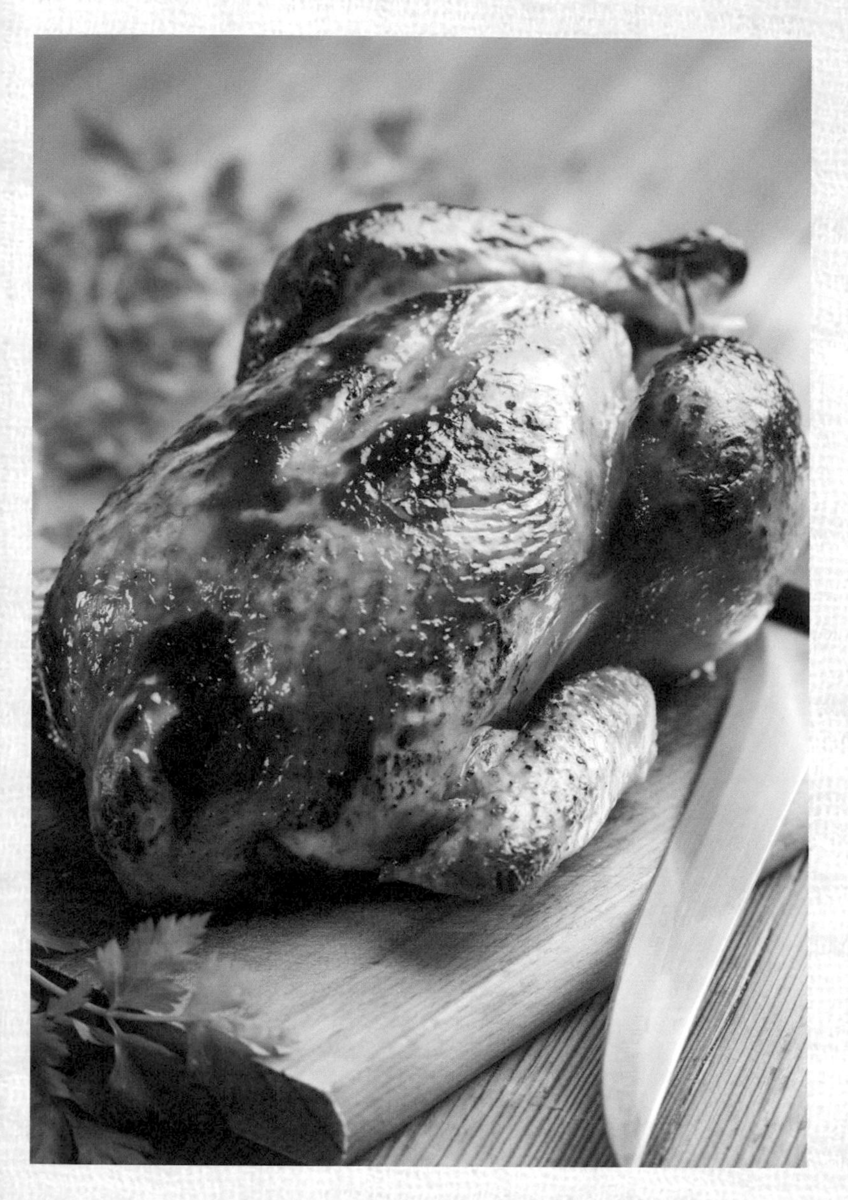

小時候裡養的雞到處走，生了蛋還熱烘烘的時候，啄個洞生噬。客人來了，屠一隻，真是美味。

現在我已很少碰雞肉了，理由很簡單；沒以前那麼好吃，也絕對不是長大了胃口改變的問題，當今都是養殖的，味如嚼蠟。

西餐中的雞更是恐怖到極點，只吃雞胸肉，沒幻想空間。煎了炸了整隻吃還好，用手是容許的，凡是能飛的食材，都能用手，中餐反而失儀態了。西餐中做得的土雞，還是吃得過。法國人用一個大鍋，下面鋪著洗乾淨的稻草，把抹了油和鹽的雞放在上面，上蓋，用未烤的麵包封口，焗它二十分鐘，就是一道簡單和原始的菜，好吃到不得了，將它變化，下面鋪甘蔗條，雞上撒龍井茶葉，用玉扣紙封蓋，也行。

在西班牙和韓國，大街小巷常有些舖子賣烤雞，用個玻璃櫃電爐，一排十隻，十排左右，轉動來烤，香味撲鼻，明知道沒什麼吃頭，還是忍不住買下一隻。拿回去，第一二口很不錯，再吃下去就單調得要死。

四川人的炸雞丁最可觀，一大碟上桌，看不到雞，完全給大量的辣椒乾蓋著，大紅大紫，撥開了，才有那麼一丁丁的雞，叫為炸雞丁，很貼切。

外國人吃雞，喜歡用迷迭香 Rosemary 去配搭，我總認為味道怪怪地，這是我不是在西方生長之故。我們的雞，愛以薑葱搭檔。洋人也吃不慣，道理相同。

各有各精彩，談起雞不能不提海南雞飯，這是南洋人發揚光大，在海南島反而吃不到像樣的。基本上這道菜源自白斬雞，將雞燙熟就是，把燙後的雞油湯再去炊飯，更有味道了，黑漆漆的醬油是它的神髓。

日本人叫烤雞為燒鳥。燒鳥店中，最好吃的是烤雞皮，又脆又香，和豬油渣異曲同工。

近年在珠江三角洲有很多餐廳賣各式各樣的走地雞，把牠們擱在一個玻璃房中，任君選擇，名副其實的「叫雞」。

肉類

鴨

為什麼把水陸兩棲的動物叫為「鴨」？大概是牠們一直「鴨，鴨」聲地叫自己的名字吧？

鴨子走路和游泳都很慢，又飛不高，很容易地被人類飼養成家禽。牠的肉有陣強烈的香味或臭味，視乎你的喜惡，吃起來總比雞肉有個性得多。

北方最著名的吃法當然是北京烤鴨了。嫌牠們不夠肥，還發明出「填」法飼養，實在殘忍。

烤鴨一般人只吃皮，皮固然好吃，但比不上乳豬。我吃烤鴨也愛吃肉，就那麼吃也行，用來炒韭黃很不錯。最後連叫為「殼子」的骨頭也拿去和白菜一齊熬湯。時間夠的話很香甜，但是熬湯時記得把鴨尾巴去掉，否則異味騷你三天，久久不散。

鴨尾巴藏了什麼東西呢？是兩種脂肪。你仔細看牠們游泳就知道，羽毛浸濕了，鴨子就把頭鑽到尾巴裡取了一層油，再塗到身體其他部分，全身就

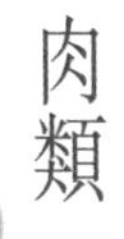

發光，你說厲不厲害？

可是愛吃鴨屁股起來，會上癮的。我試過一次，從此不敢碰它。

南方吃鴨的方法當然是用來燒或滷，做法和鵝一樣。貴的吃鵝，便宜的吃鴨。鴨肉比鵝肉優勝的是牠沒有季節性，一年從頭到尾都很柔軟，要是燒得好的話。

至於鴨蛋，和肉一樣，比雞的味道還要強烈，一般都不用來煮，但是醃皮蛋都要用鴨蛋，雞蛋的話味不夠濃。

潮州福建的名菜蠔煎，也非用鴨蛋不可，雞蛋就淡出鳥來。

西餐中用鴨為材料的菜很多。法國人用油鹽浸鴨腿，蒸熟後再把皮煎至香脆，非常美味。義大利人也愛用橙皮來料理鴨子，只有日本菜中少見。日本的超市或百貨公司中都難找到鴨，在動物園才看得到。

其實日本的關西一帶也吃的，不過多數是琵琶湖中的水鴨，切片來煮火鍋，到燒鳥店去也可以吃烤鴨串。

日本語中罵人的話不多，鴨叫為Kamo，罵人家Kamo，有笨蛋的意思。

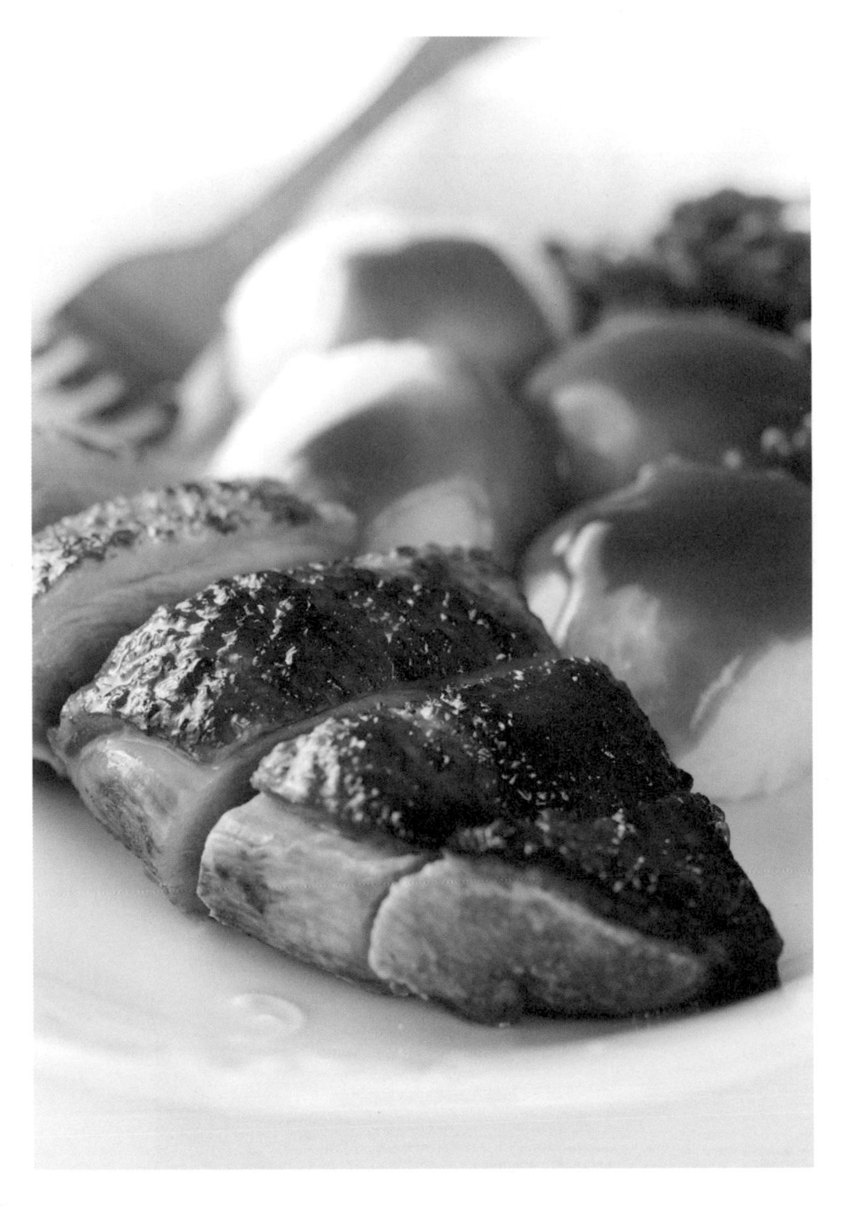

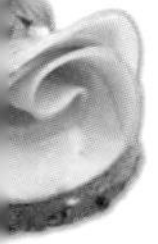

肉類

鵝

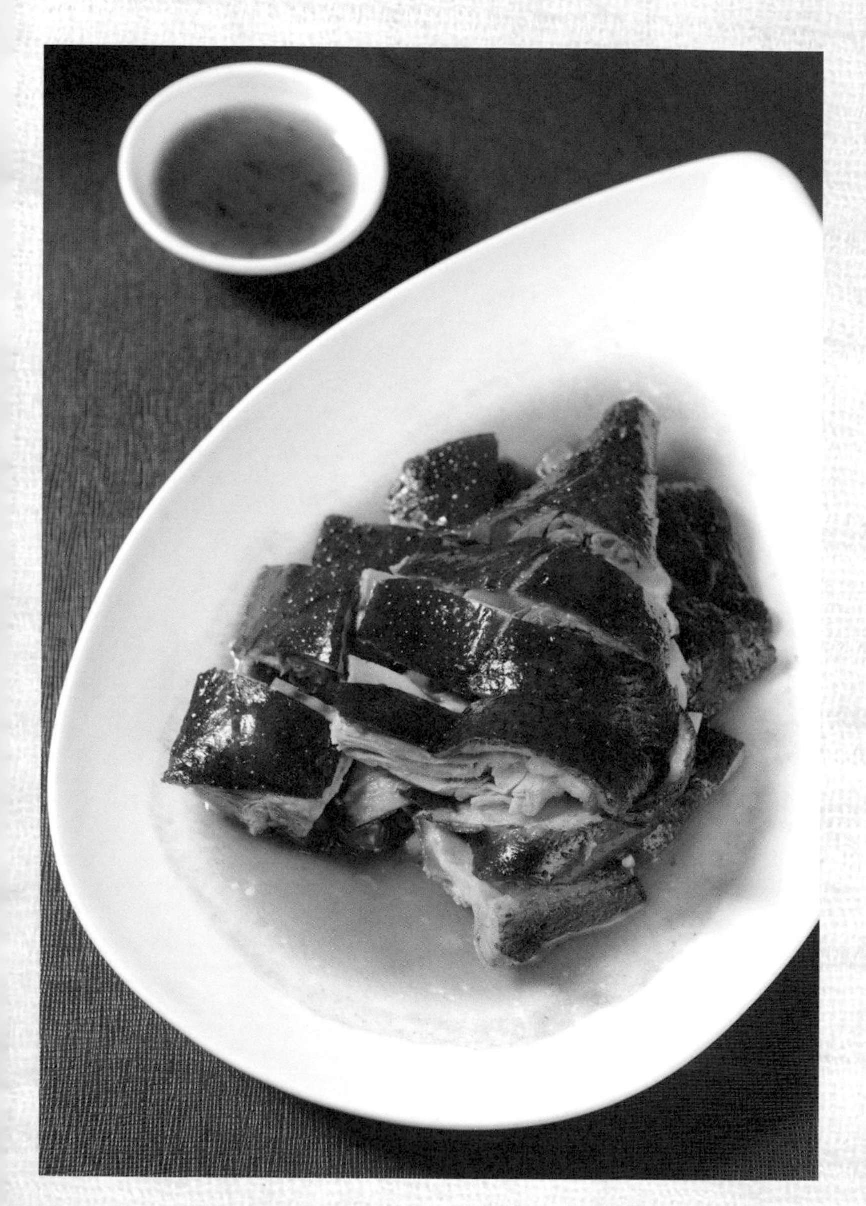

鵝，是將雁子家禽化的鳥類。巨大起來，比小孩高，性兇，看到兒童穿著開襠褲，也會追著來啄。鄉下人也有養牠們來看門的習俗。

比雞和鴨都聰明，鵝看到矮橋或低欄時，會把頸項縮起，俯著頭走過。也有人目睹牠們知道在附近有老鷹，飛翔著的野鵝群，每一隻都咬著一塊石頭，防止自己的吵雜本性，喜歡鵝鵝地叫個不停。

最常見的灰色鵝，也有野生的，養殖的多數是白色。

世界上也只有歐洲人和中國人會吃鵝。但古埃及的壁畫上已有養鵝圖畫，當年已經學會填鵝，迫使牠們的肝長大。

日本人不懂得，充其量也只會吃鴨子。至於鵝，只能在動物園裡看得到。

我們吃鵝，最著名是廣東人的燒和潮州人的滷。前者有時吃起來覺得肉很老很硬，這對專門賣鵝的餐廳是很不公平，認為他們的水準不穩定。其實鵝肉一年之中，只有在清明和重陽前後的那段時間最嫩，其他時候吃，免不了有僵硬的口感。

潮州人知道這個毛病發生在燒鵝上面，燒鵝只是皮好吃，不如滷起來，不管年紀多大的，鵝都能滷得軟熟。

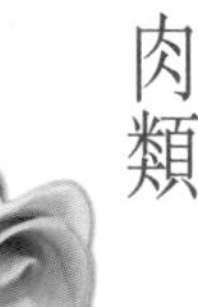

一般人有時連鴨和鵝都分辨不出，其實很簡單，看頭上有沒有腫起來的骨頭就知了，鵝的身體、線條也較優美，鴨子很醜陋，兩者一比就分出輸贏，怪不得王羲之愛鵝不愛鴨。

吃鵝的話，除了滷水，香港的鏞記做得最好。他們燒起鵝來連木炭也講究，要求製出最完美的招牌菜。不過，要吃好的，是煙燻鵝。

在鏞記廚房，鵝的佳餚變化多端，可用鵝腦製凍，也用鵝肝做臘腸。

說到鵝，不能避免談鵝肝醬，法國人最拿手。但勸告各位要試的話，千萬要買最貴最好的。我最初就是沒那麼做，接觸到劣貨，覺得有陣腐屍味道，差點作嘔。後來都沒碰過它，直到在法國鄉村住下，試過最好的鵝肝醬才改觀，但已經白白浪費了數十年。

火腿

火腿，是鹽醃過後，再風乾的豬腿。英國人叫為 Ham、西班牙語 Jamón、法語 Jambon、義大利人則叫為 Prosciutto。

一般公認西班牙火腿做得最好，而最頂級的是 Jamón ibérico de bellota，是用特種黑豬的後腿二十四個月乾燥製成。外國人都以為火腿是片片來吃的，但是我住在巴塞隆那時，就當地人吃的是切成骰子般大，並不是片片。

義大利的 Prosciutto di Parma、法國的 Jambon de Bayonne 和英國的 Wiltshire Ham 聯合起來，把西班牙火腿摒開一邊，說他們的才是世界三大火腿。

但照我吃，還是中國的金華火腿最香，可惜不能像西洋的那麼生吃。金華火腿美極了，選腿中央最精美的部分，片片來吃，是天下美味，無可匹敵。在中環的「華豐燒臘」可以買到，要找最老的師傅，才能片得夠薄。

我們在西餐店，點的生火腿拌蜜瓜，總稱為 Parma Ham，可見龐馬這個地區是多麼出名，買時要認定為龐馬公爵的火印，由政府的檢查官一枚

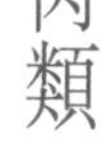

枚烙上去。

龐馬火腿肉鮮紅，喜歡吃軟熟的人最適合，但真正香濃郁的，是肉質深紅，又較有硬度的Prosciutto di Santo Daniele，一切開整間餐廳都聞得到。我認為比較接近金華火腿，在外國做菜時常拿它來煲湯替之，這種火腿從前還在帝苑酒店內的Sabatini吃得到，當今已不採用，剩下龐馬的了。

一般人以為生火腿只適合配蜜瓜，其實不然。我被義大利人請到鄉下做客，大餐桌擺在樹下。樹上有什麼水果成熟就伸手摘下來配火腿吃，絕對不執著。

生火腿要大量吃才過癮，像香港餐廳那麼來幾片，不如不吃。有一次去威尼斯，查先生和我們一共四人叫生火腿，侍者用銀盤捧出一大碟，以為四人份，原來是一客罷了，這才是真正義大利吃法。

惡作劇的話，可以去火鍋店或涮羊肉鋪子時，用生火腿鋪在碟上，和其他生肉碟混在一起，看到你不喜歡的八婆前來，用雙手抓生火腿猛吞入肚，一定把她嚇倒。

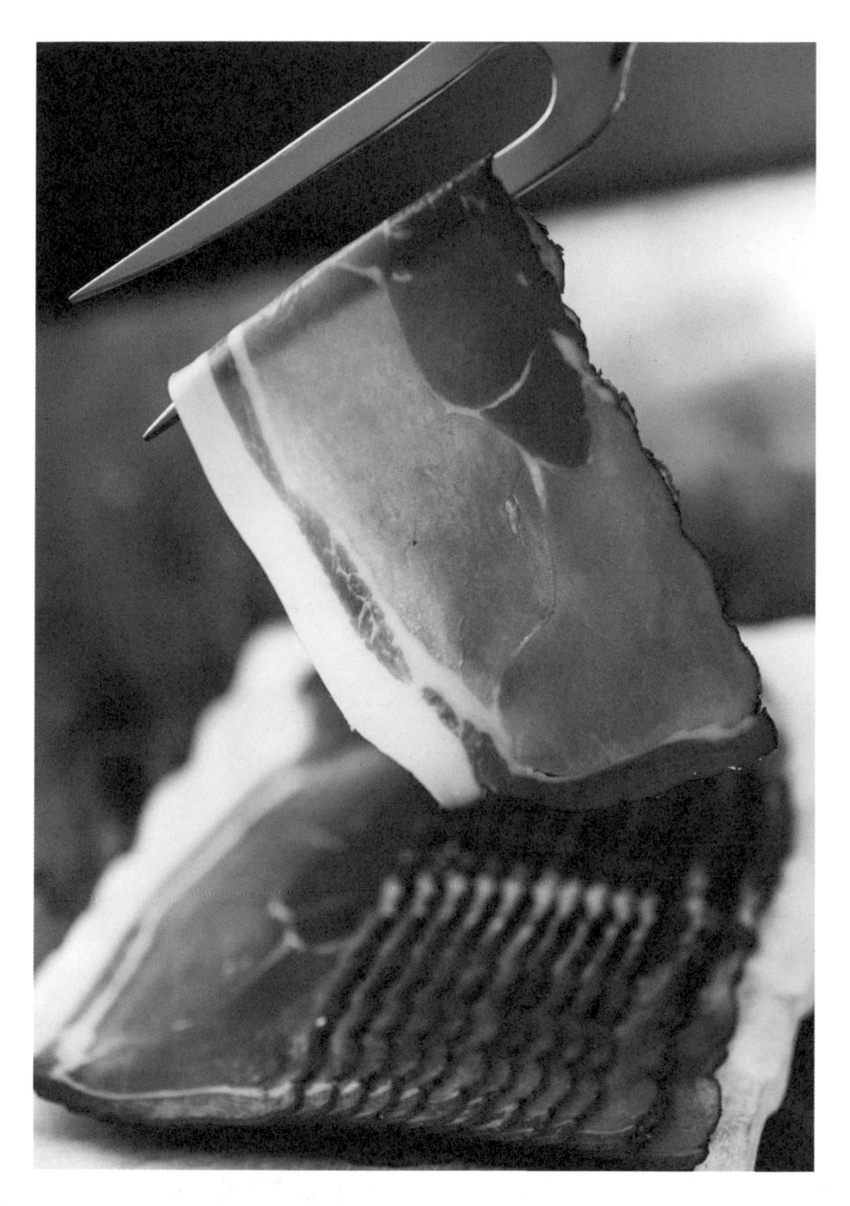

肉類

肉類

香腸

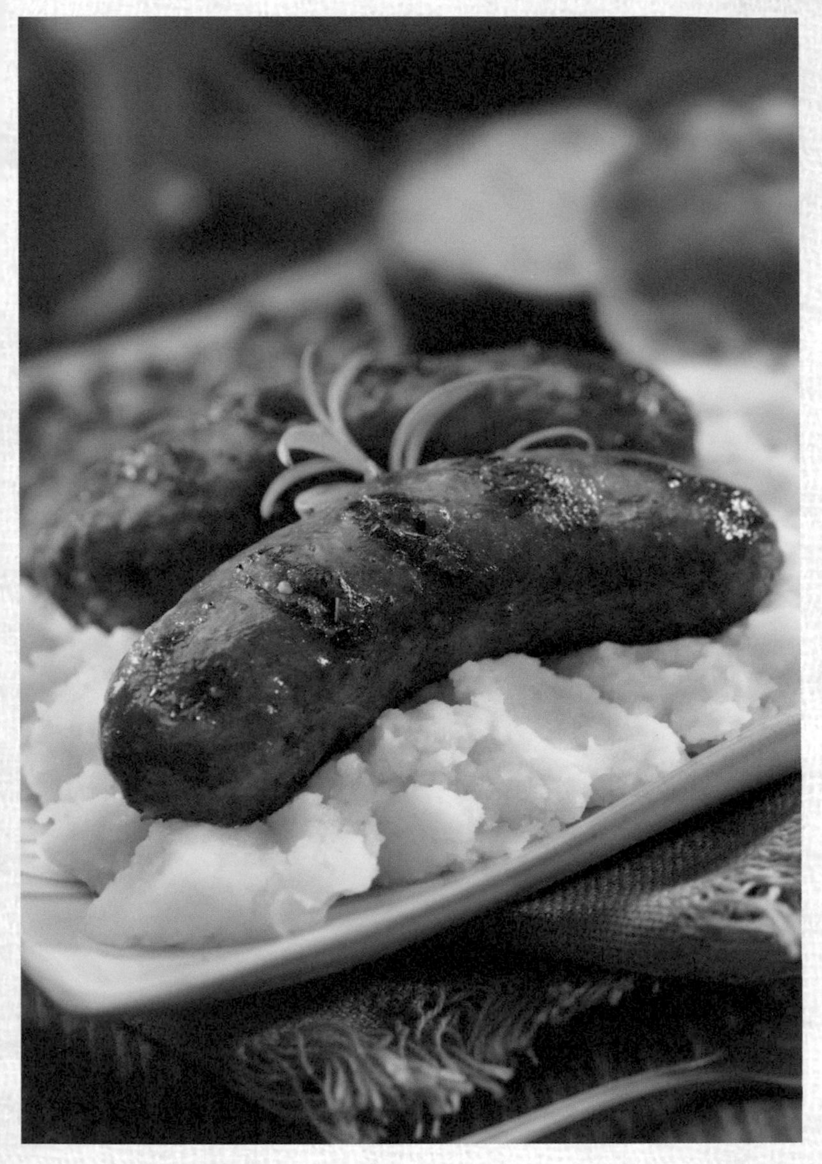

自古以來保存肉類的方法之一，塞在豬腸之中燻製而成的一種最普遍的食材。

種類之多，再幾頁篇幅也介紹不完，大家最熟悉的是我們在冷天享用的臘腸和吃熱狗的香腸兩種。

香腸原料不止於豬肉，什麼肉都派上用場，各種部位全部塞進去：舌、胃、心、肝、脾、橫膈膜、尾部，甚至於牛的乳房也有，用血液蒸熟而成的腸，更為普遍。

歐洲名字諸多，已不能一一牢記。最特別的是地方為名，維也納人叫它為法蘭克福 Frankfurter，而法蘭克福人卻倒過來叫它為維也納 Wiener。

吃過的香腸之中，記憶最深的是巴黎的 Fauchon 店裡賣的香腸，由雞、鴨、鵝、羊、豬、牛的腸一管管塞入的千層腸。

奢侈得窮兇極惡的是越南的龍蝦腸，用龍蝦和肥豬肉塞成。

超級市場中的香腸種類多不勝數，有些可以生吃，有些要煮。到底怎麼吃法？味道如何？想知清楚的話，可請店員分類，自己一一作筆記，每次吃個兩三種。一年之內，大概可以分別出一個眉目來。

一般認為裡面含有肥肉粒的沙拉米（Salame）一定鹹得要死，其實不然，好的不太鹹，而且非常之香，是下酒的好食材。也有出自義大利、匈牙利的沙拉米味道也極佳。

腸不一定是唯一的外衣材料，其他器官也可用來塞肉。像胃和膀胱都可用，有些還利用到雞鵝的頸項呢。

製法有煙燻、曬乾、燒、煮、炸等，有些需要冷藏，有的放在陰暗之處，多久都不會變壞。

中國人當然最愛吃自己的臘腸。從前肥肉用得很多，甘美得很；當今只是瘦肉，已漸無味道。目前流行的豬頸肉，舊時候價賤，是用來做臘腸的主要材料。

如果問我最愛吃什麼腸？我的答案很肯定，是台灣的香腸。要在路邊賣的那種腳踏車後有個轉針板和小販賭博，贏了香腸一條，烤得微焦，配著生大蒜吃，一流。

豬肝

豬肝，東方人吃得最多。洋人幾乎不見入饌。日本人也不吃，數十年前開始在中華料理中出現的韭炒豬肝，已漸被接受，當今成為學生們的廉價菜餚之一。

到菜市場去選購，其實很容易分辨出新鮮與否，呈深紅，以顏色艷麗得發亮的最好；色彩已暗淡，變為褐黑的不買為佳。

但也有人愛吃帶黃的豬肝，略有病態，用來切成小丁，放入湯中滾個爛熟，不會有事，加上大量的芫荽和薑，非常可口。

粥麵店的清燙腰潤，是廣東名菜。粵人認為肝的發音與乾相同，不吉利。乾的相反是潤，就稱豬肝為豬潤了。

清燙的話，一定要靠師傅的刀功片薄，太厚的話，清燙後帶的血水太多，有點恐怖，尤其是當今的人認為豬肝是百分之百的膽固醇，更不會去碰它。

及第粥中必有數片豬肝，用來做啫啫煲，亦為家常菜。宴會酒席中，豬

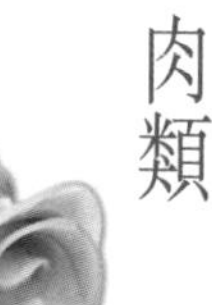

肝不常出現，究竟還被人認為是便宜貨。

名為炒豬雜的菜，加進豬肚，和豬心一塊兒炒豬肝，這幾樣肌肉纖維不同組成的食材，一般人都以為是分開來炒的。其實做法是下豬油，爆香蒜頭、葱段和薑片，把所有的東西都一齊放下去炒，上桌同樣軟熟，為什麼？秘訣在於豬肚用小豬的，豬心用中豬，豬肝則用大豬。

處理豬肝，最出神入化的是台灣人。街邊檔賣的麻油豬肝，味道一流，當地人拿麻油爆香，用猛火炒豬肝，全靠火候，過生血水太多，太老了又生硬，不容易掌握。

台灣家庭主婦買了一副豬肝回來，用管注射器，裝入醬油、花椒和八角，打進豬肝裡面吊起風乾，蒸熟後攤凍切片來下酒。

張大千廚藝最佳，做的蒸肝，是將豬肝煮熟後磨成粉醬狀，裝入砵中，再隔水蒸之，軟若豆腐，其味無窮。有一位主婦學做，蒸出來後總看到表面有水跡，拿去請教張大千，學他在蒸籠的蓋底鋪了一層布，吸收蒸氣，再也看不到有水跡印。

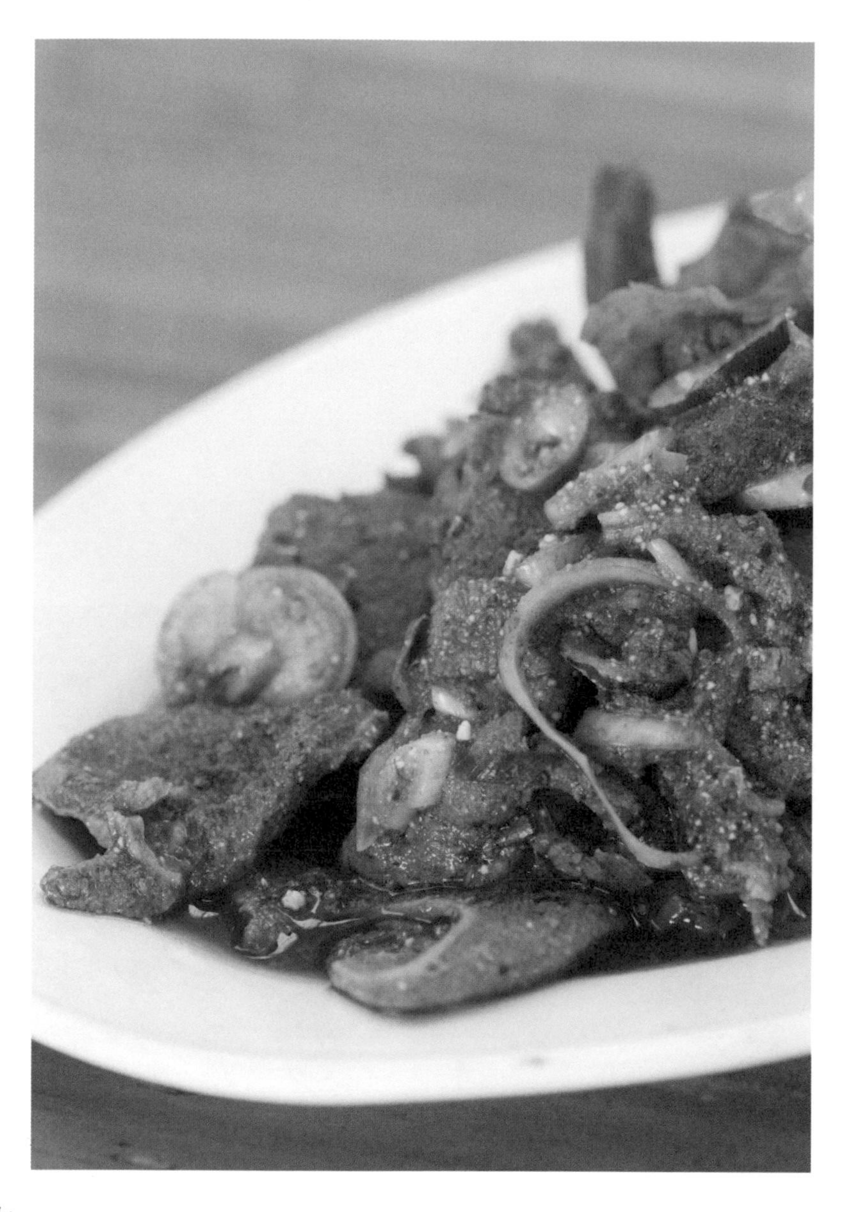

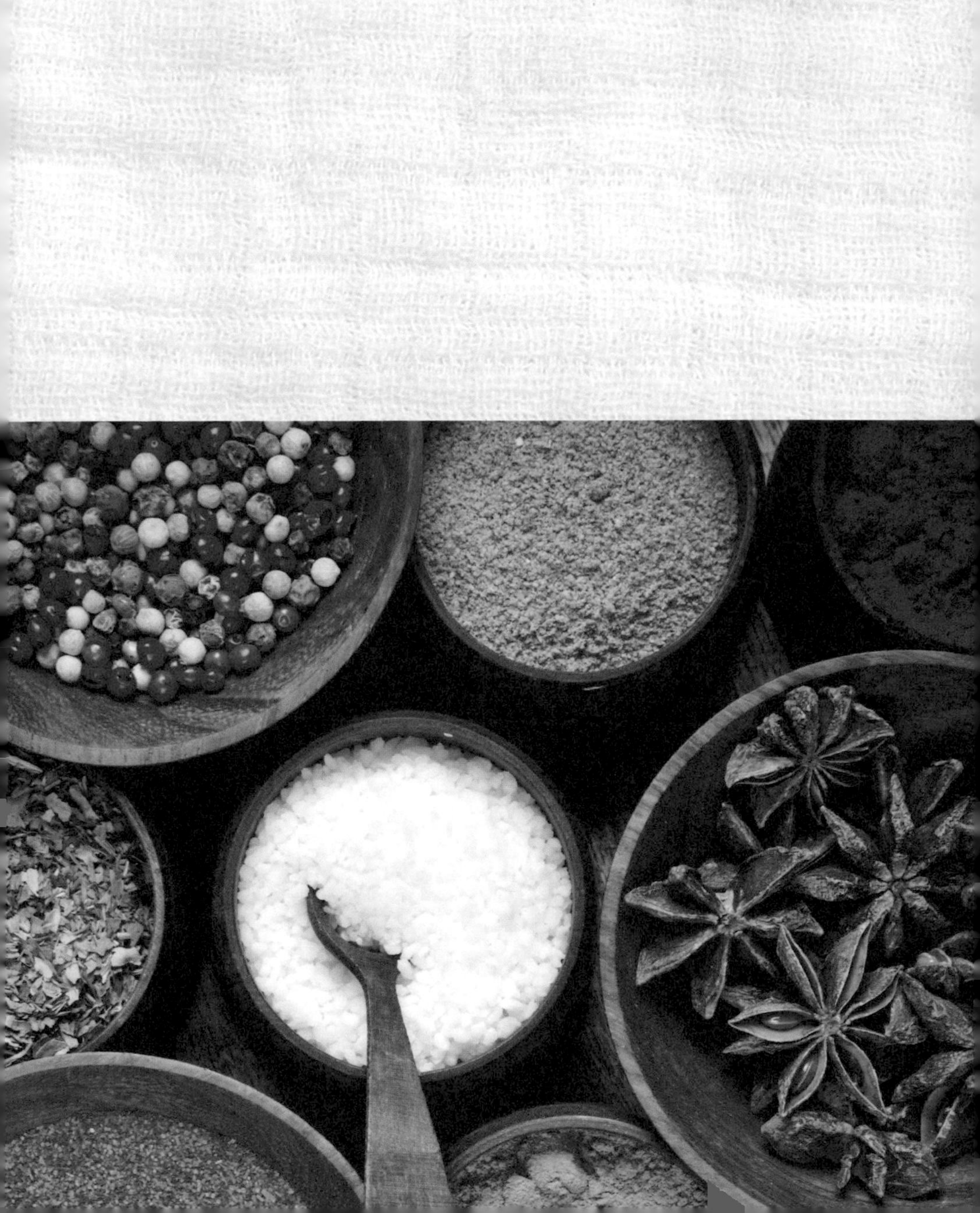

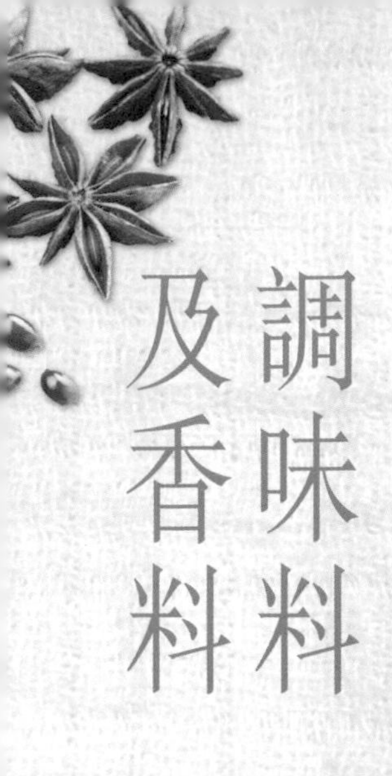

調味料及香料

油
鹽
醬油
醋
大蒜
長葱
紅葱頭
蕎
洋葱
薑
花椒
胡椒
咖哩
辣椒
薄荷
山葵
芥末
八角
迷迭香
番紅花
芫荽（香菜）
紫蘇
羅勒（九層塔）
香草
奶油
魚子醬
鵝肝醬
芝麻
香茅
肉桂
孜然

調味料及香料

油

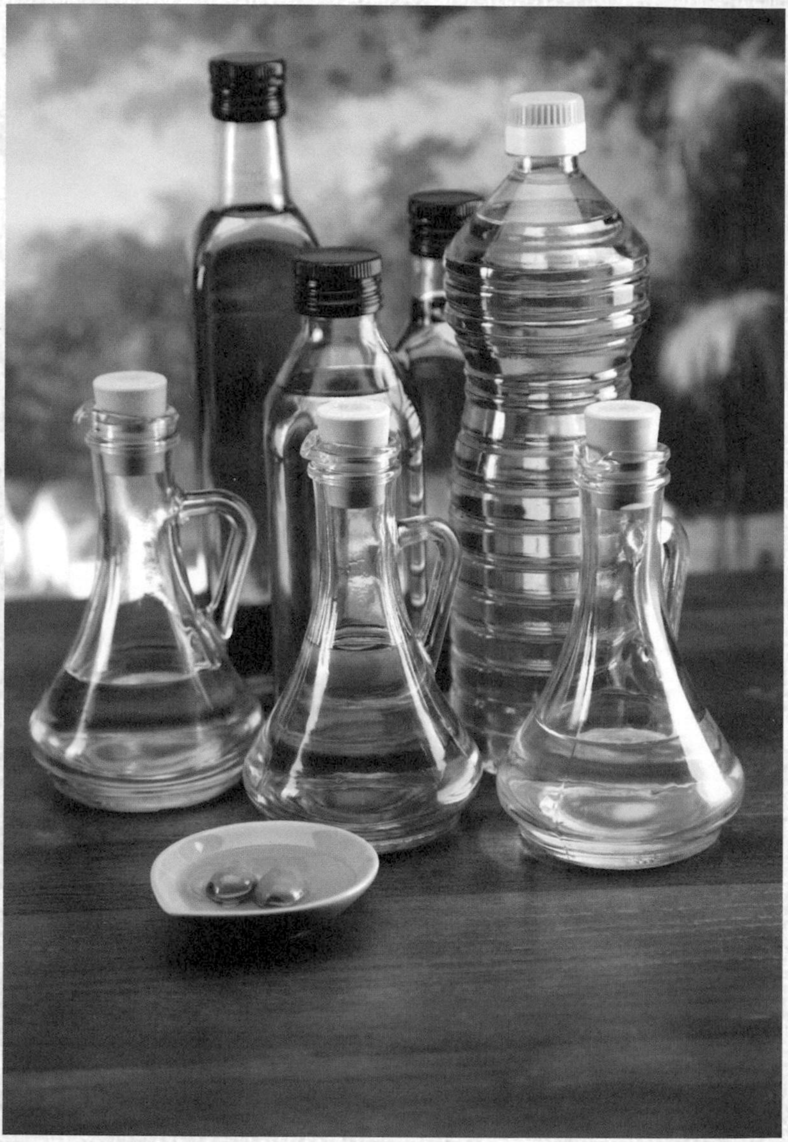

開門七件事中的油，舊時應該指豬油吧。

當今被認為是罪魁禍首的東西，從前是人體不能缺乏的。洋人每天用奶油搽麵包，和我們吃豬油飯，是同一個道理。東方人學吃西餐，奶油一塊又一塊，一點也不怕；但聽到了豬油就喪膽，是很可笑的一件事。

在植物油還沒流行的時候，動物油是用來維持我們生命的。記得小時候大陸貧困，家裡每個月都要一桶桶的豬油往內地寄，當今生活充裕，大家可別漠視豬油這位老朋友。

豬油是天下最香的食物，不管是北方葱油拌麵，或南方的乾撈雲吞麵，沒有了豬油，就永遠吃不出好味道來。

花生油、粟米油、橄欖油等，雖說對健康好，但吃多了也不行。凡事適可而止，我們不必要帶著恐懼感進食，否則心理的毛病一定產生生理的病。

菜市場中已經沒有現成的豬油出售，要吃豬油只有自己料理。我認為最好的還是豬腹那一大片，請小販替你裁個正方形的油片，然後切成半吋見方的小粒。細火炸之，炸到微焦，這時的豬油最香。副產品的豬油渣，也是完美了，過程之中，不妨放幾小片蝦餅進油鍋，炸出香脆的下酒菜來。

豬油渣放涼後，就那麼吃也是天下美味，不然拿來做菜，也是一流的食材，像將之炒麵醬、炒豆芽、炒豆豉，比魚翅鮑魚更好吃。

別以為只有中國人吃豬油渣，在墨西哥到處可以看到一張張炸好的豬皮，是他們的家常菜，法國的小酒吧中，也奉送豬油渣下酒。

但是有些菜，還是要採用奶油。像黑胡椒螃蟹，以奶油爆香，再加大量磨成粗粒的黑椒和大蒜，炒至金黃，即成。又如市面上看到新鮮的大蘑菇，亦可在平底鍋中下一片奶油，蘑菇煎至自己喜歡的軟硬度，灑幾滴醬油上桌，用刀叉切開來吃，簡單又美味，很香甜。

至於橄欖油，則可買一顆肥大的高麗菜，或稱高麗菜的，洗淨後切成幼絲，下大量的胡椒，一點點鹽和一點點味精，最後淋上橄欖油拌之，就那麼生吃，比西洋沙拉更佳。

鹽

在大家都怕吃得太鹹的今天，鹽好像成為了人類最大的敵人，但天下間的食物，少了它，多麼乏味。

我們的廚房中，那罐鹽已少用。中國人喜歡以生抽來代替，泰國和越南人則加魚露，家裡的鹽已愈用愈少。

西方人沒有醬油，要食物的味濃一點，全靠那瓶擺在桌子上的鹽，尤其是吃早餐的煎或炒雞蛋，沒有了鹽根本吞不下去。

所以在老饕食材店裡，出現了各種高級的鹽，像設計師的產品，賣得很貴，到底是不是比普通的鹽美味呢？

你試試看，他們的美食家說，這種高級鹽不是更好吃？放一點點在舌頭上，經他那麼一說，雖然一般的鹽有點苦味，名牌鹽不同。但也許是給他的評語影響才那麼認為，鹽就是鹽嘛，哪有貴賤之分？

話也不能這麼說，我的老友蕨野君在神戶開了一家舖子，用的東西都是最好的，他給我試過從大島和沖繩買回來的鹽，不是太鹹，而且還有一丁丁甜味，絕對沒有加糖和味精。

我想我們從前吃的鹽，都是最好的。當年海水沒受污染，空氣也清新，曬出來的鹽當然最好，那些所謂的名牌鹽，不過是在乾淨的環境下製造罷了。

新鮮的刺身，不被醬油搶去味道，最好是點鹽了。這時鹽的好與壞，會吃得出的，就像半夜起身喝水一樣，水龍頭水煲的開水一點味道也沒有，礦泉水則是甜的。

但是湯中下的鹽，就沒辦法辨別，絕對喝不出鹽中的鈣和鎂等雜質，任何鹽都是一樣的，不必花那麼多錢去買名牌。

別的菜可用醬油，但到了煲湯，一定要鹽，像老雞湯、青紅蘿蔔湯、西洋菜燉腎等，下了醬油會把味道破壞。

鹽分粗幼，用來鹽焗，一定要用粗的，在老式的雜貨店可以買到，一大包不過幾塊錢。買回家用一個生鐵鍋，把螃蟹洗乾淨了放進去，鋪上大量粗鹽，上蓋焗到聞到香味，就已熟了。這方法又簡單又方便，焗蝦亦可，各位不妨試試。

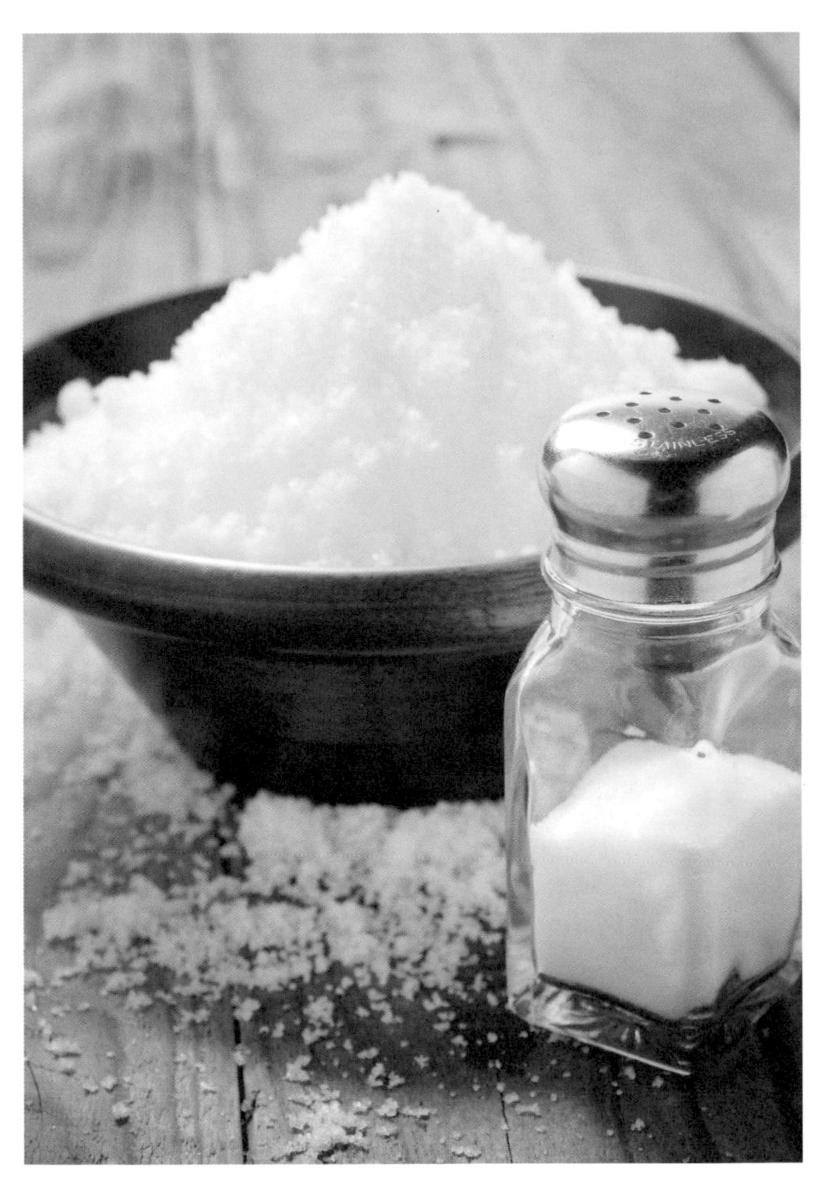

調味料及香料

調味料及香料

醬油

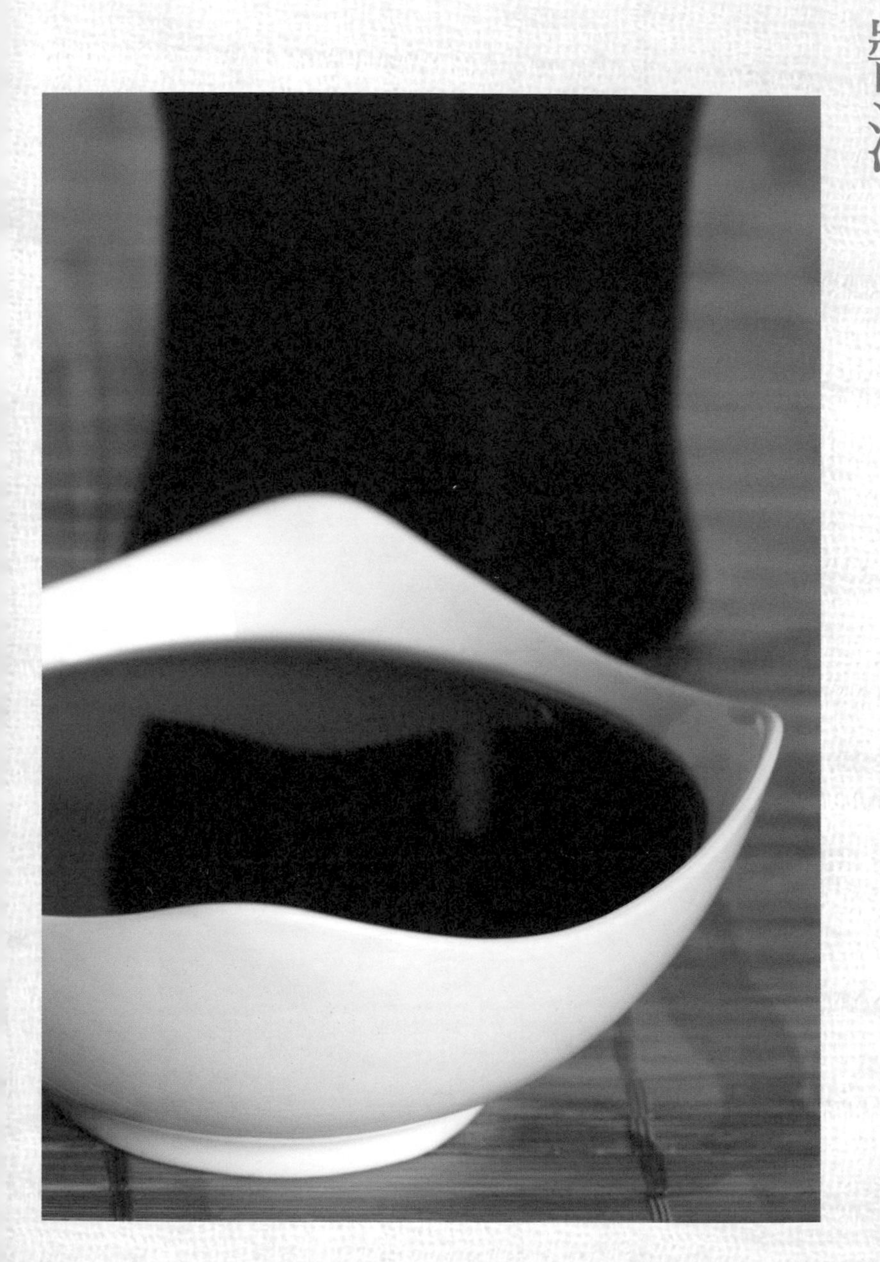

用醬油或原鹽調味，後者是一種本能，前者則已經是文化了。

中國人的生活，離開不了醬油，它用黃豆加鹽發酵，製成的醪是豆的漿糊，日曬後榨出的液體，便是醬油了。

最淡的廣東人稱之為生抽，東南亞一帶則叫醬青。濃厚一點是老抽，外省人則一律以醬油稱之。更濃的壺底醬油，日本人叫為「溜 Tamari」，是專門用來點刺身的。加澱粉質後成為蠔油般的，台灣人叫豆油膏。廣東人有最濃、密度最稠的「珠油」，聽起來好像是豬油，叫人怕怕，其實是濃得可以一滴滴成珍珠狀得來。

怎麼買到一瓶好醬油？完全看你個人喜好而定，有的喜歡淡一點，有的愛吃濃厚些，更有人感覺帶甜的最美味。

一般的醬油，生抽的話「淘大」已經不錯，要濃一點，珠江牌出的「草菇醬油」算是很上等的了。

求香味，「九龍醬園」的產品自很高級，我們每天用的醬油分量不多，貴一點也不應該斤斤計較。

燒起菜來，不得不知的是中國醬油滾熱了會變酸，用日本的醬油就不會出毛病。日本醬油加上日本清酒烹調肉類，味道極佳。

老抽有時是用來調色，一碟烤麩，用生抽便引不起食慾，非老抽不可。台灣人的豆油膏，最適宜點清燙的豬內臟。如果你遇上很糟糕的點心，叫夥計從廚房中拿一些珠油來點，更難吃的也變為好吃的了。

去歐美最好是帶一盒旅行用的醬油，萬字牌出品的特選丸大豆醬油，長條裝，每包5ml，各日本高級食品店有售。帶了它，早餐在炒蛋時淋上一兩包，味道好到不得了，乘郵輪時更覺得它是恩物。

小時候吃飯，餐桌上傳來一陣陣醬油香味，現在大量生產，已久未聞到，我一直找尋此種失去的味覺，至今難覓，曾經買過一本叫《如何製造醬油》的書，我想總有一天自己做，才能達到願望。到時，我一定把那種美味的醬油拿來當湯喝。

醋

醋是怎麼做的？古人說釀酒不成變為醋，有點道理。米經過發酵，不加酒餅即成。

是開門七件事之一，中國人對它重視是很厲害的。尤其是吃大閘蟹的時候，簡直是無醋不歡。餃子和乾麵，也以醋佐之。小籠包蒸出來，邊旁一定有一碟薑絲和醋。

從最便宜的涼菜拌豆腐乾絲，到最貴的魚翅，都要靠它。

西洋人也愛醋，尤其是義大利人，他們的餐桌上一定擺著一瓶橄欖油和一瓶醋，倒入碟中，蘸著麵包吃，代替了奶油，非常健康。

他們吃的全部是黑醋，黑醋應該是最高級的，我們也重視黑色的鎮江醋，多過白醋。

日本人相對地少吃醋，不過他們的懷石料理是把各種烹調法集中在一起，其中有一道「醋之物」，是把時令的海產浸在醋內。能擠進懷石料理裡

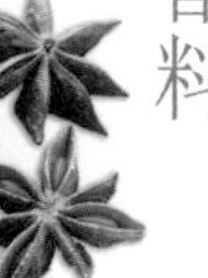

面，算是重要的吃法。

韓國食物中，用醋烹調的極少，但他們也愛吃酸，像泡菜金漬就很酸，不過是自然發酵出來的酸味，不求助於醋。

把醋發揮得最好的，應該是杭州菜的西湖醋魚吧？此道菜美味又不肥膩，但也要看廚子的手藝，差的做出來就有點腥。

福州菜的醋爆腰花，也可以和西糊醋魚匹敵。同樣地，師傅的火候不夠，爆出來的腰花就有異味，至於廣東菜，糖醋豬腳薑是代表作。

白醋的味道，個性太強，不宜用於煮炒，但作為蘸醬，則是吃潮洲滷鵝少不了的蒜泥醋，愈酸愈攻鼻愈好。

山西人把醋倒進瓶中，當酒來喝，是出名的。真正的好醋，喝之無妨，不太酸，有點像果汁。如果叫你喝劣醋，是種懲罰。山西人還把醋凝成固體，稱之為「醋餅」。出外時醋癮一發，從醋餅刮下粉末，滲水飲之。

廣東人飲茶時，老茶樓會奉上一碟醋，那是白醋染紅的，沒有鎮江醋好吃，有一次在「陸羽」飲茶，大家一面喝綠茶龍井，一面吃點心，後來看對方。咦，舌頭為什麼都變成黑色？原來綠茶一碰到紅醋，就會發生這種現象，下次去飲茶，不妨把綠茶倒入醋中泡泡。

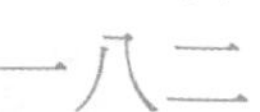

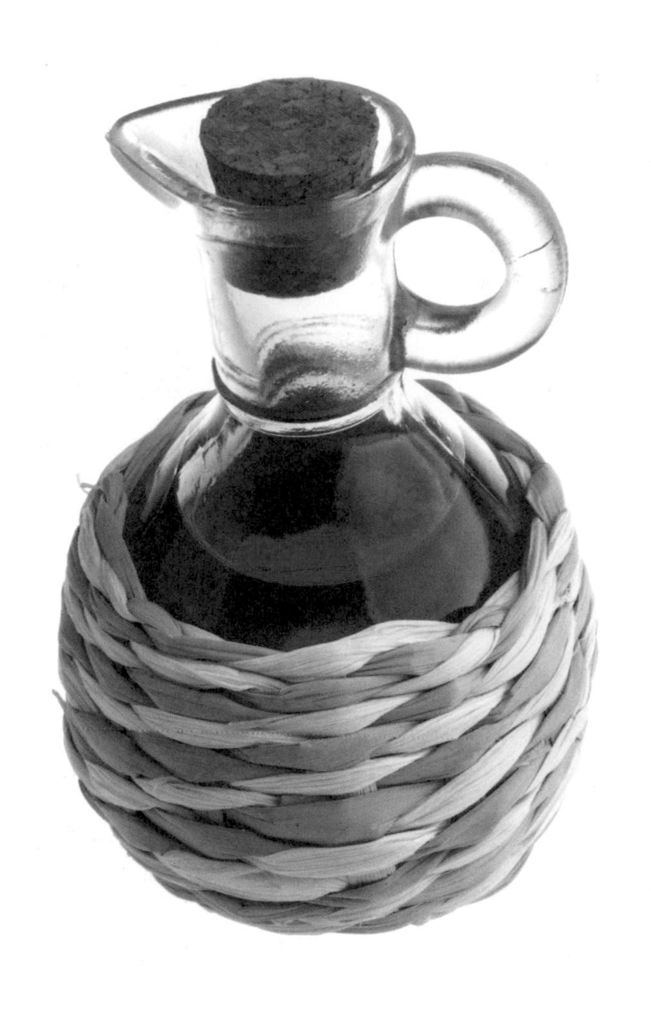

調味料及香料

調味料及香料

大蒜

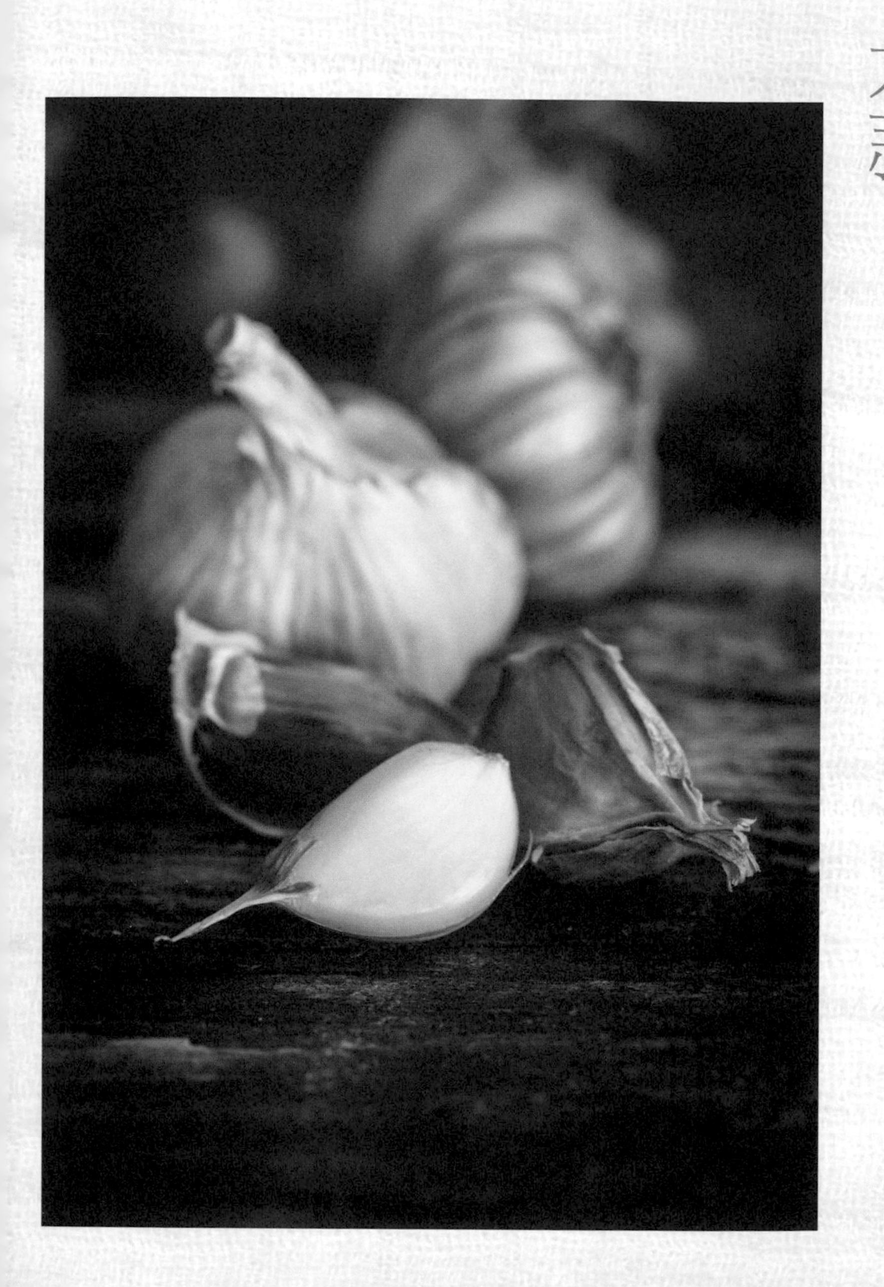

大蒜，你喜歡或討厭，沒有中間路線。

蒜頭是最便宜的食材之一，放它一兩個月也不會壞，但不必儲存進冰箱裡，一見它發芽，就表示太老，不能吃了。

有層皮，除非指甲長，不然剝起來挺麻煩。最好的辦法是在它的屁股剁一刀，就能輕易地把皮去掉。更簡便的辦法是用長方形的菜刀平拍，拍碎了，取出蒜茸來。

一炸油，那股香味便傳來，蒜香是很難抗拒的，任何有腥味的食材都會被這股味道遮蓋，再難吃的也變為佳餚。不過只適宜肉類或蔬菜。料理魚，蒜頭派不上用場。蝦蟹倒是和蒜配合得很好。

生吃最佳，台灣人在街邊賣的香腸，一定要配生蒜才好吃。一口香腸一口蒜，兩種食物互相衝撞，刺激得很。

好了，該死。吃完口氣很大，臭到不得了。那是不吃的人才聞到，自己絕對不會察覺，這股味道會留在胃裡，由皮膚發出，不只口臭，是整個人臭。

如何辟除蒜臭呢？有的人說喝牛奶，有的人說嚼茶葉，但是相信我，我都試過，一點效用也沒有。

吃蒜頭唯有迫和你一起的人也一同吃，這是唯一的方法，不然，找個韓國女朋友也行，大蒜是她們民族生活的一部分。韓國人不可一日無此君。

其實中國的北方人多數都喜歡大蒜，韓國人的生活習慣大概是從山東人那邊傳過去的。

日本人最怕大蒜味，但是他們做的鍋貼中也含大量蒜頭，看不到蒜形，騙自己不喜歡吃罷了。

當今菜市場中也常見不分瓣的一整粒蒜，叫做獨子蒜。味道並不比普通蒜頭好吃。最辣的是泰國種的小蒜頭。

蒜頭的烹調法數之不盡。切成薄片後炸至金黃，下點鹽，像馬鈴薯片般吃也美味。

整瓣炸香，和莧菜一起用高湯浸也行。南洋的肉骨茶離不開大蒜，一整顆不剝皮不切開，就那麼放進湯煮，煮至爛熟。撈起來，用嘴一吸，滿口蒜，過癮到極點。

長葱

長葱，多生長在中國北部，南洋人叫為北葱。公元前就有種植的記載，正式的英文名字應該叫為 Welsh Onion，和 Leek 又有點不一樣，後者的莖和葉，都比長葱硬得多。

通常有一元硬幣般粗，四五呎長，種在田中，只是見綠色的葉子，白色的根部往土壤中伸去，日本人稱為「根深葱 Nebuka Negi」。

也和又細又長的青葱不同，所以北方人乾脆稱之為大葱。

山東人抓了一枝大葱，沾了黑色的麵醬，包著張餅，就麼大口的生吃，又辣又刺激，非常之豪爽，單看都過癮。

當今菜市場中長葱有的是，一年四季都不缺，又肥又大，價錢賣得很賤。為什麼？日本人愛吃長葱，自己人工貴，就拿最好的種子到大陸去種，結果愈種愈多，品種愈優良，弄到日本農民沒得撈，向政府抗議，只有停止輸入，得益了我們。

新鮮的長葱最好用來生吃，它不容易腐爛，長期放一些在冰箱裡面，別的蔬菜吃完，就可以把長葱搬出來。煮一碗最普通的泡麵，撒上長葱葱花，味道即豐富起來。

把長葱的葉部和根部切掉，再用刀尖在葱身上劃一劃，開兩層表皮，即可食之。也不必洗，長葱一浸水，辛味就減少了。

用來炒雞蛋也很完美，主要是兩種食材都易熟。看到油起煙，就可以把雞蛋打進去，再加切好的長蔥，下幾滴魚露，兜一兜，即能上桌。

表皮很皺，顏色已枯黃的長葱，就要用來煎了。切成手指般長，再片半，油中煎至香味撲鼻，這時把蝦仁放進鍋中炒幾下，就是一道很美味的菜。

最高境界，莫過於什麼材料都不必配，將長葱切成絲，油爆香後，乾撈已經煮好的麵條裡，下點鹽或醬油，是最基本的葱油拌麵，但主要的是用豬油，只有豬油才有格和長葱作伴，用植物油的話，辜負了長葱。

在館子裡叫葱油餅，總是嫌葱不夠，自己做好了。一塊很大的皮，將長葱切碎，加點鹽，加點味精，拌完當餡，大量放入，包成一個像鞋子般大的餅，再將皮煎至微焦，即熟。吃個過癮。

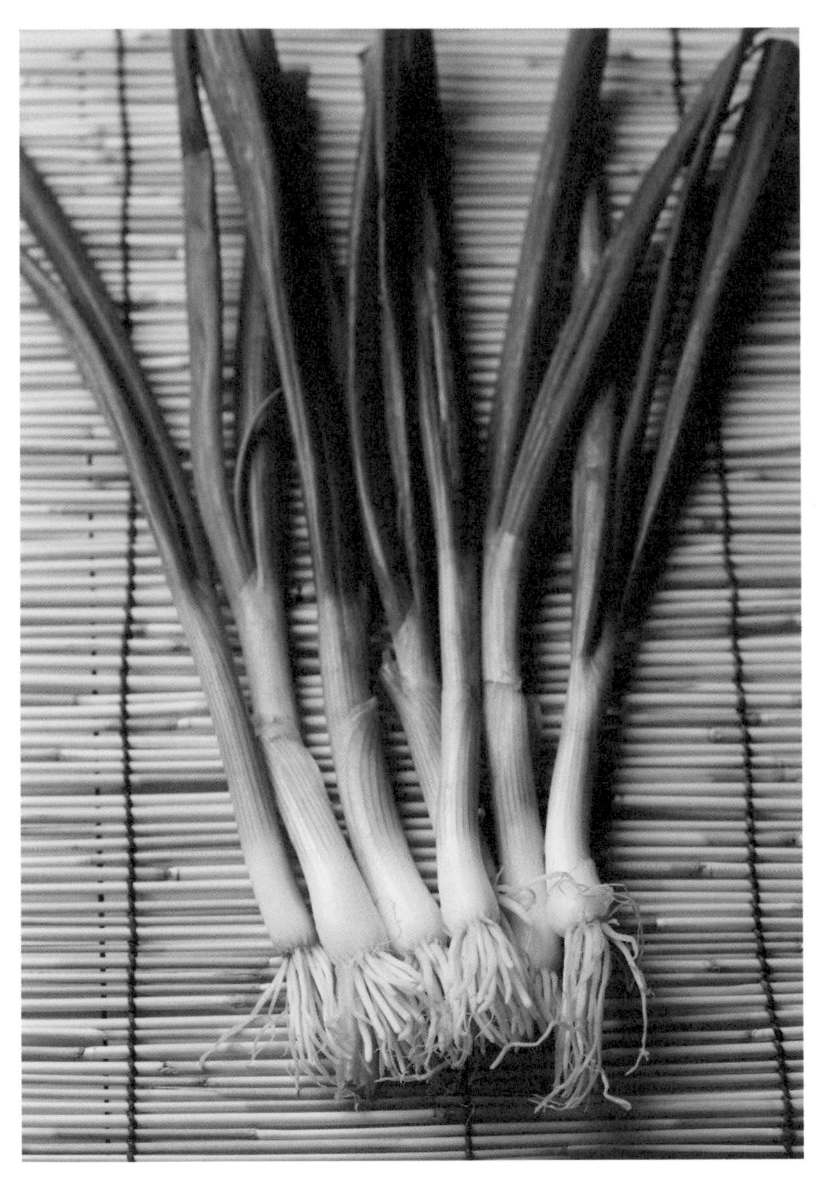

調味料及香料

紅蔥頭

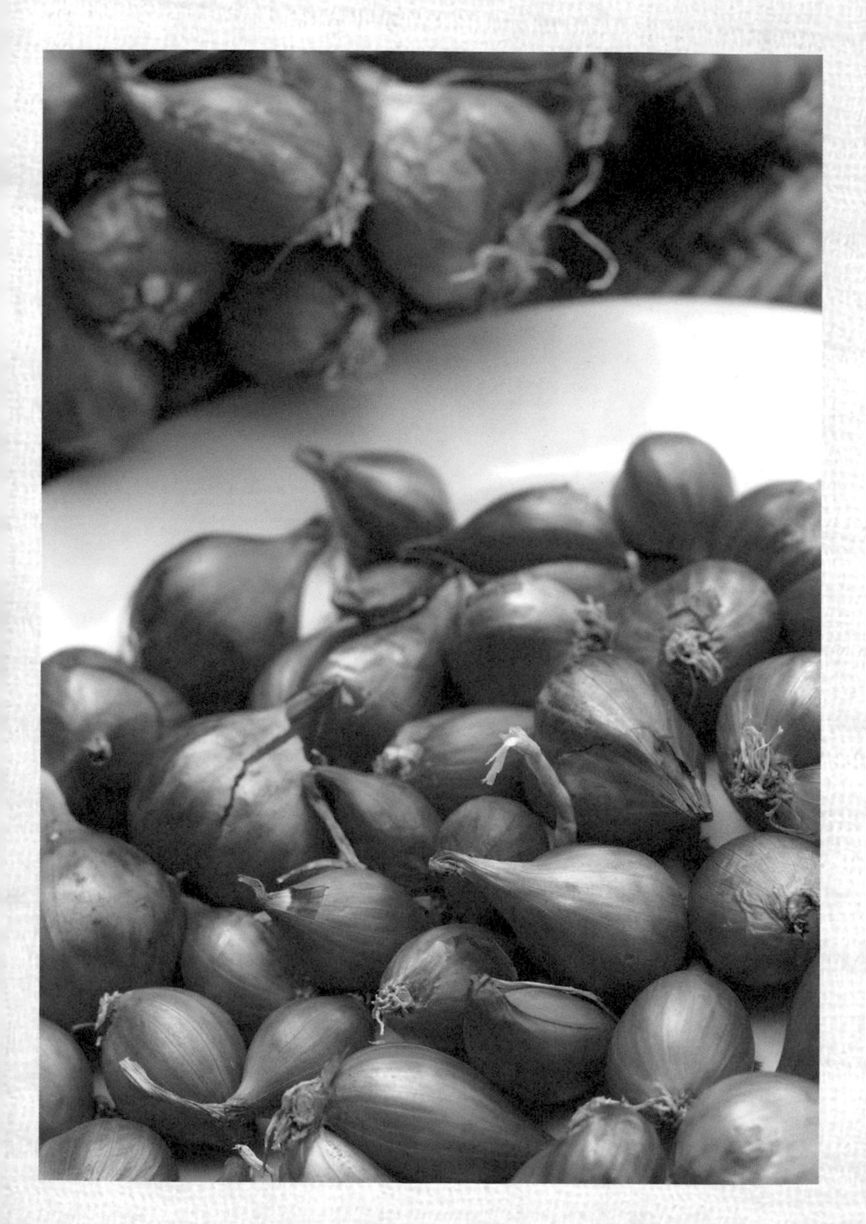

紅葱頭，廣東人稱之為乾葱，英文叫為 Shallot。

它屬於洋葱的親戚，但味道不同。外國人都認為乾葱沒有洋葱般刺激，比較溫和，他們多數是將它浸在醋中來吃罷了。

其實紅葱頭爆起來比洋葱香得多，有一股很大獨特的味道，與豬油配合得天衣無縫，任何菜餚有了豬油炸乾葱，都可口。

福建人、南洋人用乾葱用得最多了。印度的國食之一 Sambar，就是燉扁豆和乾葱而成。

別以為所有的外國人都不慣食之，乾葱在法國菜中佔了一席很重要的位置，許多醬汁和肉類的烹調，都以炸乾葱為底。當然，他們用的是奶油來爆。

乾葱做的菜也不一定是鹹的，烹調法國人的鵝肝菜時，先用奶油爆香了乾葱，加上士多啤梨醬或提子醬，然後再把鵝肝入鍋去煎，令到鵝肝沒那麼油，吃起來不膩。

典型的法國 **Béarnaise** 醬汁，也少不了紅葱頭。

洋葱是一個頭一個頭生長的，乾葱不同，像葡萄一樣一串串埋在地下，一拔出來就是數十粒。

外衣呈紅色，所以我們叫為紅葱頭，但也有黃色和灰棕色的。剝開之後，葱肉呈紫色，橫切成片，就能用油來爆。也有洋人當成沙拉來生吃，但沒有煎過的香口。如果要吃生的，就不如去吃洋葱，至少體積大，吃起來沒那麼麻煩。

潮州人最愛用的調味之一，是葱珠油，用的就是乾葱。煲鯧魚粥時，有碟葱珠油來送，才是最圓滿的。

我做菜時也很慣用乾葱，認為比蒜頭有過之而無不及，尤其是和蝦配得極好，但是如果嫌乾葱太小，可以用長葱來代替，將長葱切段，油爆至微焦，把蝦放進去炒兩下，再燉一燉，天下美味。

做齋菜時，乾葱是邊緣的食材。蒜頭當然只當成葷的，洋葱也有禁忌，乾葱則在允許與不允許之間。中國寺廟中嚴格起來還是禁食乾葱的。但是在印度，乾葱是被視為齋菜。

蕎

蕎應該是國種的蔬菜之一，傳播到亞洲各地，歐美人不懂得吃，故無洋名。秋天，蕎開紫紅色的花，放射性地散出來，像一個在空中爆開的煙花，非常漂亮，也只有中國人才去找到它的根來吃的。

根部結成葱蒜般的瓣，吃起來有股強勁的味道，味道與葱和蒜的完全不同，不是每一個人都接受得了，想外國人也必試過，不適合他們的胃口才不栽培吧。

蕎的特性是生命力強，在任何瘦瘠的土地上都能生長，第一年就能收穫，頭數不多，到了翌年就非常豐富，多得吃不完會去當泡菜了。

蕎頭口感很爽脆，咬起來嗦嗦有聲，那陣辛辣沒有椒類那麼厲害，但也有刺激性，對茹素者來說，應該是屬於禁忌的蔬菜吧。

從大陸傳到台灣，再由台灣傳到日本，日本人稱之為辣韮 Rakkyo，又名砂糖蒜，可見種出來的是辛辣之中，帶有甜味，在日本最初是當成草藥，叫為「於保美良」。

新鮮的蕎，可以就那麼拔出來，把莖部和根部都切成絲來炒豬肉，是一道很受鄉下人歡迎的菜式，通常的調味是除了鹽或醬油之外，還下一點糖，就很好吃。

由此延伸，亦可將蕎絲和韭菜、京葱、蒜苗和辣椒絲一起清炒，五種不同的味道和口感都很刺激。胃口不佳時，是道好菜。

最簡單的，當然是把蕎絲在滾水中一燙，淋上點蠔油或台灣的蔭油，他們叫為醬油膏的醬料來吃。

一般都是當為泡菜，在商店中很容易找到用白醋和糖醃製的蕎頭。廣東人有種習慣，那就是上菜之前，在桌子上先擺一碟糖醋蕎頭來下酒。

除了醋，有時也浸在醬油中醃製，更有人加入紫蘇葉，將蕎頭染紅，增加食慾。

蕎頭的大小各異，有些橄欖般大，有些小得像大豆，味道則是一樣的。

花開了，但不結種子，種植起來是把蕎頭一瓣，插入泥土或砂石之中就能生長，當成園藝，欣賞它的花，亦為樂趣。

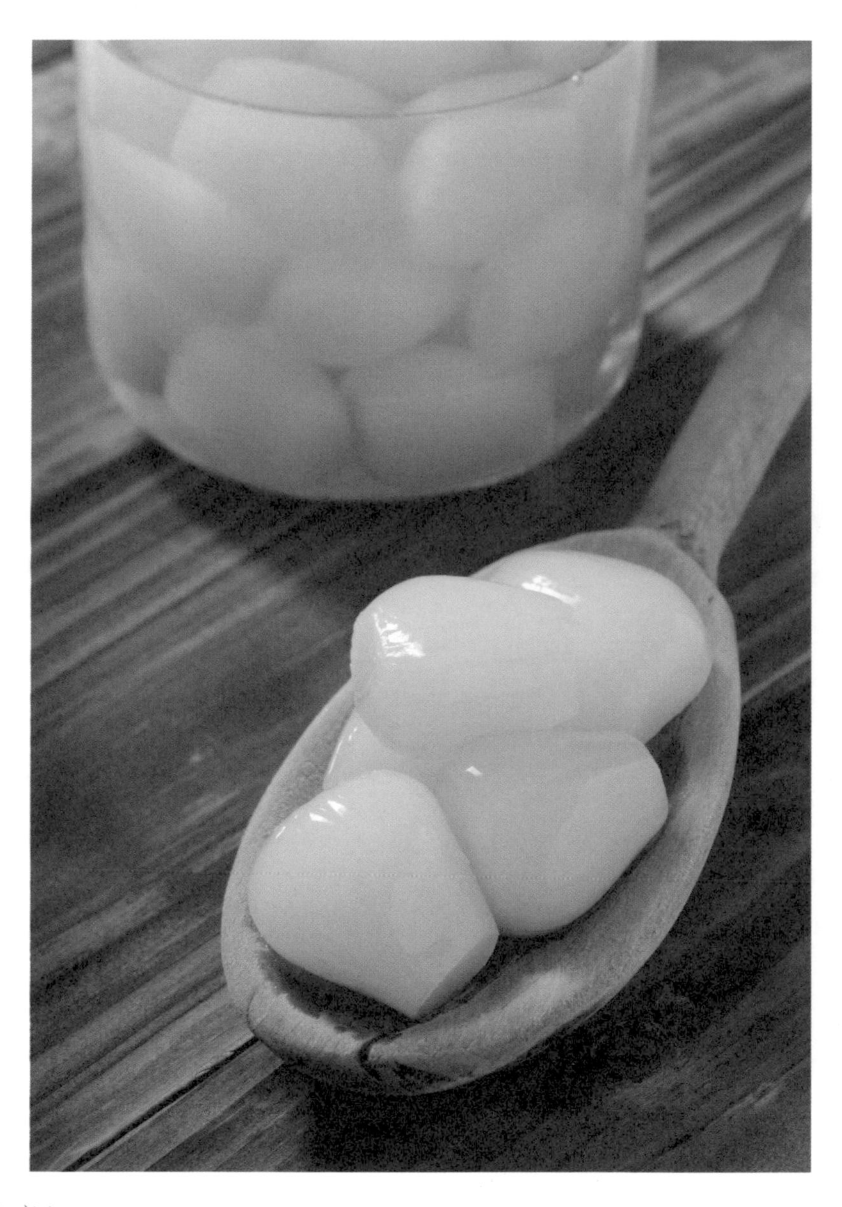

調味料及香料

洋蔥

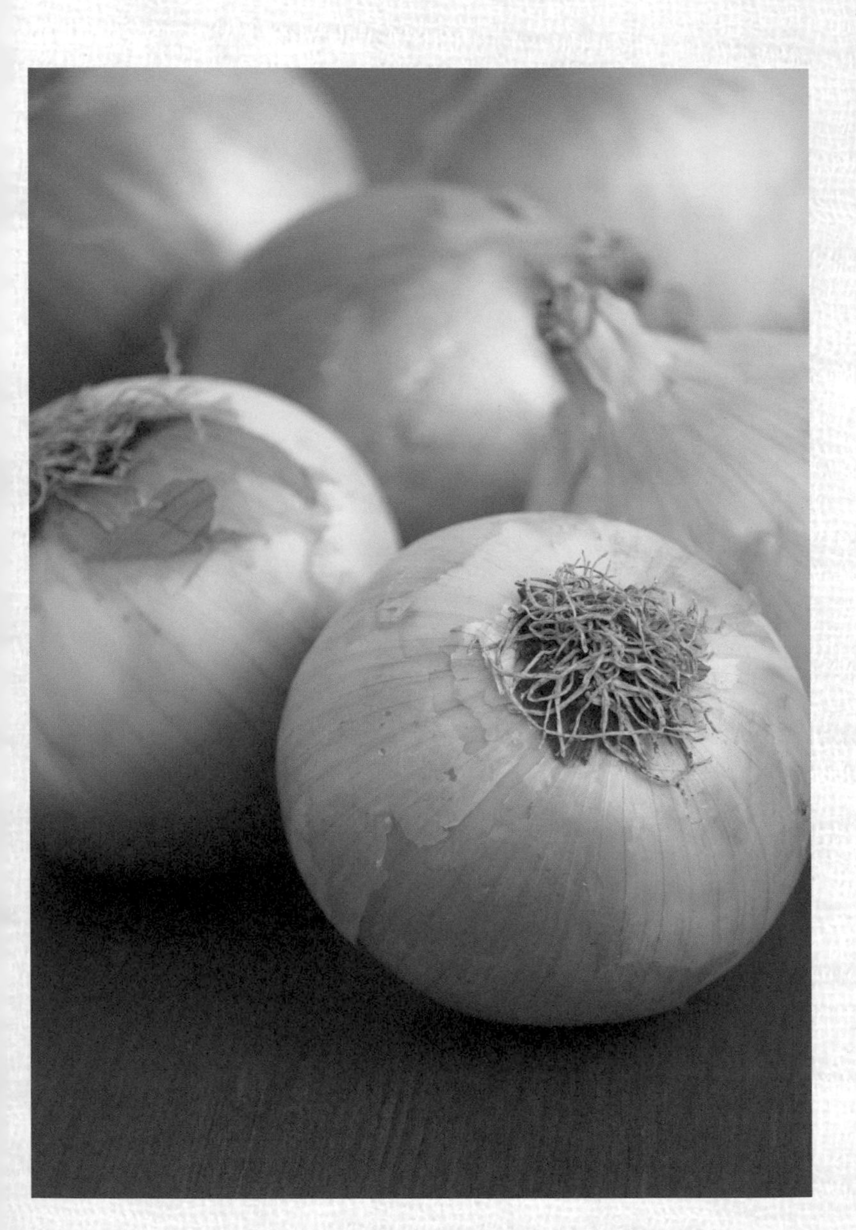

凡是帶洋、番、胡等字的，都是由外國輸入的東西，洋葱原產於中亞。

家裡不妨放多幾個洋葱，它是最容易保存的蔬菜，不必放在冰箱中所以也不佔位置，一擺可以擺兩三個月，什麼時候知道已經不能吃呢？整個枯乾了，也許洋葱頭上長出幼苗來，就是它的壽終正寢，或是下一代的延長。

外國人不可一日無此君，許多菜都以洋葱為主料，連湯也煲之，做出出名的法國洋葱湯。

切洋葱一不小心就被那股味道刺激出眼淚來。有許多方法克服，比方說先浸鹽水等，但最基本的還是把手伸長，儘管離開眼部就沒事了。

先爆熱油，把切好的洋葱扔下，煎至略焦，打一個蛋進去，是最簡單不過的早餐。大人放點鹽，給小孩子吃則下點糖去引誘他們。這道洋葱炒蛋，人人喜歡。

同樣方式可以用來炒牛肉，不然開一罐醃牛肉罐頭進鍋，兜亂它，又是一道很美味的菜，不過醃牛肉罐頭記得要用阿根廷產的才夠香。

印象中洋葱只得一個辣字，其實它很甜，用它熬湯或煮醬，愈多愈甜。

燒咖哩不可缺少洋葱，將一個至兩個洋葱切片或剁成茸，下鍋煎至金黃，撒咖哩粉，再炒它一炒。咖哩膏味溢出時就可以拿它來炒雞肉或羊肉，炒至半生熟，轉放入一個大鍋中，加椰漿或牛奶，至滾熟，就是一道好吃的咖哩，你試試看，便發現不是那麼難。

或者在泡麵中加幾片洋葱，整碗東西就好吃起來，它是變化無窮的。

基本上，洋葱肥美起來可以生吃，外國人的漢堡包中一定有生洋葱，沙拉中也有洋葱的份，但選用義大利的紅洋葱較佳，顏色也漂亮，更能引起食慾。

有種洋蔥甜得很，在三藩市倪匡兄的家，看見廚房裡放了一大袋洋蔥，他說：「試試看，吃來像梨。」

我咬了一口，雖然比意料中還要甜，但是洋葱吃後和蒜頭一樣，難免有一股古怪味，所以要和倪匡兄兩個人一起吃，就是名副其實的臭味相投了。

薑

在菜市場中看到當季的薑，肥肥胖胖，很可愛，擺久了縮水，乾乾癟癟地，所謂薑是老的辣，可真的能辣出眼淚來。

還沒成熟就挖出來吃的，叫嫩薑，可當蔬菜來炒，原則上要加點糖，才能平衡嫩薑的微辣。用糖料理之後切成片，配糖心的皮蛋吃，天下美味也。

吃壽司時師傅也給你一撮嫩薑片，有些人拿來下酒，其實作用是清除味道，每吃一道新的生魚片，都不能和上一回吃的混合。

薑是辟腥的恩物，凡是有點異味的食材碰到了薑，都能化解。煲海鮮湯少不了薑，蒸魚也來點薑絲。別以為只是對魚類有效，炒牛肉時用薑汁來漬一漬，它的酵素也能令肉類柔軟，連蔬菜也管用，炒芥藍用薑粒或者能使到菜色更綠，也可以把芥藍的味道帶出來。

薑有一層皮，用刀難削。曾看過一個家庭主婦刨薑，那麼大的一塊，最後只剩下一小條。最好的辦法是拿一個可樂或啤酒瓶的鐵蓋來刮，連縫裡的皮都能刮個乾乾淨淨，而且一點也不浪費，下次你試試看。

但是有時留下層皮，樣子更美，吃了也比較有功效的感覺，像寒風感冒時喝的薑茶，就要留皮，用一塊薑，洗淨後把刀平擺，大力一拍，成碎狀，就那麼煮個十分鐘，加塊片糖，比什麼傷風藥還好，反正所有的傷風藥都醫不好傷風的，不如喝薑水，喉嚨舒服一點。

最初接觸到的糖薑，是大陸進口的產品，小孩子對薑的那種辛辣並無好感，但那個瓷罐的確漂亮，為了容易吃薑。

糖醋豬腳薑聽說是給坐月的婦女補身的，但是我的至愛。薑已煲得無味，棄之則可。但豬腳和雞蛋來得個好吃。

海南雞飯少不了薑茸，如果看到沒有薑茸跟著上的，就不正宗了。

最後不得不談的是薑茸炒飯，把薑拍碎後亂刀剁之，成為最細最幼的薑茸，隔著一塊白布，把薑汁擠出來，扔掉，薑茸炒飯是名副其實地用薑茸，如果貪心把薑汁加進去炒，就不香了。

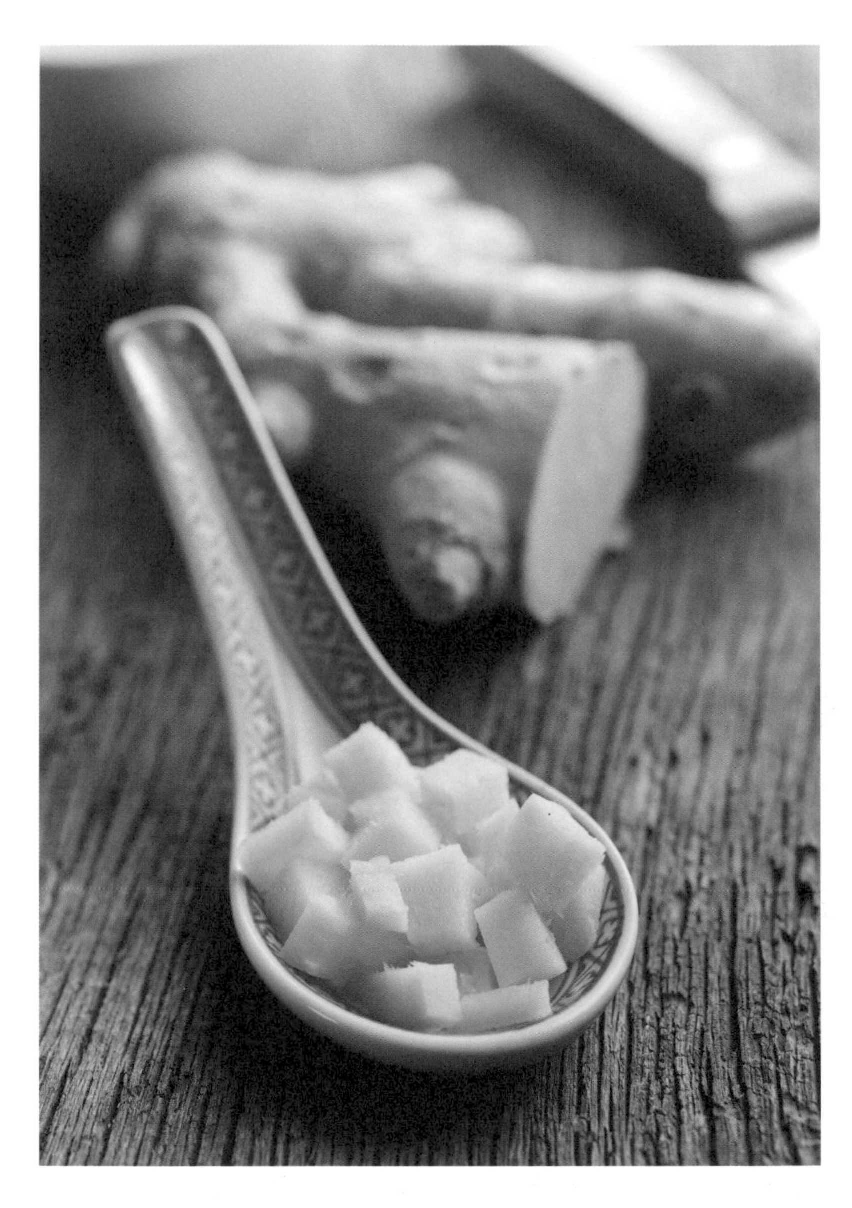

調味料及香料

調味料及香料

花椒

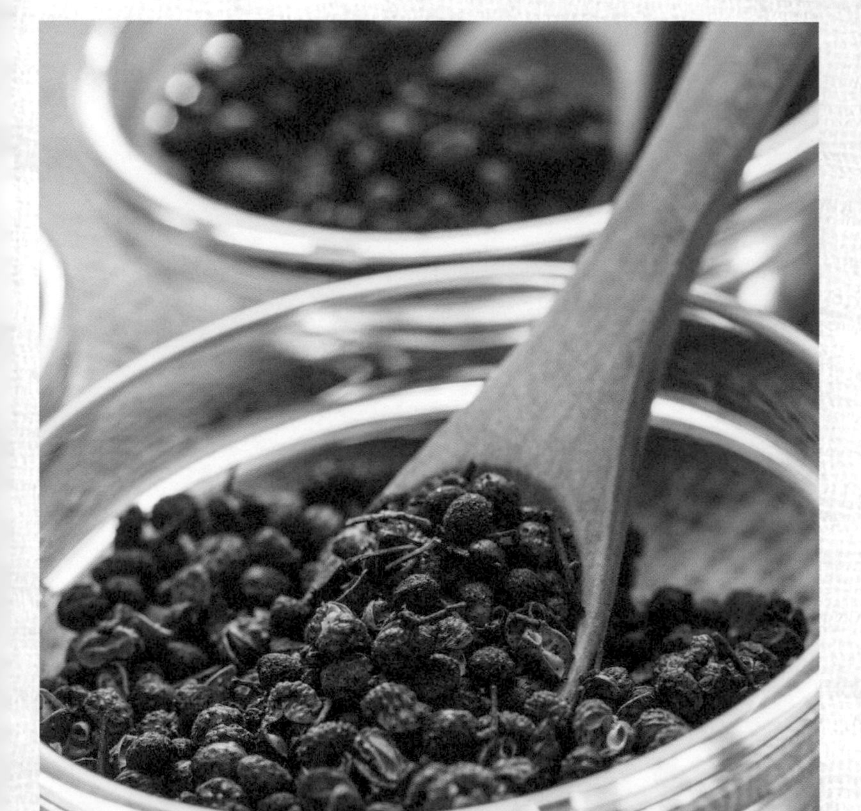

花椒學名 Zanthoxylum Bungeanum Maxim，是中國人常用的香料。果皮暗紅，密生粒狀突出的腺點，像細斑，呈紋路，所以叫為花椒，與日本的山椒，應屬同科。

幼葉也有同樣的香味，新鮮的花椒可以入饌，與生胡椒粒一樣，乾燥後的原粒就那麼拿來調味。磨成粉，用起來方便。也能榨油，加入食物中。

自古以來，花椒和中國人的飲食習慣脫不了關係，醃肉燉肉都缺少不了；胃口不好時，更需要它來刺激。

最巧妙的一道菜叫「油潑花辣豆芽」，先將綠豆芽在滾水中燙一燙，鍋燒紅加油，丟幾粒花椒進去爆香，再把豆芽扔進鍋，兜它一兜，加點調味品，即能上桌。吃起來清香淡雅，口感爽脆，是孔府開胃菜之一。

另一道最著名的川菜麻婆豆腐，也一定要用花辣粉或花椒油，和肉末一齊炒，或加了豆腐最後撒上也行。找不到花椒粉的話，可買日本出的山椒粉，功能一樣，他們是用來撒在烤鰻魚上面，鰻魚和山椒粉配搭最佳。日人也愛用醬油和糖把青花椒粒醃製，別的什麼菜都不吃，花椒粒味濃又夠刺激，一碗白飯就那麼輕易吞掉，健康得很。

花椒很粗生，兩三年即可開花結果。樹幹上長著堅硬的刺，可以用來做圍欄，總比鐵絲網優雅得多吧？

油還可做為工業用，是肥皂、膠漆、潤滑劑等的原料。木質很硬，製作成手杖、雨傘柄和雕刻藝術品。當為盆栽也行，葉綠果紅，非常漂亮。

花椒又有其他妙用，據說古人醫治耳蟲，是滴幾滴花椒油入耳，蟲即自動跑出來。廚房裡的食物櫃中撒一把花辣粒，螞蟻就不會來了。油炸東西時，油沸滾得厲害，放幾粒進去降溫。衣櫃裡，沒有樟腦的話，放花辣粒也有薰衣草一樣的作用。

香港人只會吃辣，不欣賞麻。花椒產生的麻痺口感，要是能發掘的話，又是另一個飲食天地了。

胡椒

香料之中，胡椒應該是最重要的吧。名字有個胡字，當然並非中國原產。據研究，生於印度的南部森林中，為爬藤植物，寄生在其他樹上，當今的都是人工種植，熱帶地方皆生產，泰國、印尼和越南每年產量很大，把胡椒價格壓低到常人有能力購買的程度。

中世紀時，發現了胡椒能消除肉類的異味，歐洲人爭奪，只有貴族才能享受得到，更流傳了一串胡椒椒粒換一個城市的故事。當今泰國料理中用了大量一串串的胡椒來炒咖哩野豬肉，每次吃到都想起這個傳說。

黑胡椒和白胡椒怎麼區別呢？綠色的胡椒粒成熟之前，顏色變為鮮紅時摘下，發酵後曬乾，轉成黑色，通常是粗磨，味較強烈。

白胡椒是等至它完全熟透，在樹上曬乾後收成，去皮，磨成細粉，香味穩定，不易走散。

西洋餐菜上一定有鹽和胡椒粉，但用原粒入饌的例子很少，中餐花樣就多了，尤其是潮州菜，用一個豬肚，洗淨，抓一把白胡椒粒塞進去，置於鍋中，猛火煮之，豬肚至半熟時加適量的鹹酸菜，再滾到全熟為止。豬肚原個上桌，在客人面前剪開，取出胡椒粒，切片後分別裝進碗中，再澆上熱騰騰的湯，美味之極。

南洋的肉骨茶，潮州做法並不加紅棗、當歸和冬蟲夏草等藥材，只用最簡單的胡椒粒和整個的大蒜燉之，湯的顏色透明，喝一口，暖至胃，最為地道。

黑椒牛排是西餐中最普通做法，黑胡椒磨碎後並不直接撒在牛排上面，而是加入醬汁之中，最後淋的。

著名的南洋菜胡椒蟹用的也是黑胡椒，先把奶油炒香螃蟹，再一大把一大把的撒入黑胡椒，把螃蟹炒至乾身上桌，絕對不是先炸後炒的，否則胡椒味不入蟹肉。

生的綠胡椒中，當今已被中廚採用，原來炒各種肉類，千萬別小看它，細嚼之下，胡椒粒爆開，有種口腔的快感，起初不覺有什麼厲害，後來才知死，辣得要抓著頭跳迪斯可。

我嘗試過把綠胡椒粒燙熟後做素菜，刺激性減低，和尚尼姑都能欣賞。

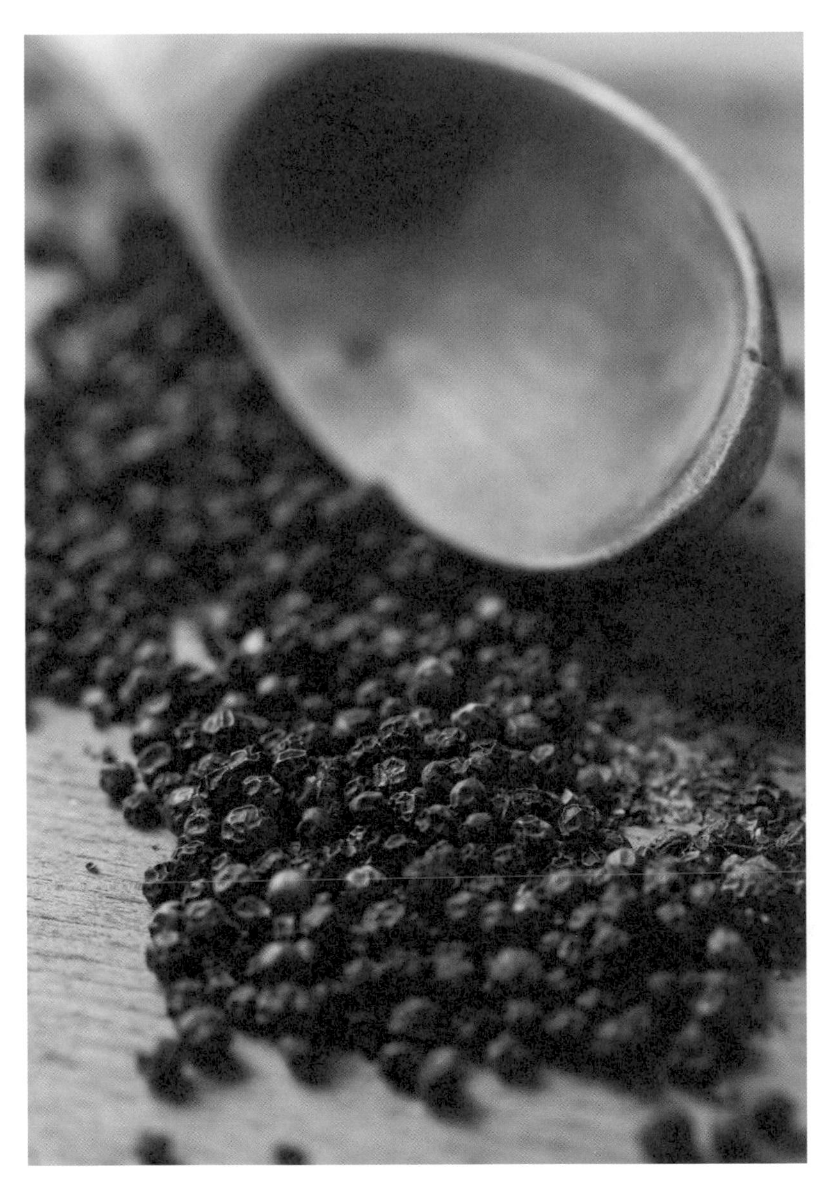

調味料及香料

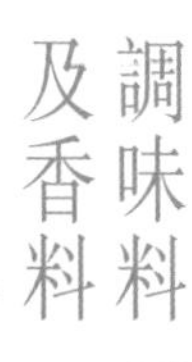

調味料及香料

咖哩

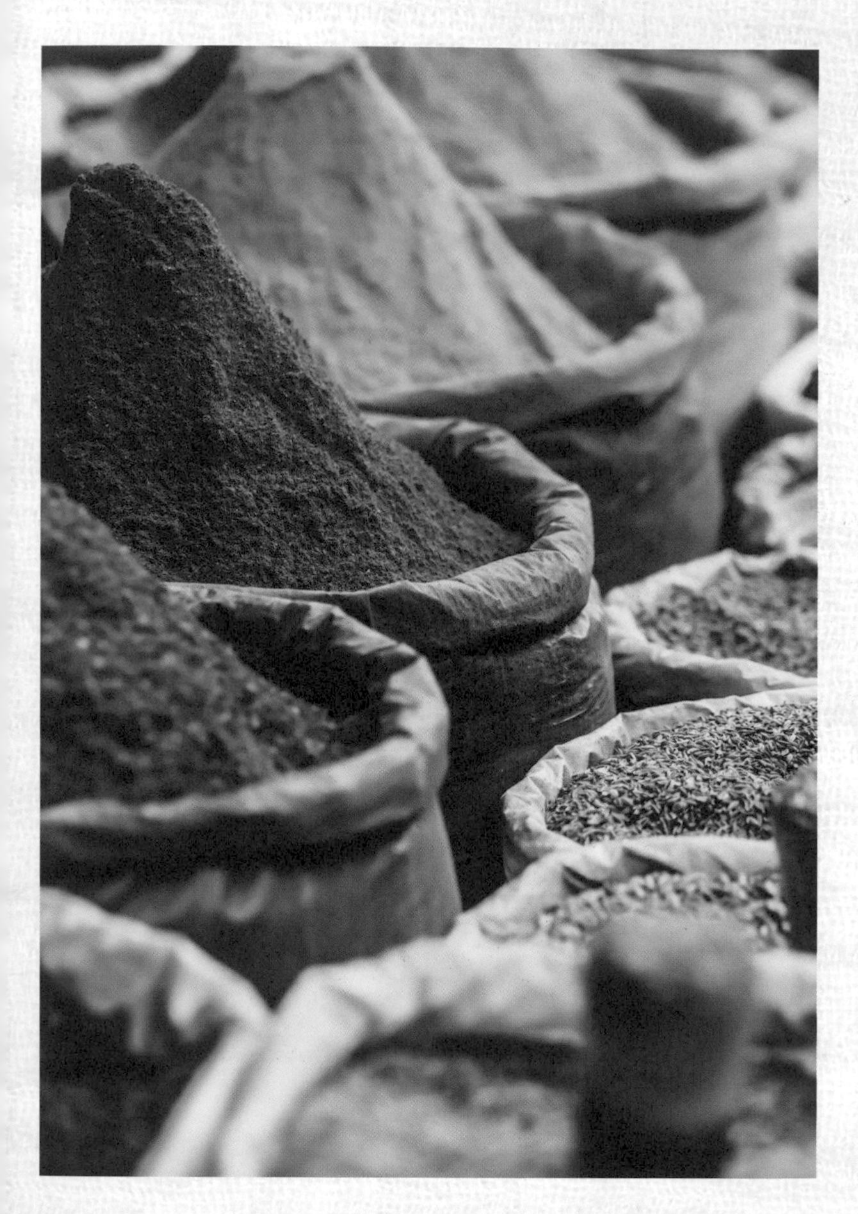

「咖哩」，已是世界語言，起源於印度，後來傳到非洲，再風靡了歐洲諸國的國民，東南亞受它的影響極深，甚至日本，已把咖哩當成國食，和拉麵是同等地位。

我住印度時，一直問人：「你們為什麼吃咖哩？」問十個，十個答不出，後來搭巴士，看到一個初中生，問他同一個問題。「咖哩是一種防腐劑，從前沒有冰箱，出外耕作，天氣一熱，食物變壞，只有咖哩可以一煮就應付三餐，咖哩上面有一層油，更有保護食物的作用。」初中生回答：「道理就是那麼簡單。」

我對這個答案很滿意。

咖哩在印度和東南亞各地，是在菜市場賣的，小販用一塊平坦的石臼，上面有一根石頭圓棒來把各種香料磨成膏，一條條地擺著。要煮雞的話，小販會替你配好。海鮮又是從其他幾條咖哩膏刮下來的。客人買膏回去煮，不像我們在超級市場中買咖哩粉。

基本上，咖哩的原料包括丁香、小茴香、胡荽籽、芥末籽、黃薑粉和不可以缺少的辣椒。

印度和巴基坦的咖哩，很靠洋葱。你在香港的著名印度咖哩店走過，門口一定擺著一大袋一大袋的洋葱，他們把洋葱煮成漿，再混入咖哩膏，燒成一大鍋。你要吃雞嗎？倒雞進去，要吃魚嗎？倒魚進去煮，即成。

所以，印度和巴基斯坦的咖哩，肉類並不入味，沒有南洋咖哩好吃。

南洋人做咖哩，先落油入鍋，等油發煙，倒入兩個切碎的大洋葱去爆，這時下咖哩膏或咖哩粉，然後把肉類放進去，不停地炒，火不能太猛，當看到快要黐底時，加濃郁的椰漿，邊炒邊加，等肉熟，再放大量椰漿去煮，這一來咖哩的味道才會混入肉裡，肉汁也和咖哩融合，才是一道上等的咖哩。

當然，不加水，少點椰漿，把咖哩炒至乾掉也行，這就是所謂的乾咖哩。

做咖哩並非高科技，按照我的方法做，失敗了幾次之後，你就會變成高手。

辣椒

辣椒，古人叫番椒，台灣人稱之為番仔椒，顯然是進口的。中國種植後，日本人在唐朝學到，叫為唐辛子。

原產地應該是南美洲，最初歐洲人發現胡椒 Pepper，驚為天人，要找更多種類，看到辣椒，也拿來充數，故辣椒原名 Chile，也被稱為紅色胡椒 Red Pepper。

辣味來自 Capsicum，有些人以為是內囊和種籽才辣，其實辣椒全身皆辣，沒有特別辣的部位。

怎麼樣的一個辣法？找不到儀器來衡量，只能用比較，作出一個從零到十度的計算制度。燈籠椒，或用來酸鯪魚的大隻絲綠椒，度數是零。我們認為最辣的泰國指天椒，只不過七八度。天下最致命，是一種叫 Habanero 的，才能有十度的標準。

Habanero 是「從夏灣拿來的」的意思，現在這種辣椒已移植到世界各地，澳洲產的尤多，外表像迷你型的燈籠椒，有綠、黃、紅、紫的色，樣子可愛，但千萬不能受騙，用手接觸切開的，也被燙傷。

已經夠辣了，提煉成辣椒醬的Habanero，辣度更增加至十倍百倍，通常是放進一個木頭做的棺材盒子出售，購買時要簽生死狀，是噱頭。

四川人無辣不歡，但究竟生產的辣椒並非太辣，絕對辣不過海南島種植的品種。

韓國人也嗜辣，比起泰國菜來，還是小兒科。星馬、印尼、緬甸柬埔寨寮國等地的咖哩，也不能和泰國的比了。

能吃辣的人，細嚼指天椒，能分辨出一種獨特的香味，層次分明，是其他味覺所無，怪不得愛上了會上癮。

辣椒的烹調法太多，已不能勝數。洋人不吃辣，是個錯誤的觀念，美國菜中，最有特色的是辣椒煮豆，到了美國或墨西哥，千萬別錯過，也只有在那裡吃到的，才最為正宗。

很少人知道，辣椒除了食用，還可拿來做武器，泰國大量生產的指天椒，就給美國國防部買去製造催淚彈。辣椒粉進入眼睛，可不是玩的。

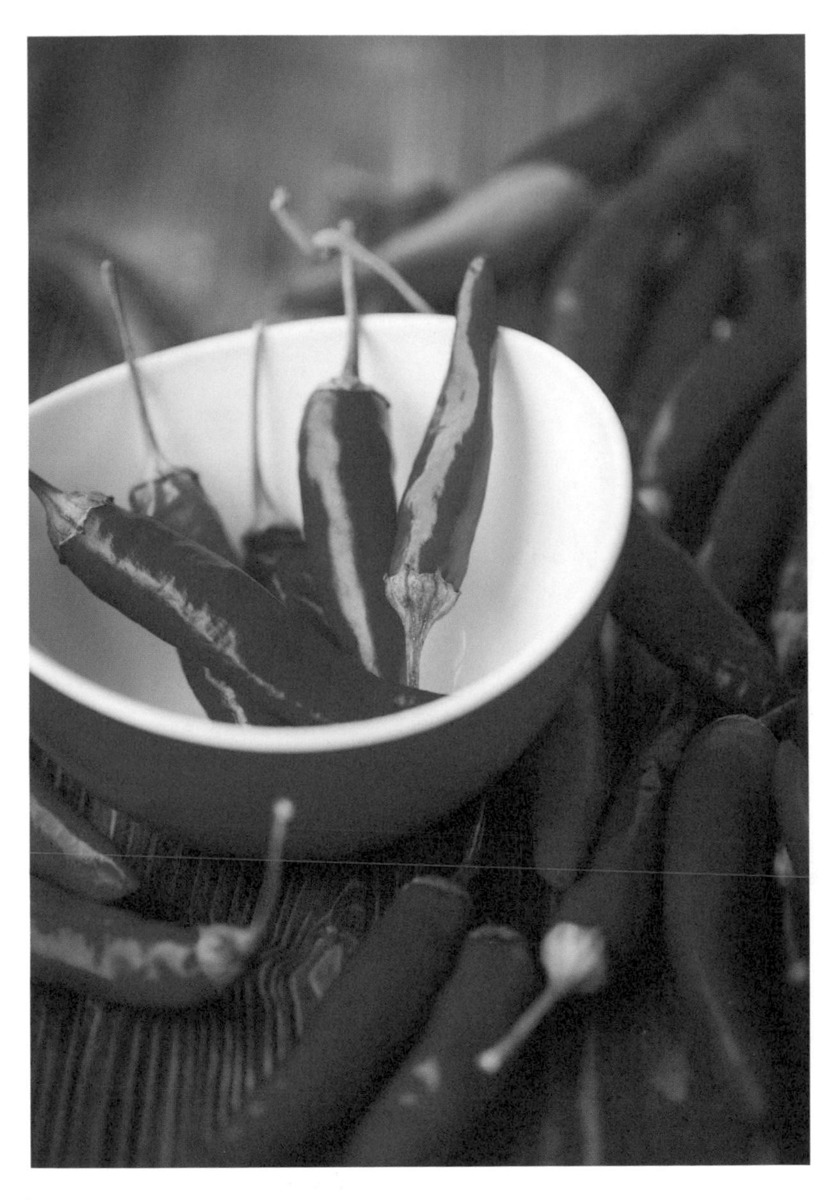

調味料及香料

調味料及香料

薄荷

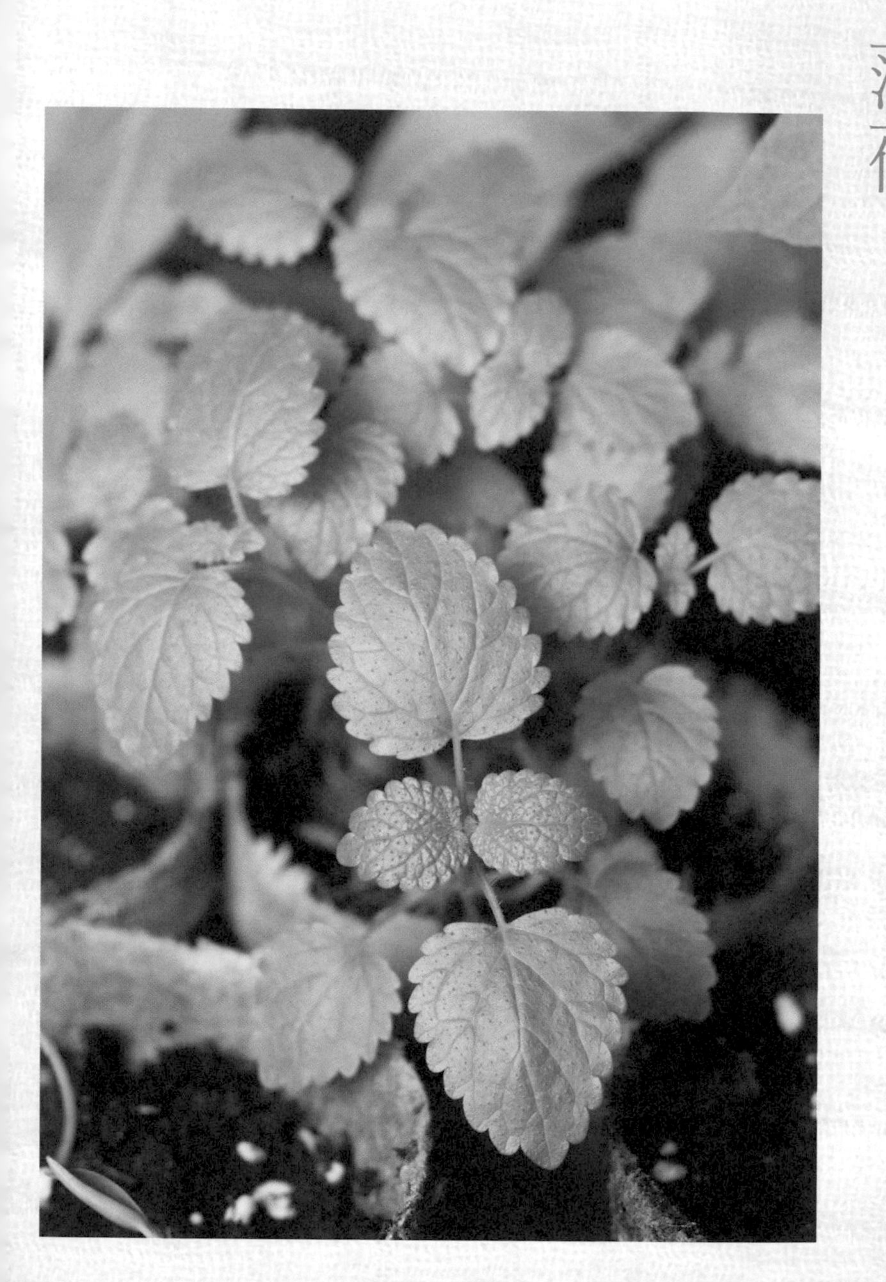

薄荷，屬紫蘇科，英文名 Mint，法文名 Menthe，是種最古老的香料，生吃曬乾皆宜。

希臘神話中有個叫 Minthe 的小妖精，被她的情敵變成了植物。流傳下來，少女出嫁也要戴著薄荷枝葉編織的葉冠。到了羅馬帝國年代，校裡的學生也戴薄荷冠，說能保持頭腦清醒，這個傳統被當今的學者證實有效。

《本草綱目》也說它味辛、性涼、具有疏肝解鬱的功能。

我們的日常生活中，已離開不了薄荷了，年輕人口咬的膠，多數是薄荷的一種，叫為綠薄荷 Spearmint。葉子能生吃的多數是胡椒薄荷 Peppermint。

中國料理則很少用薄荷，連很懂得煲的廣東人也不將薄荷列入食材之中。西洋人最愛薄荷，烘麵包也加，炒雞蛋也加，做果醬也加。尤其是羊肉，焗烘時塗大量薄荷茸，上桌時在羊排旁邊放鹹的薄荷醬，或甜的薄荷果凍，無它不歡。

薄荷雖有亞洲之香的美名，但是從亞洲傳到歐洲，或相反，至今還沒有人研究出根源。中間的中東諸國照樣愛好，薄荷茶是他們生活中重要的一部分。

種植起來甚易，適應力強，冷熱溫度下都能生長，花園或盆栽的種植毫無問題，不必施肥，愈種愈茂盛。會生尖形的紫色花串，有些葉片長有茸毛，但多數是光滑中帶皺而已，與羅勒是親戚，但味道完全不同。

能殺菌，所以古人做起香腸來，多數放薄荷的乾葉進去，這麼一來，不用防腐劑也能保存甚久。

一般人都不是醫師或學者，但也知道薄荷帶來一陣涼氣，利用了它來浸油，變成薄荷精，賣到現在，還在大行其道，但它那種獨特的氣味，喜歡了沒話說，討厭起來，一聞到就感頭痛，反而得病。

大概是這群不能接受薄荷味的人傳出來，說薄荷吃了會性無能。有很多大男人聽了怕怕，其實一點科學根據也沒有。凡屬香料，皆少吃為佳，否則破壞胃口，倒真的。

山葵

自從香港人吃日本生魚片吃上癮後，山葵 Wasabi 也跟著流行。這種攻鼻的刺激，是前所未有，對它產生無限的好感。

山葵是種很愛美，又愛乾淨的植物，通常長在瀑布的周圍。水不清，便死掉。

普通壽司店裡用的多是粉狀山葵，加了水拌成膏和醬油混在一起，點著生魚片來吃。高級舖子才用原型山葵，小胡蘿蔔般粗，顏色和外表都難看，又黑又綠地毫不起眼。這種山葵實在不便宜，用來磨了，露出碧綠，美極了。日本人迷信說把山葵膏黏在碗底，放它一陣子，才會更辣，不知是什麼根據。

愈吃愈要求強烈，香港人吃生魚片時叫師傅給他們一大團，才感到夠本。有時懷疑他們到底在吃生魚片，還是純粹吃山葵。

正確的吃法，山葵不應太多，也絕對不混在醬油裡。日本人一切講究美態，又黑又澄的醬油很美，混了山葵之後就濁了。所以吃刺身時，先用筷子

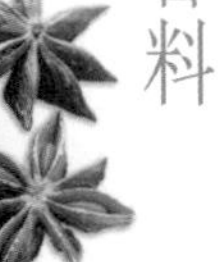

夾一丁丁的山葵，放在生魚片上，再把整塊東西蘸醬油，然後放進口中嚼。

這麼一來，醬油還是那麼美。那一丁丁的山葵比在醬油中沖淡後更辣。你如果用這方法去吃生魚片，老一輩的日本人會對你肅然起敬。年輕的就不懂了，他們也混在醬油中吃。

當今的山葵已用在任何你能想像的食材上了，先是用山葵煲綠豆，又有山葵沙拉醬，也有山葵紫菜等。最後變本加厲，出現了山葵雪糕。

一般人以為山葵只用根部，其實整棵山葵都能吃，最原始的吃法是把山葵的葉子和梗部切段，浸在醬油中一兩天，當成泡菜，又鹹又辣，很好吃，連吞白飯三大碗。

市面上最常見的山葵，是裝進牙膏筒的，不知用了什麼化學味覺和薯粉，真正山葵只下了一點點。要用它的話，寧願買粉狀山葵來開。先把兩三湯匙粉放進碗裡，再加水，從最少分量的水開始拌它，慢慢再加，一下子水放得太多，就救不了了。

我有一個方法請各位試試看：不用水，用日本清酒代替，混出來的山葵膏，特別美味。

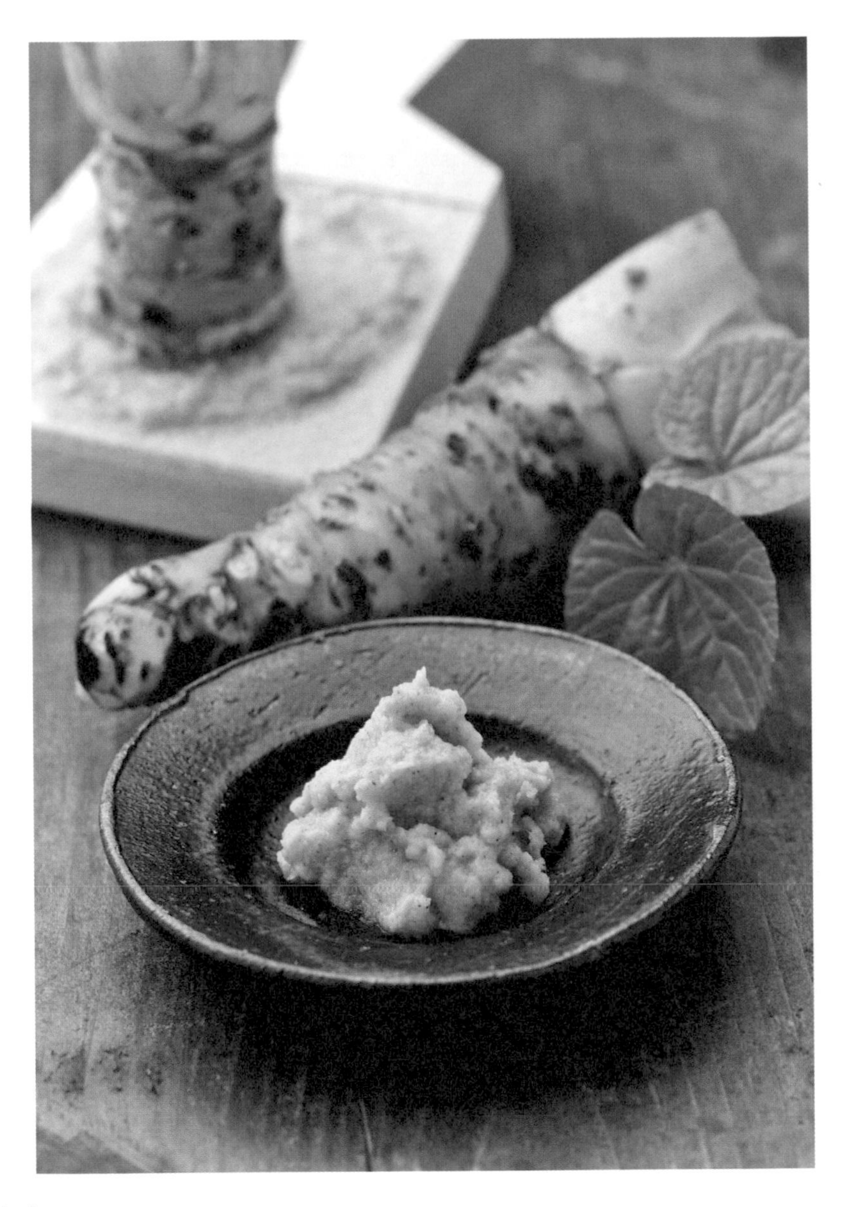

調味料及香料

芥末

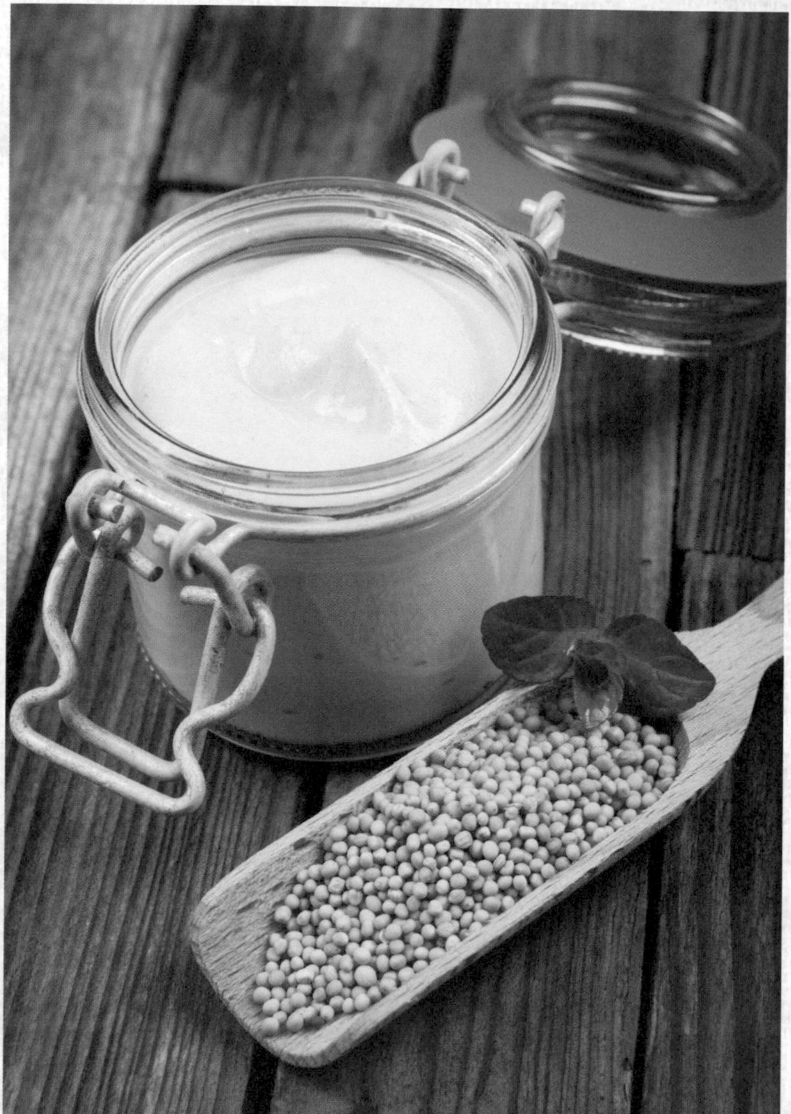

到西餐廳去，食物上桌，侍者拿來幾款芥末，問道：「法國的還是英國的？」

一般來說，英國芥末才夠味，用的是純芥末粉調製，而法國芥末較香，因為不把芥籽的皮磨掉，從外表看來，還帶一點點黑色。混了酒、糖、醋，所以辣度不足，吃不出癮來。

最初用芥末來調味的是埃及人，後來羅馬人也染上。中世紀時在歐洲流行起來，最後才傳到中國吧。

舊茶樓桌上一定擺著一碟東西，一邊黃一邊紅，就是芥末和辣醬了，可見芥末也是很受中國人歡迎的。

西餐中那麼大的一塊牛排，吃來吃去都是同一個味道，單單加胡椒是不夠的，所以多出一種芥末來。英國菜當然做得沒有法國菜那麼好，但是說起芥末，還是英國最基本的 Colman's Mustard 牌子夠嗆。

德國人最喜歡吃的香腸，沒有了芥末也不行。變成熱狗之後，連美國人也愛上了，把芥末裝進尖口的大塑膠容器中，一擠就一大堆，不攻鼻不給錢。

辣椒，日本人叫為「唐辛子 Togarashi」，從中國傳過去，芥末則叫為

「洋辛子 Yokarashi」，從西洋傳過去。日式釀豆腐 Oden 中，一定要加芥末。日本人所謂中華料理的炒麵，亂炒一番，下大量的芥末才吃得進口。

雖然廣東茶樓中擺著「辣芥」碟，但是廣東菜中用芥末的反而不多。愛吃的，是北方人，像他們涼菜拌粉皮，就要淋上溝稀了的芥末汁。

北京的地道小菜中，有一種叫「白菜墩」的，是把白菜過一過滾水，然後揉上大量的芥末和一點點糖，很刺激胃口，單單此道菜用來配二鍋頭，亦心滿意足。

起初還以為歐洲人的芥末只有英國和法國式的兩種，後來去了匈牙利布達佩斯，一早跑去菜市場，見小販在賣香腸，一大條十塊錢港幣左右，但芥末不奉送，另賣。千變萬化不下數十類，一毛錢一種，每種要一點，用報紙包著，吃得不亦樂乎，忘記香腸是什麼味道了。

八角

八角的種莢呈星形，故洋名為 Star Anise。數起來，名副其實有八個角。

有些資料說八角就是大茴香，但它們絕對是兩種植物，僅所含的茴香腦 Anethole 相同罷了。

收成起來倒是不易，八角要種八至十年以上才始結果，樹齡二十到三十，是最旺盛的生產期。它一年開花兩次，第一次在二三月，第二次七八月。

五香粉的配搭因人而異，肉桂、豆蔻、胡椒、花椒、陳皮、甘草等。由其中選擇四樣，最主要的還是八角，不可缺少。

中國菜中，凡是看到一個「滷」字，其中一定有八角這種東西，尤其是潮州聞名的滷鵝滷鴨，八角為主要材料，滷水一邊用一邊加，永不丟棄，但也不會變壞，八角含有極重的防腐作用之故。

煎炸食物用的油，投入一兩粒八角，與油一塊煉，不止增強食物的香味，而油的儲藏期也拉長，就是一個例子。

外國人用大茴香用得很多，尤其法國人，對它有偏愛，喜歡用大茴香來泡酒，初時呈透明的或褐色的，一滲了水就變成奶白色，喝不慣的人說味道古怪到極點，愛上了就有癮。這種酒在中東和希臘都流行，大概是從那裡傳到歐洲來的。當今中國和南洋一帶生產的八角，提煉成油之後輸出到外國，食用和工業之用量不多，也許是把八角油當成大茴香讓人造酒賣了。

新疆人炒羊肉時，下幾顆八角是常事，它很硬，咬到後吐出來。秋天羊肉肥，紅燉清燉都下八角。有時燉牛腩也下。對於八角的用法，到菜市場去問了很多小販，都說只有牛羊豬雞鴨才派上用場，與海鮮無緣。其實在河南吃烤魚時，他們下了大量的孜然粉，如果烤魚下五香粉，也是行得通的，問題是你喜不喜歡而已。

蔬菜上也用八角，但如果像花椒一樣，因為爆香了油再炒，也能醒胃。一個蔬菜和八角配合得好的例子，就是煮花生，買肥大的生花生粒，加鹽煮之，抛一個八角進去，味道就變得複雜得多了。

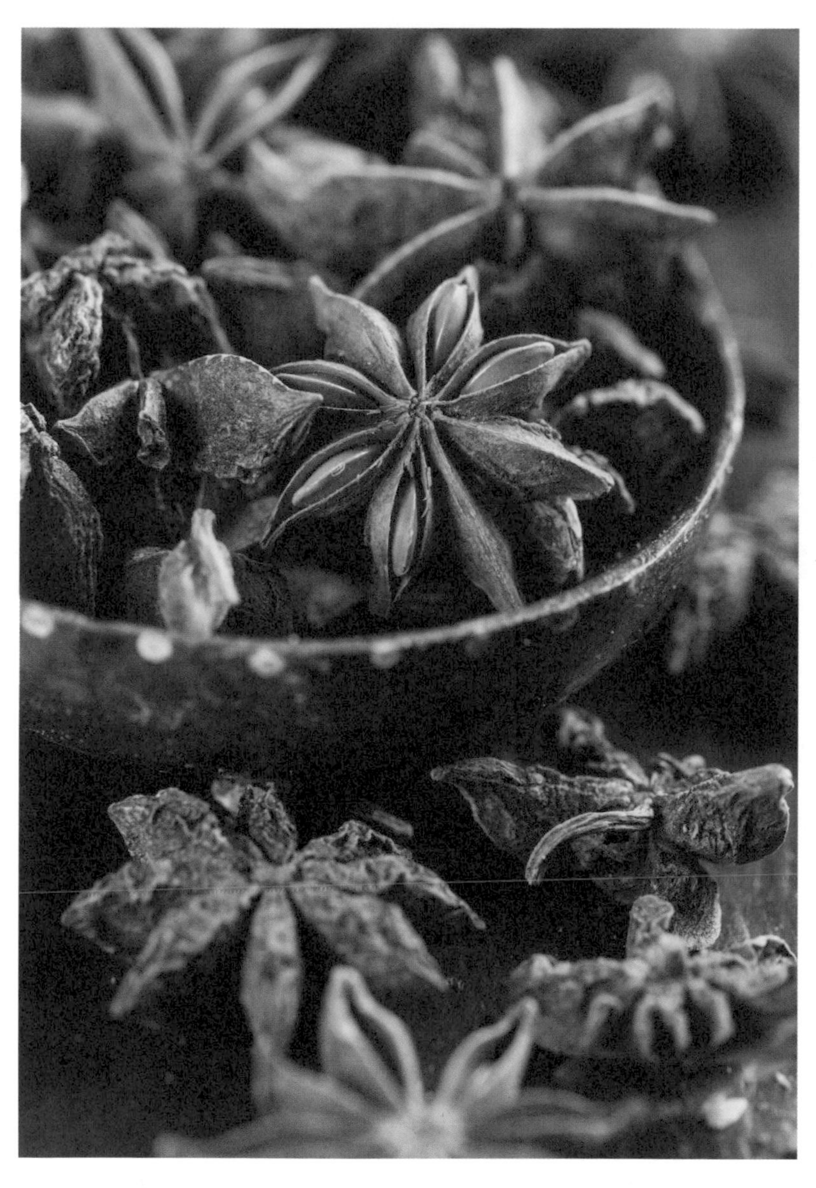

調味料及香料

迷迭香

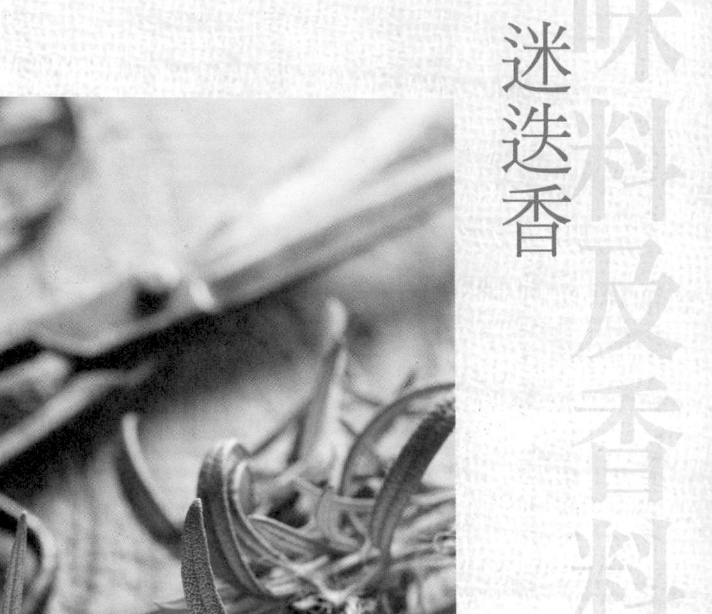

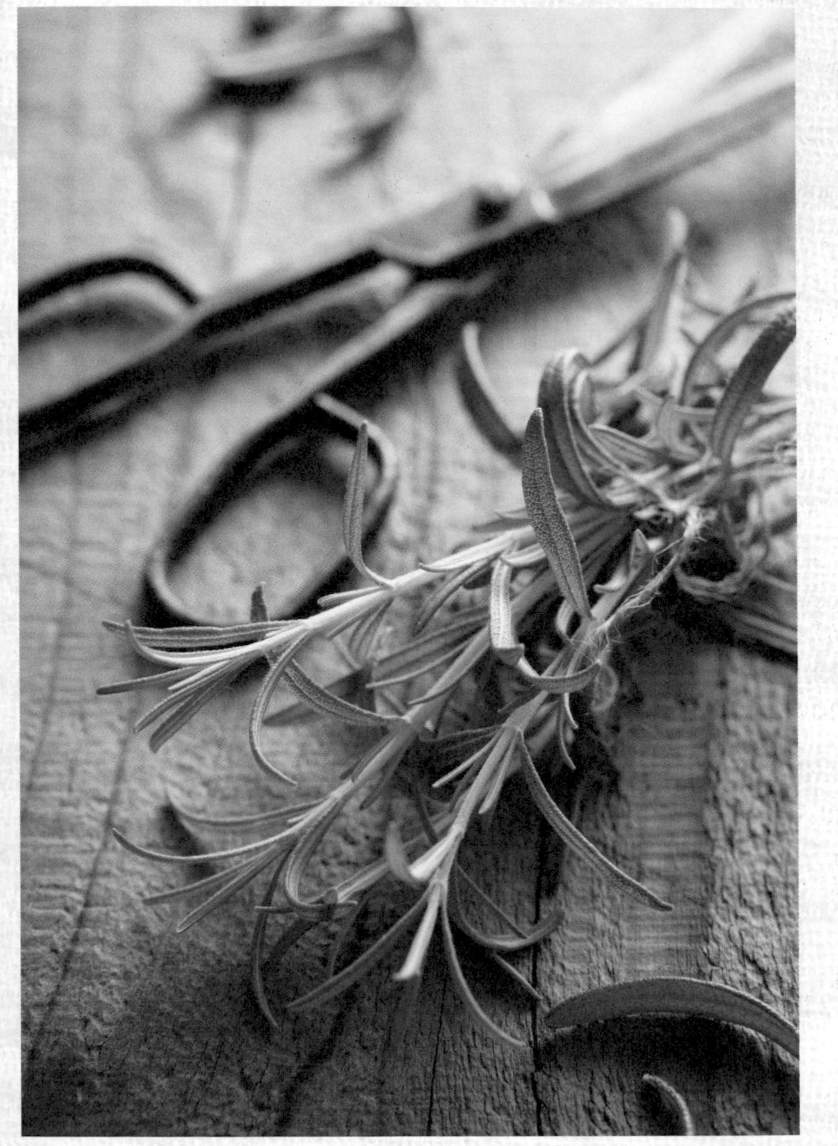

迷迭香 Rosemary，英文名中包含了玫瑰，但與它完全沒有關係，是一種原生於地中海沿岸的植物，它還有一個漢字名叫萬年老，當然不如迷迭香那麼浪漫。

有堅硬如刺的小葉子，含著樟腦油，也開紫顏色的小花，花落後結實，一年四季皆生，拉丁名為「海滴」。一片迷迭香花叢田，風一吹，有如海浪，花朵散開，就像沖上岸的水滴之意。

家中有花園的話不妨多種幾棵迷迭香，室中栽植也行，在花店買些種子，春天播，到了夏天就成長出來，並不難處理。

就那麼抓一把葉子，把它們捏碎，傳來一陣香味，富有清涼感，疲倦的時候聞，精神為之一振。

據說能增長記憶力，學生們考試時父母會編織成葉冠給他們戴上。所有的外國香料多數都原出於藥用，所以叫為草藥 Herbs。

迷迭香在燒菜時下得最多是燒雞，洋人認為所有肉類都有一股異味，非用迷迭香消除不可，小羊排中也用迷迭香，有時連煮魚也派上用場，但就是不用它來當沙拉生吃，葉子太硬之故。

有時也不用新鮮的，迷迭香可以曬成乾或磨成粉，方便搬運。

印度店裡，吃過飯付賬時，櫃枱上擺了幾個小碟。其中有一碟就是曬乾了的迷迭香，因為它含樟腦油，細嚼起來比吃口香糖高雅。

在法國普羅旺斯買肉時，店主會免費送些迷迭香給你。義大利的肉店裡，也常看到用迷迭香來當裝飾的。餐廳桌子上的橄欖油，浸著尖葉的，都是迷迭香。

烤羊腿或牛腿時，外層多撒些迷迭香碎，有時吃到烤魚，魚片中也塞著它。雞胸肉最難吃，西洋大廚想出一個調法，把肉片開，用迷迭香當餡，包出一個個的雞餃子來。

迷迭香並無甜味，但蜜蜂最愛採它的蜜，故有迷迭香蜜。我將蜜糖混入奶油之中，打成泡，淋在甜品上面，再撒紫色的迷迭香鮮花，取得外國友人歡心。

番紅花

全世界最貴的香料，莫過於番紅花 Saffron 了。

番紅花的花並不紅，花瓣為紫色，內長黃色的雄性花粉，以及雌性的柱頭。番紅其實取自這柱頭，呈深橘紅顏色，一寸長左右，頭大尾小，像隻巨大的精蟲。

每朵花裡面有三枝這種柱頭，需人手摘下。要在七萬五千朵花的二十二萬五千枝柱頭才能收集一磅重。

一畝地種出來的可摘出四點五公斤來，等於十磅重的番紅花，你說多珍貴？

原產於波斯，印度的諸侯帶到喀什米爾去種，當今該區為世界主要產地之一。在西方，阿拉伯人佔領了西班牙，也大量種植。後來十六世紀，在英國的 Essex 繁殖起來，把一個叫 Walden 的鎮改成 Saffron Walden，著名的紅花糕 Saffron Cake 從此成為英國人生活中的一部分。

公元前三百年，中國已由印度進口番紅花，種於西藏，稱之為藏紅花，在四川種的，則叫川紅花。

當今旅行到中東各地，帶點手信回來，很少人會去買番紅花，其實那邊的售價較為便宜。要是你失去機會，可在高級超市的香料部買到。一克一克地賣，裝在透明塑膠盒或玻璃瓶中，貴到不得了。

想玩一玩的話，買一克回來，放十枝花柱在白色瓷杯中，加水，整個杯子就變成很艷的黃色。最高級的和尚袍，就是用番紅花染的。

做起菜來，普遍用在米飯上，印度的 Biriani，西班牙的 Paella，波斯的 Shola，義大利的 Milanese Risotto，非番紅花不可。

加在湯中，則是法國西部名菜布耶佩斯 Bouillabaisse 的主要原料之一。

番紅花的滋味除了帶點苦之外，有種奇異的香，但個性不強，不會影響到其他食材，只增加它們的嬌艷，是食物的最佳化妝品。

雖傳到中國，不懂得投入烹調，只用於藥物上，它少用養血，多用行血，過用則血行不止。要自殺的話，用它最妙，是種又美麗又高傲的毒藥。

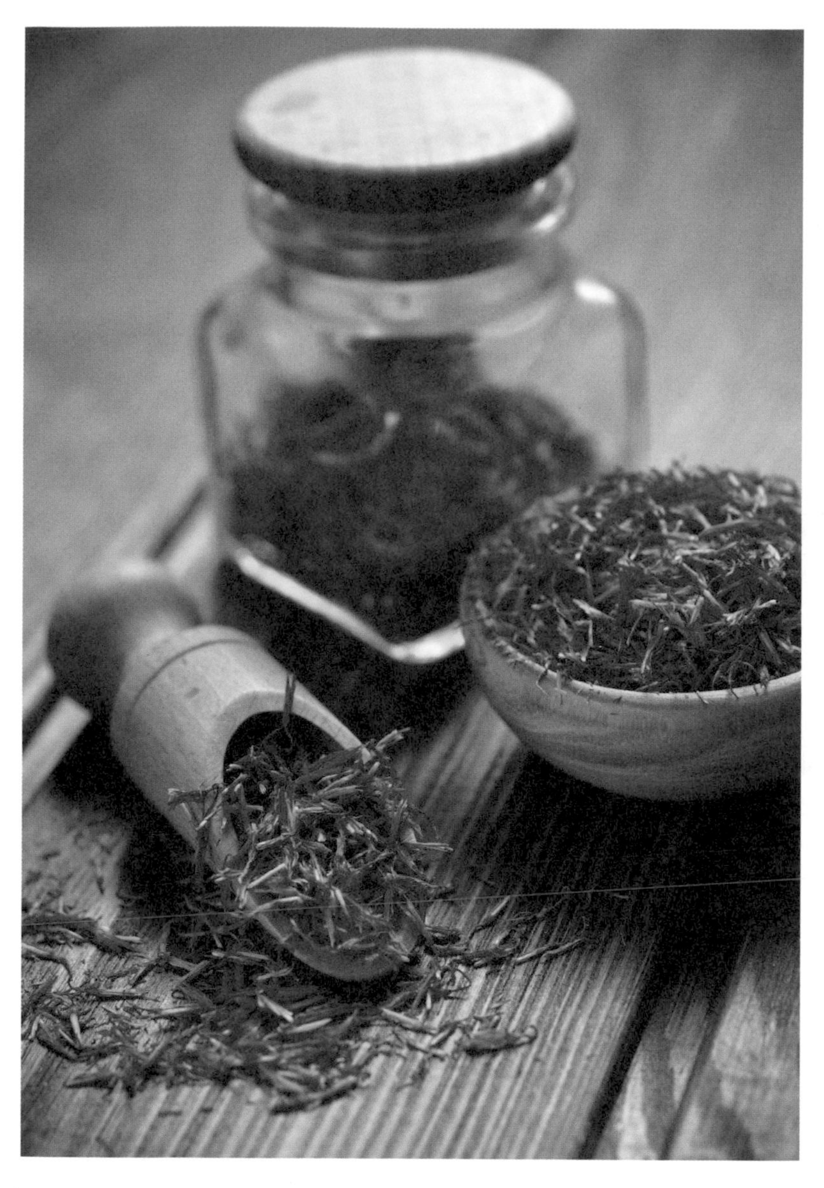

調味料
及香料

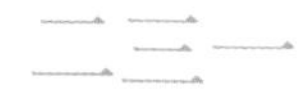

調味料及香料

芫荽（香菜）

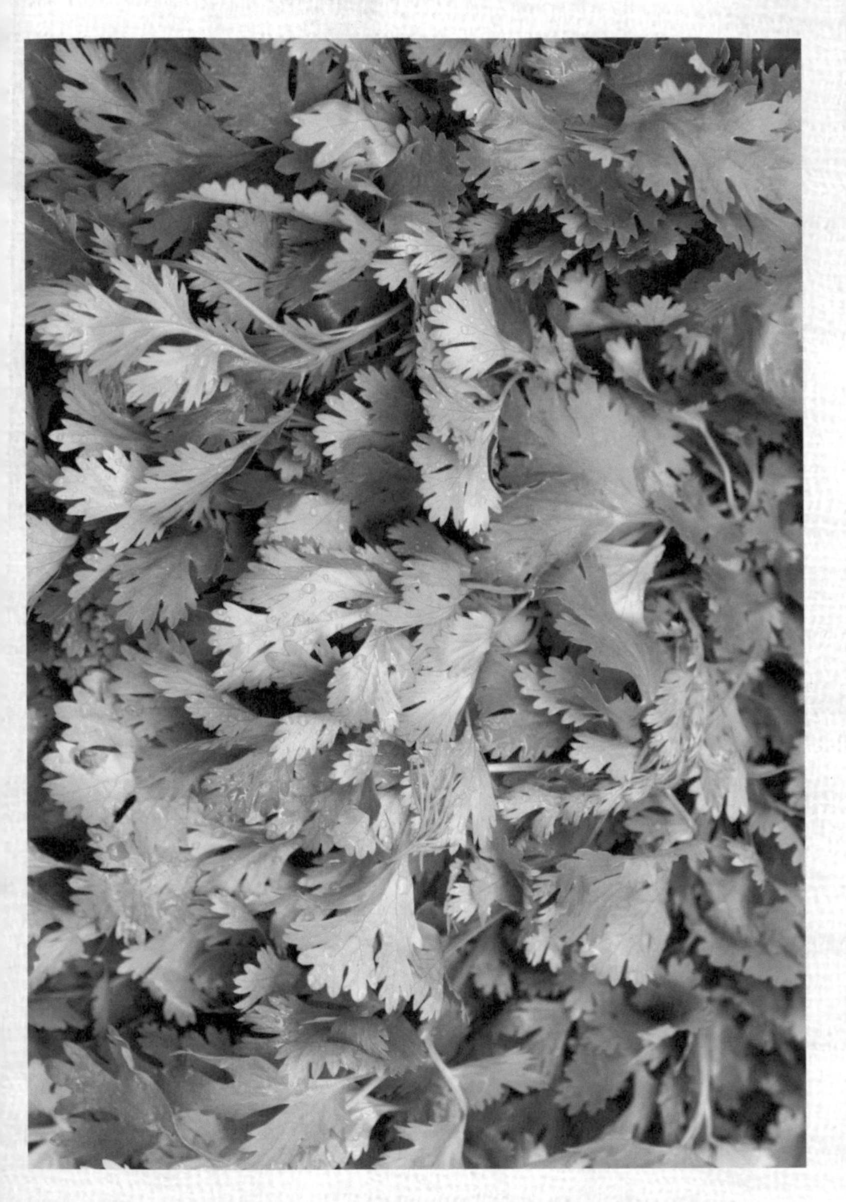

芫荽，俗名香菜。極有個性，強烈得很，味道不是人人能接受，尤其是沒吃過的日本人，一看到就要由配菜中挑出來。

英文名字叫 Coriander，通常和西洋芫荽 Parsley 混亂，還是叫 Cilantro 比較恰當。有時，用 Cilantro 歐洲人搞不清楚，要叫 Chinese Parsley 才買得到。Cilantro 來自希臘文 Koris，是臭蟲的意思。味道有多厲害！所以歐洲人吃不慣，除了葡萄牙。葡萄牙人從非洲引進這種飲食習慣，不覺臭，反而香。

其實吃芫荽的國家可多的是，埃及人建金字塔時已有用芫荽的記錄。印度人更喜愛，連芫荽的種子也拿去撈咖哩粉。在印度，芫荽極便宜，我有一次在賓加羅拍戲，到街市買菜煮給工作人員吃，芫荽一公斤才賣一塊港幣。

東南亞不必說，泰國人幾乎無芫荽不歡，他們吃芫荽，連根吃的。

中國菜裡，拿芫荽當裝飾，實在對它不起。不過有些年輕人也討厭的。

芫荽入菜，款式千變萬化，最原始的是潮州人的吃法，早上煲粥前，先把芫荽洗乾淨，切段，然後以魚露泡之，等粥一滾好，即能拌著吃。太香太好味，連吃三大碗粥，面不變色。

北方人拿來和腐皮一齊拌涼菜，也能下酒。有時我把芫荽和江魚仔爆它一爆，放進冰箱，一想到就拿出來吃。

泰國人的拌涼菜稱之為醃 Yum，醃牛肉、醃粉絲、醃雞腳和紅乾葱片一樣重要，就是芫荽了。

台灣人的肉臊麵，湯中也下芫荽。想起來，好像所有的湯，什麼大血湯、大腸湯、貢丸湯、四神湯等，都要下。

芫荽和湯的確配合得極佳，下一撮芫荽固然美味，但喝了不過癮，乾脆用大把芫荽煲湯好了。廣東人的皮蛋瘦肉芫荽湯，的確一流。從前在賈炳達道有家舖子，老闆知道我喜歡，一看到我就跑進廚房，用大量的鯇魚片和芫荽隔火清燉，做出來的湯呈翡翠顏色，如水晶一樣透明。整盅喝完，宿醉一掃而空，天下極品也。

紫蘇

紫蘇英文名為 Perilla，法國名 Périlla de Nankin 來自南京的紫蘇。對歐美人紫蘇是一種外國香料，在西洋料理中極少使用。

我們最常見的，是將紫蘇曬乾後，鋪在蒸爐來煮大閘蟹，可去濕去毒，藥用成分多過味覺享受。

古時候沒有防腐劑，一味用鹽醃，但也有變壞的情形。老師傅傳下的秘方，是保存食物時，上面鋪一層舂碎的乾紫蘇，放久也不變味。

但是紫蘇還是很好吃的，在珠江三角洲捕魚的客家人，常以紫蘇入饌，他們抓到生蝦時，把中間的殼剝開，留下頭尾，用大量的蒜頭和紫蘇去炒，加點糖和鹽，不求其他調味品，已是一道極為鮮美的菜，味道獨特。

以此類推，當我們吃厭了芫荽葱，就可以用紫蘇葉來代替，把它切碎，撒在湯上，或用來涼拌海蜇，都是一種變化。

把紫色的紫蘇葉輕輕地餵了一點點粉漿，放入冷溫的油鍋中炸它一炸，即上碟。不能太久，一久就焦。一片片的半透明葉子，用它來點綴菜饌，非常漂亮。

韓國人愛吃紫蘇，他們用來浸醬油和大蒜，加上幾絲紅辣椒，把葉子張開包白飯吃，也可用生紫蘇包煮熟的五花腩片，加上麵醬、大蒜、青辣椒、紅辣椒醬，最後別忘記下幾粒小生蠔，是非常美味的一道菜。

世界上吃得最多的國家就是日本，任何時間在菜市場中都可找到紫蘇，不但吃葉，還吃穗、吃花。

在壽司店中，凡是用海苔紫菜來包的食材，都可以用紫蘇葉來代替。大廚給你一碟海膽，用筷子夾滑溜溜不方便的話，就用紫蘇葉來包好了，綠色的紫蘇葉，有個別名叫大葉 Oba。

叫一客刺身，日人稱之為「造 Tsukuri」，擺在生魚片旁邊的，是一穗綠色的幼葉中穿插著粉紅色的小花。如果你是老饕，就會用手指抓著花穗頂尖，再用筷子夾著它，輕輕往下拉，粉紅色的花就掉進碟中，浮在醬油上面，美到極點。要是你不在行，反了方向，那麼任你怎麼拉，也拉不掉花來。

這是吃刺身的儀式之一，切記切記。

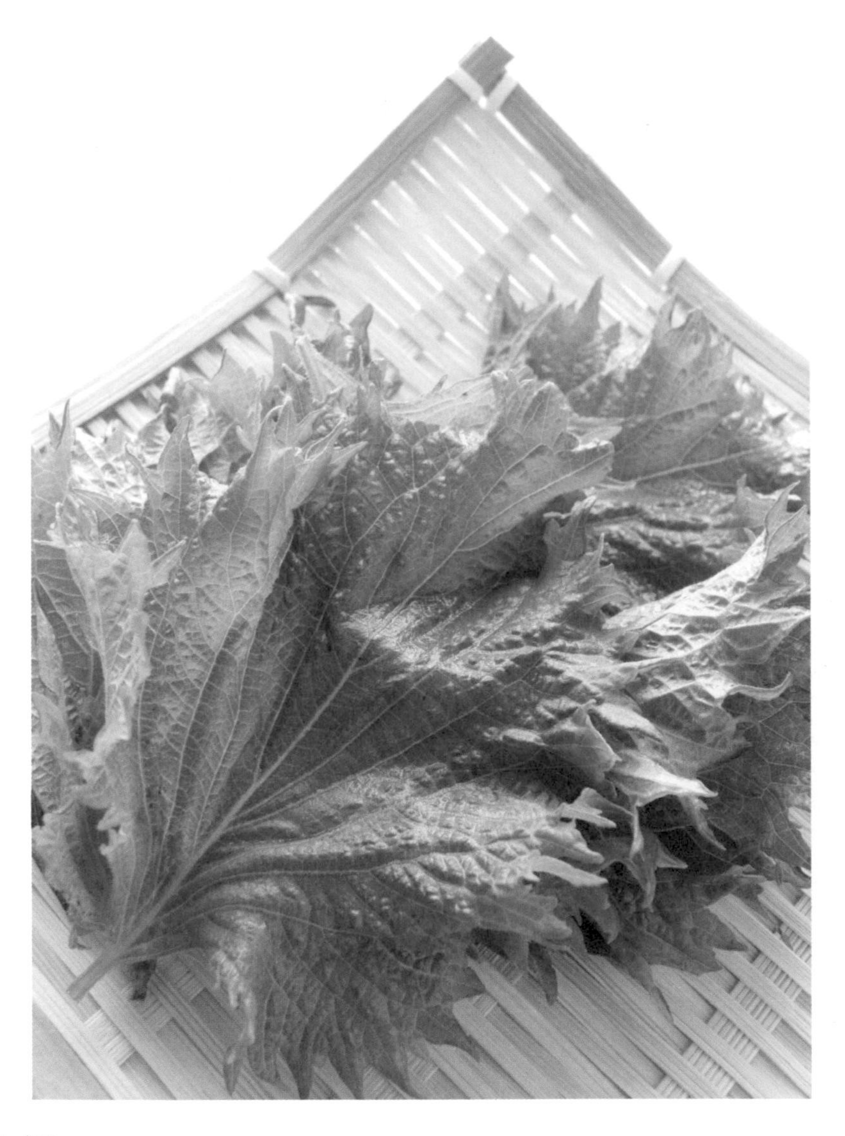

調味料及香料

羅勒（九層塔）

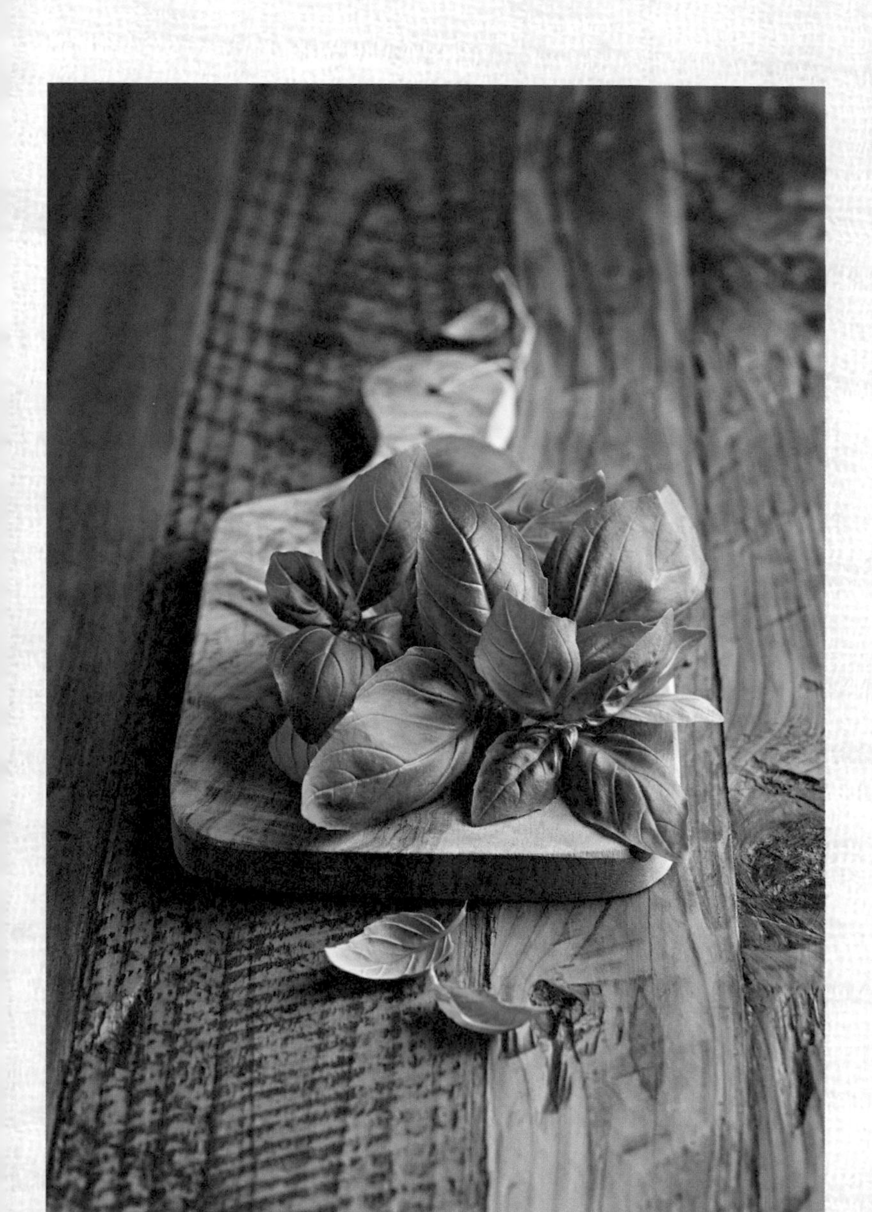

羅勒Basil，又叫甜羅勒Sweet Basil，《遠東英漢大辭典》中說它有另一個名字為紫蘇。它雖屬紫蘇科，但與紫蘇Perilla無關。

各地方的名字都不同，台灣人叫它九層塔。它是由印度移植的香料，得來不易，所以潮州人尊稱為九層塔。

新鮮和乾燥葉片都能食用，羅勒已成為當今用途最廣泛的香料，一般人都能接受這種特異的幽香，給味覺帶來快樂的刺激。

羅勒種類很多：含萊姆檬味的，也有肉桂味的羅勒。黑水晶羅勒的葉子上面深藍色，下面是紫中帶紅，煞是漂亮。生得最旺盛的是草叢羅勒，最為粗生，一種就是一大堆。

從古希臘開始已有記載，羅勒也可當藥。用它的種子浸水，會產生透明的膠質，以此消除眼中不乾淨之物，日人稱之為「目箒」。

時代變遷，當今流行的吃法是把羅勒種子浸水後放在乳酪上，當成甜品。

當然最基本是生吃它的葉子，義大利菜中少不了羅勒。撒幾片葉子在義大利麵上，是常見事。它和番茄的味道配合得極佳。吃淡味起司時多數加番茄和羅勒。把羅勒曬乾，放進鹽桶中，喝湯時撒下，增加味道。

來一大碗越南河粉，摘幾片生羅勒葉扔入熱辣辣的湯中，是正宗的吃法。台灣人用新鮮羅勒炒羊肉，吃過一次後永遠記得那種美味。潮洲人炒薄殼時，非加九層塔葉不可。泰國料理中，幾乎任何菜都可下羅勒。

所以當有人問去哪裡才能買到羅勒時，可指點他們去高級的超市，但價錢貴。要便宜的，找潮州或泰國的雜貨店，一定有得出售。

還是自己種好，不管你家有沒有花園，羅勒很輕易地長在花盆中長成。買些種子撒上，蓋一層薄薄的泥土，不出一兩個月，就有羅勒可吃。嫌慢的話，可買它的幼苗來種，長得更快。

現種現吃，是一種幸福，到了夏天，長出白色的花穗，摘了一把羅勒插在玻璃杯中，裝飾食桌，帶來清新的感覺。每一個老饕家裡都應該種一些羅勒，以表敬意。

香草

香草，英文名Vanilla，法名Vanille，中譯以發音取字，名字諸多，像雲呢拿等，當中以梵尼蘭最為恰當，它本來就屬蘭科。

原產於墨西哥，是種爬蔓類的植物，具有迴旋性的莖部，生著氣根，葉子圓尖，開黃綠色的香花，結果後成豆莢狀，可長至十二呎長，香草的作用出自這個豆莢，新鮮時無味，灑水曬乾復後發酵，成褐色，就是香草豆了。

吃時把豆莢剝開，刮下莢內的粉末，再將整枝豆浸在熱水中，便能沖出香草茶來。也有人將香草豆浸在酒精內，製成香草精，曬乾的豆，磨成粉末的例子居多。

當今，已有人造香草了，都是化學品，要吃香草的話，最好選原形的豆莢，它可以浸六七次，味道才完全消失。儲藏期可以很長，但需放在陰涼乾燥的地方，不可冷藏，放入冰箱中反而會發霉，一發霉，味道盡失。

化學香草的價錢只有真的二十分之一，在一八七五年由一個德國人發明，說也不信，是由石蠟中提煉出來的，一般人都分辨不出真香草和化學的，其實多試了便知道，化學香草有一股所謂的香精味，聞多會膩，天然的則是愈聞愈香。

一說香草，大家便會想起冰淇淋。高價的用天然，低廉的用化學品，但因為香草的香料太過普遍，有些時候根本分辨不出是何種味道，總之有點香就是了。

東方人用香草的例子極少，在西方則廣泛使用，像做麵包、糕點和餅乾等，無香草不歡，因為古時是極珍貴的香料，一普及後幾乎所有甜品都要加入。做起菜來，香草可用來做魚湯，也會撒點粉在生蠔上面，燒家禽時也加入。酒類像 Fruit Punch，多有香草味，也在紅餐酒，做西班牙的 Sangria、蒸餾烈酒等用香草去浸。

熱飲像巧克力，要等稍微冷卻後加香草，否則香味失去。

初試天然香草，怎麼知道是最好的？也不一定準確，不過去信得過的名店，買最貴的豆莢，極少出錯。

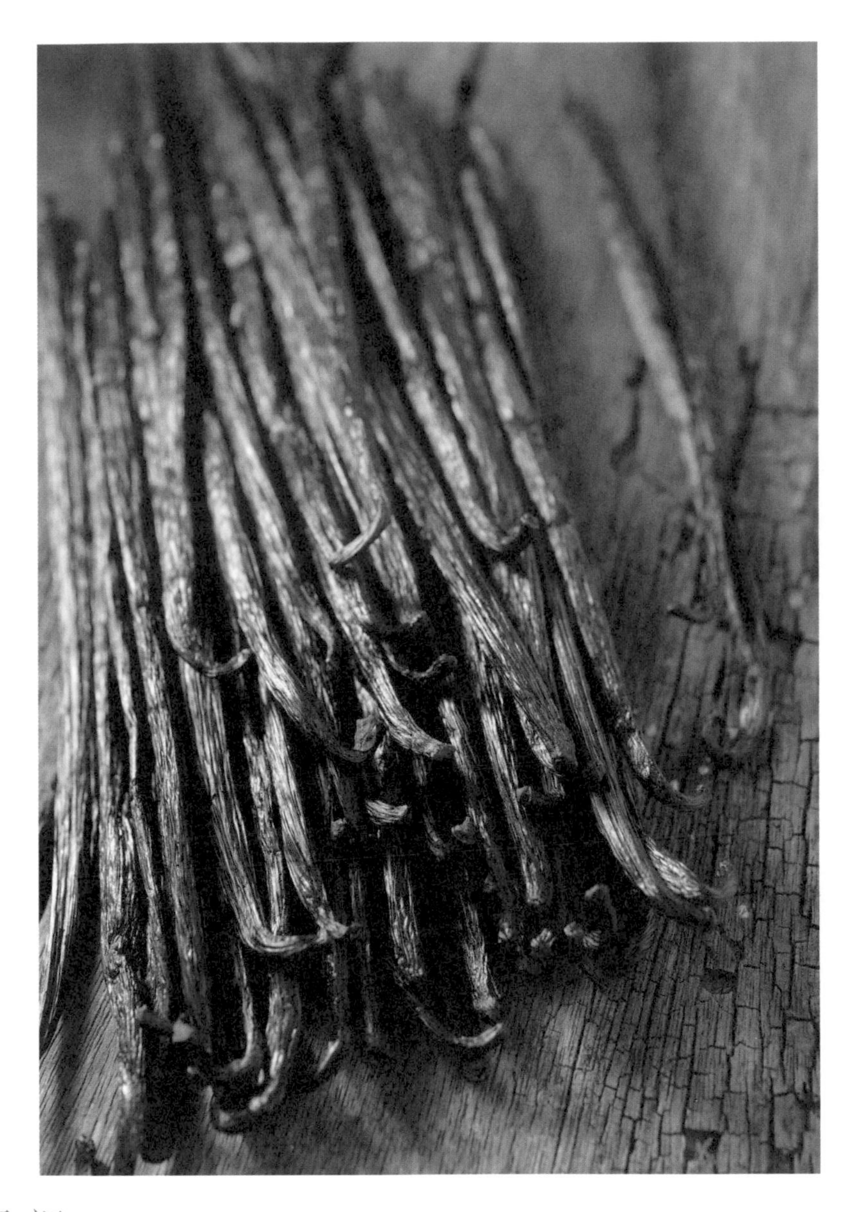

調味料及香料

奶油

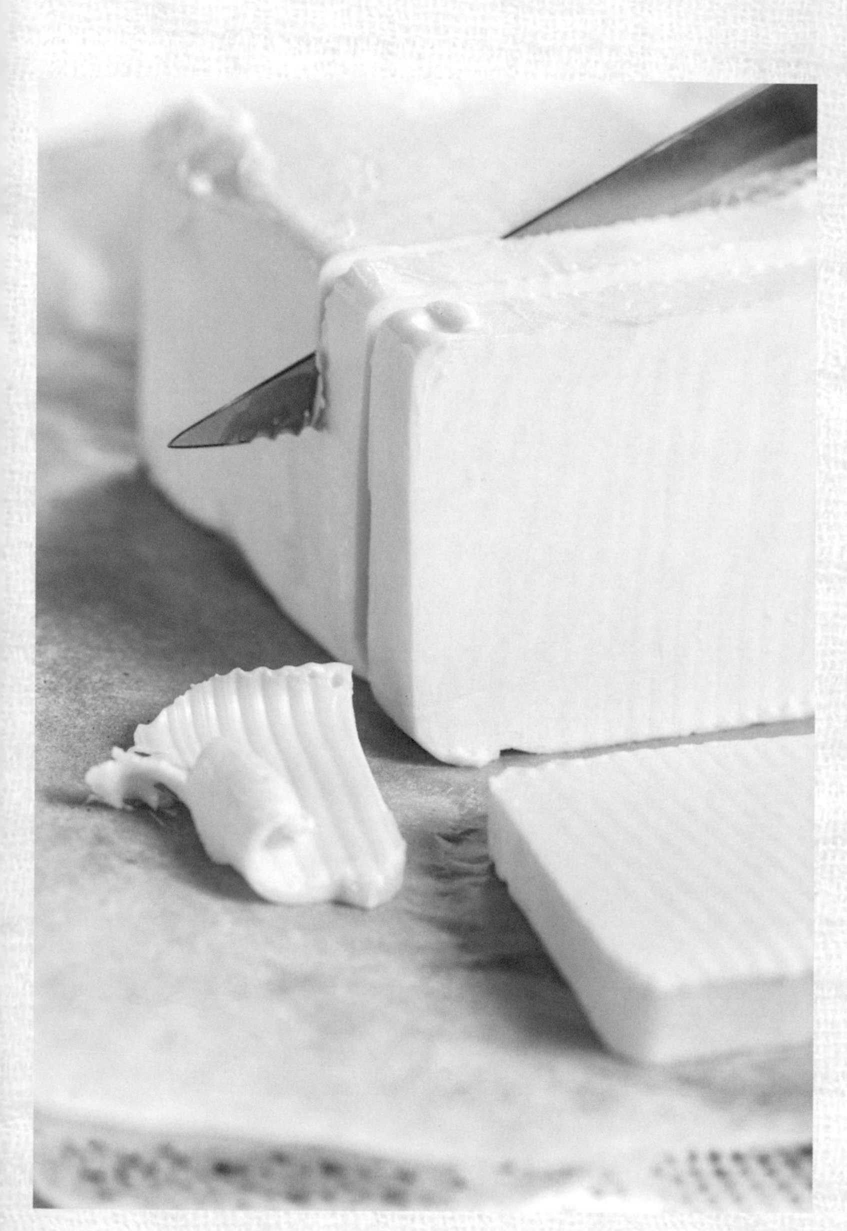

吃西餐，愈是名餐廳上菜愈慢。等待之餘，手無聊，肚子又餓，就開始對付麵包和奶油了；但一吃得太飽，主菜反而失色，是最嚴重的問題。

這時只能把麵包當成前菜吃，撕一小塊，塗上奶油，慢慢品嚐奶油的香味。吃不慣奶油的朋友，可以在上面撒一點點的鹽，即刻變為一道下酒菜。飯前的烈酒一喝了，胃口就增大，氣氛也愉快得多。

有些菜一定要用奶油烹調才夠香，像從荷蘭或澳洲運到的蘑菇，足足有一塊小牛排那麼巨大。用一張面紙浸浸水，仔細地擦乾淨備用。這時在平底鍋中放一片奶油，等油冒煙放下蘑菇，雙面各煎數十秒，最後淋上醬油，即刻入碟，用刀叉切片食之，香噴噴，又甜得不能置信，是天下美味。

孔雀蛤、大蛤蜊、蟶子等都要奶油來料理，用一個大的深底鍋，放奶油進去，再下蒜茸和西洋芫荽碎爆香，這時把貝類加入，撒鹽，最後淋上白酒（千萬別用加州劣貨），蓋著鍋蓋雙手把整個鍋拿來在火上翻動，搞至貝殼打開，即成。做法簡單明瞭，吃的人分辨不出是你做的，或是米其林三星師傅的手勢。

奶油也不一定用在西餐，南洋很多名菜都要用上，像胡椒蟹就非奶油不可。

螃蟹切塊，備用，鍋中把奶油融化，把黑胡椒粉爆一爆，放螃蟹進去，由生炒到煮熟為止。當今的所謂避風塘炒蟹，是將原料用油炸了才炒的。這麼一炸，什麼甜味都走光，又乾又韌，有何美味可言？炒螃蟹一定要名副其實地「炒」才行。

最簡單的早餐烤麵包，經過電爐一料理，就完蛋了。先把炭燒紅，用個鐵籠夾子挾住麵包，在炭上雙面烤之，最後把那片奶油放在麵包上，等它「嗞」一聲溶掉，加入麵包之中，再切成六小塊，仔細一塊一塊吃，才算對得起麵包。

最討厭的是米其林人造奶油了。要吃油就吃油，還扮什麼大家閨秀！奇怪的是天下人都怕豬油，我是不怕豬油的，用豬油來塗麵包，一定比奶油好吃得多。

魚子醬

歐美人認為天下最高貴的食物為魚子醬、黑松露菌和鵝肝醬三種。

魚子醬那麼好吃嗎？很多人都只是慕名，試了認為不過爾爾，那你沒吃到最好的。

什麼是最好的呢？從前俄國產的魚子醬都不錯，但過量捕捉生產魚子的鱘魚，近海又污染，再加上醃製技術失傳，當今的俄國魚子醬，都是一味死鹹。

天下只有伊朗產的最好，魚子醬需要把鱘魚殺開，剝去膈膜，取出魚子，即刻下鹽醃製後入罐，過程不得超過二十分鐘。醃製時過鹹了就成廢物，不夠鹽則會腐爛，當今世界上不出十個人懂得把握時間和分量，你說是不是要賣得最貴呢？

伊朗魚子醬分三種：Beluga 用藍色盒子蓋裝著，Oscietra 黃色盒，Sevruga 紅色盒，由不同品種的鱘魚得來。

其中 Beluga 的粒子最大，細嚼起來，在口中一粒粒爆開，噴出又香又甜的味道。嚐至此，才了解為什麼歐美人會愛上它。

一般吃魚子醬，都會連鐵蓋和玻璃罐上桌，分量極少。吃前幾分鐘才把罐子打開，小心翼翼地用一支匙羹舀起，調羹還要用鮑魚殼雕塑出來，才算及格。

塗在一小塊薄薄的烤麵包上，附帶的配料有煮熟的蛋白碎、洋葱碎，以及不加鹽的奶油或酸奶油。

洋人一遇到海鮮就要擠點檸檬汁，對魚子醬也不例外。這是一個錯誤的吃法，矜貴的伊朗魚子醬，當然不想被酸性東西搶去味道，吃時不可用檸檬。

也有人吹捧黃色的，稱它為黃金魚子醬，其實它只是 Oscietra 的變種兒。魚子粒小，又無彈性，當然不及 Beluga。

次等貨不斷在市面上出現，德國已有人工養殖的鱘魚，殺出來的魚子雖然味道還有點接近，但軟綿綿的口感不佳。

日本人更把鯉魚和鱈魚的魚子拿去染成黑色，冒充鱘魚魚子醬出售。最笨的是丹麥的魚子醬，名副其實地用一種叫笨魚 Lumpfish 的魚子代替。

凡是珍貴的食物，一定要從最好的試起，不然別去吃它，否則會帶給你很壞的印象，讓你失去追求它們的慾念，切記切記。

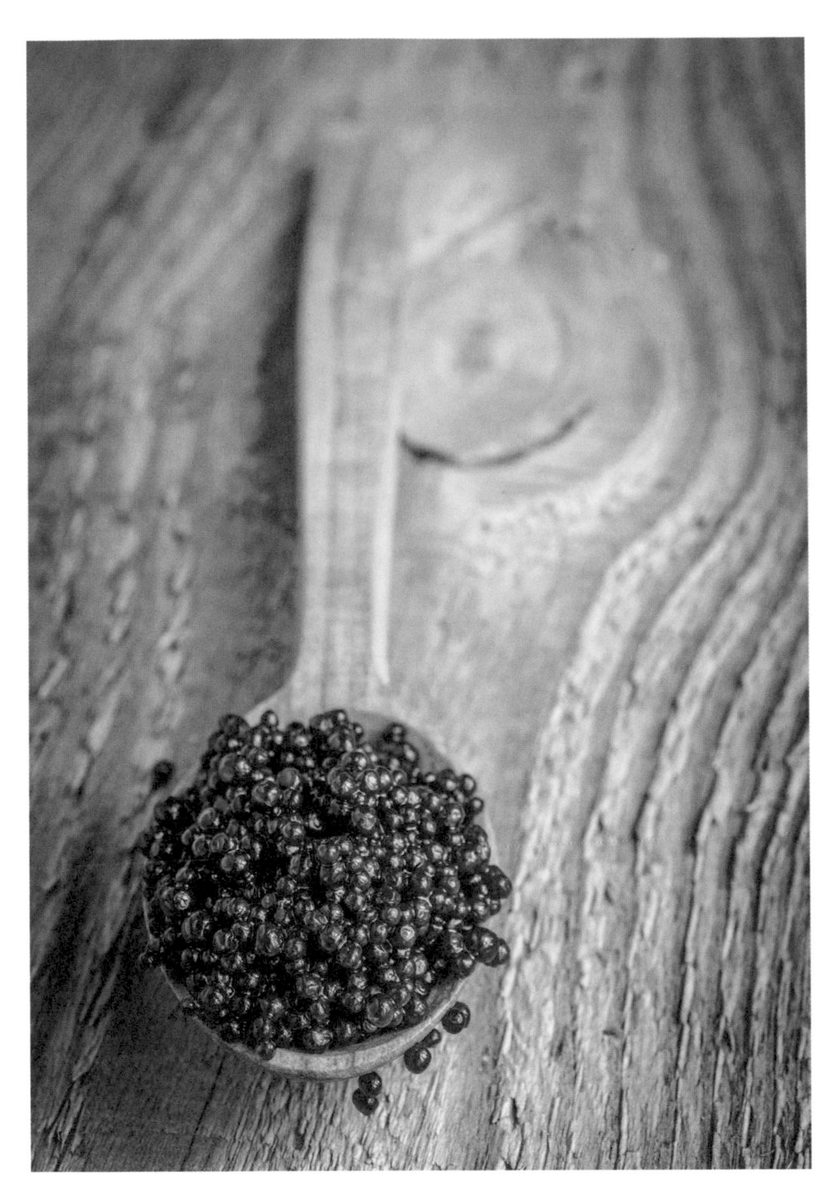

調味料
及香料

調味料及香料

鵝肝醬

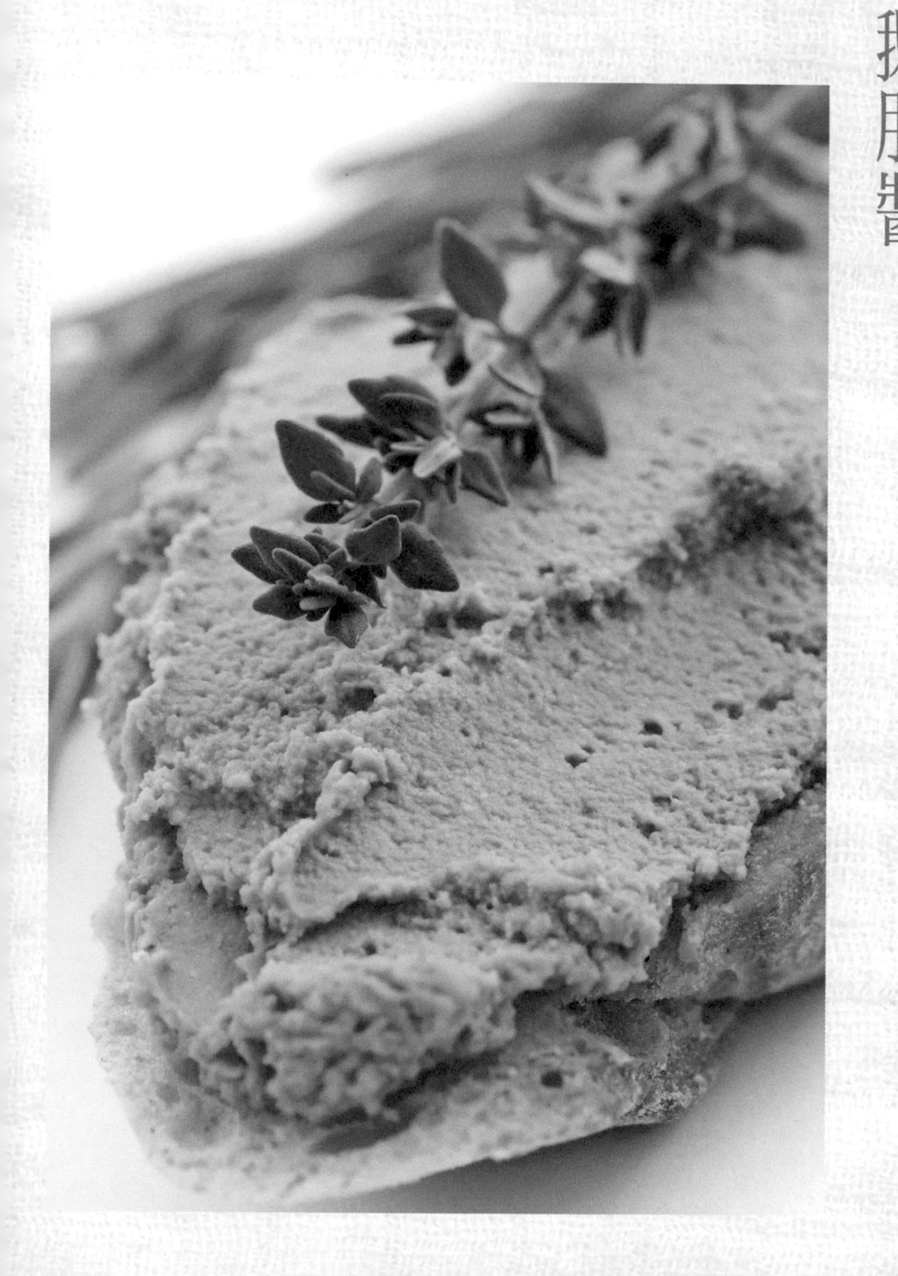

鵝肝醬 Foie Gras 為歐美三大珍品之中，較為便宜的。不像魚子醬和黑松露菌那麼貴，多出點錢，還是能在高級西餐廳或高級超市買得到。鵝本身的品種很多，只有在法國的碧麗歌 Périgord 的鵝最適合，牠的肝最為肥大，樣子有點像潮州的獅頭鵝。

飼養過程相當地殘忍，從蛋孵化後長約三個月中用普通的飼料餵之。之後便一隻隻移進籠裡，用一個特製的漏斗通到鵝頸中。二十四小時不斷強迫進食，等到鵝的體重達到十二到十五公斤，路也沒力氣走時才屠殺，取出鵝肝足足有五六百克重，像顆柚子雙手捧著，顏色粉紅得鮮艷，才是最完美的。

這種手法招來全球動物愛好者的非議，但是法國政府置之不理，好幾條村的生計全靠它生存，禁是禁不了的。

法國人說自古以來就有人強迫飼養家禽，古羅馬已實行，埃及人也用同樣手法，他們強詞奪理：鵝本來無用，只是一間工廠，為人類製造出美食來。

虐待動物的話，都應該反對。另一方面，我們也尊重別人的傳統，只要我們不親手餵鵝殺鵝，就是了。

在碧麗歌，第二次世界大戰之前，鵝肝醬還只是少數法國人懂得享受的，家庭婦女為了賺一點私房錢，選一隻鵝來強飼。

戰後，經一位叫慕扎的醫生發揚光大，提倡全村養鵝取肝，才變成當地的一種工藝。慕扎醫生對選鵝肝最有經驗，處理方法也獨特，他說過新鮮鵝肝，先要把肝中的筋割掉，才不會韌，這一點，不是很多大廚知道的。

碧麗歌也以出產黑松露菌著名，慕扎醫生教導的鵝肝醬最佳吃法為：先做一個餅底，把新鮮鵝肝切片後鋪在上面，再鋪一層黑松露菌，又把鵝肝用果醬炒後鋪在黑松露菌上，最後鋪餅蓋，放進焗爐焗一小時，取出切片來吃，試過之後才知什麼叫做天下美味。

一般，鵝肝醬只是煎了當為前菜，或在牛排上加了一片的吃法罷了，更有些用鴨肝代替的，已不入流。

芝麻

芝麻Sesame的原產地不詳，學者認為是印度或非洲，也有些人主張來自印尼。

在埃及和希臘出土的遺跡，證實在公元前三千年已有人種植來榨油。樹有三呎多高，更會開白、桃、紫色的鐘形小花，果實結在長形的圓筒中，內有四格，一爆開就噴出數百顆芝麻，湧出來撒到周圍各地，小說《阿里巴巴四十大盜》裡的「芝麻開門」，大概由此情景得到靈感。

不管黑色、白色和黃色，芝麻的味道相差不遠。將芝麻輕輕炒熟，就有一陣很香的味道，搾出來的油亦有很強的個性，持久不壞。

當今學者已證實，芝麻有抗衰老的作用，引起女士們注目，到底是什麼吃法的有益呢？生吃？炒熟？或壓碎？研究的結果是炒熟後磨碎的最佳。

歐美人似乎對吃芝麻的興趣不大，充其量只是撒在麵包和蛋糕上吃，對於味道很濃的麻油，他們也不懂得處理，甚少入饌。

到了中東可不同，糖果中芝麻佔很重要的位置。地中海各國用芝麻的例子也多，有種芝麻糊叫為 Tahini，也是甜品 Halva 的主要材料。

印度人的餅中一定有芝麻，著名的印度芝麻甜品叫做 Tikuta。

日本人用芝麻來做豆腐，是他們的精進料理中不可缺少的，又有時把菠菜燙熟，加點芝麻醬拌了當涼菜。他們磨芝麻的方法很特別，把芝麻放進一個中間有齒紋的陶砵中，再用一枝木棍磨研，加了水的話，就成芝麻醬了。

中國人吃芝麻，雖然有芝麻糊等甜品，又在腸粉上撒芝麻，但還以吃榨出來的麻油較多，麻婆豆腐也要用麻油炒出來。

因為對身體有益，孕婦多吃麻油。台灣人尤其信奉，常吃麻油雞。他們又用麻油來炒豬腰，最為出色，到了台灣不可不試。

一般人要是想吸收芝麻的好處，只要炒它一炒，香味噴出時可以停止，待冷卻，放進一個塑料手搖打磨器，旋轉之下，芝麻碎就磨成，撒於白飯或任何菜饌上皆宜。

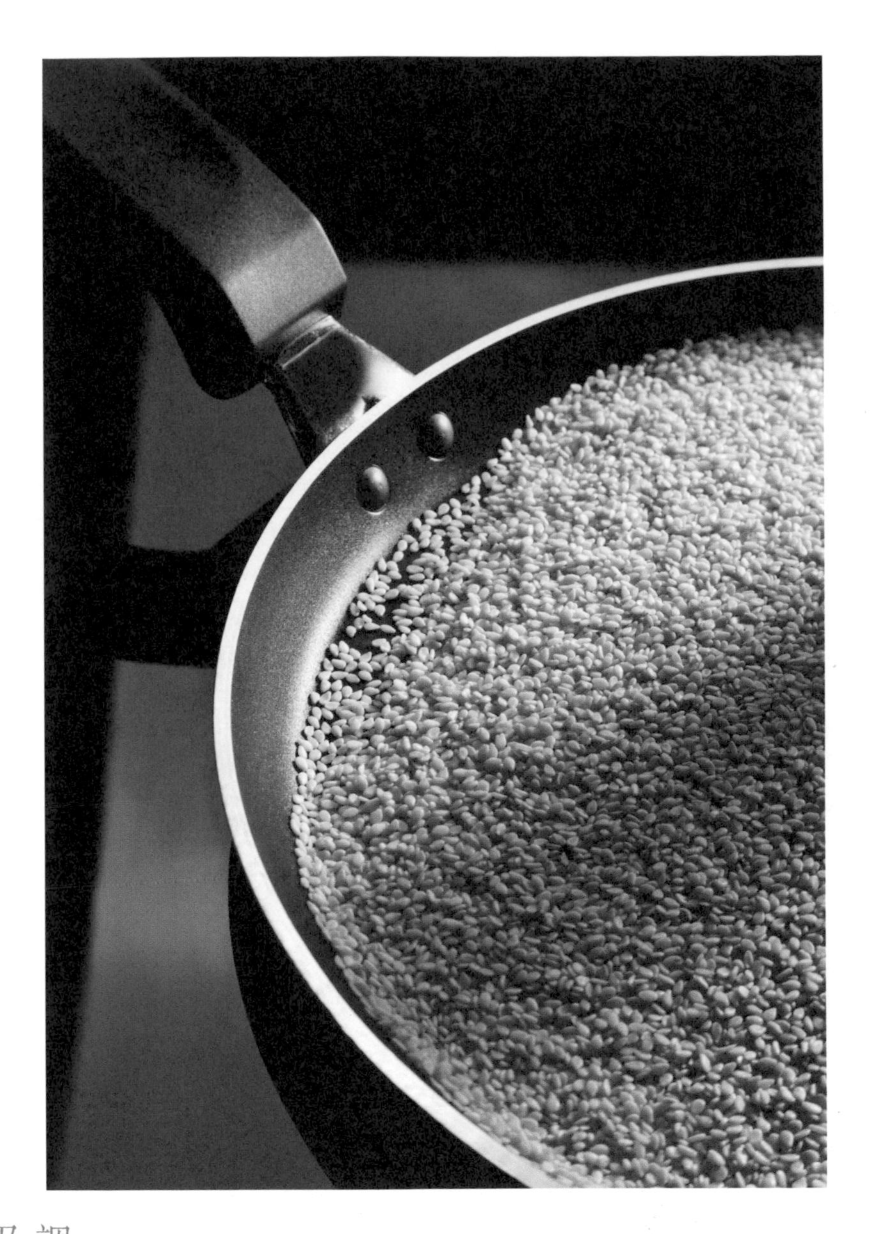

調味料及香料

調味料及香料

香茅

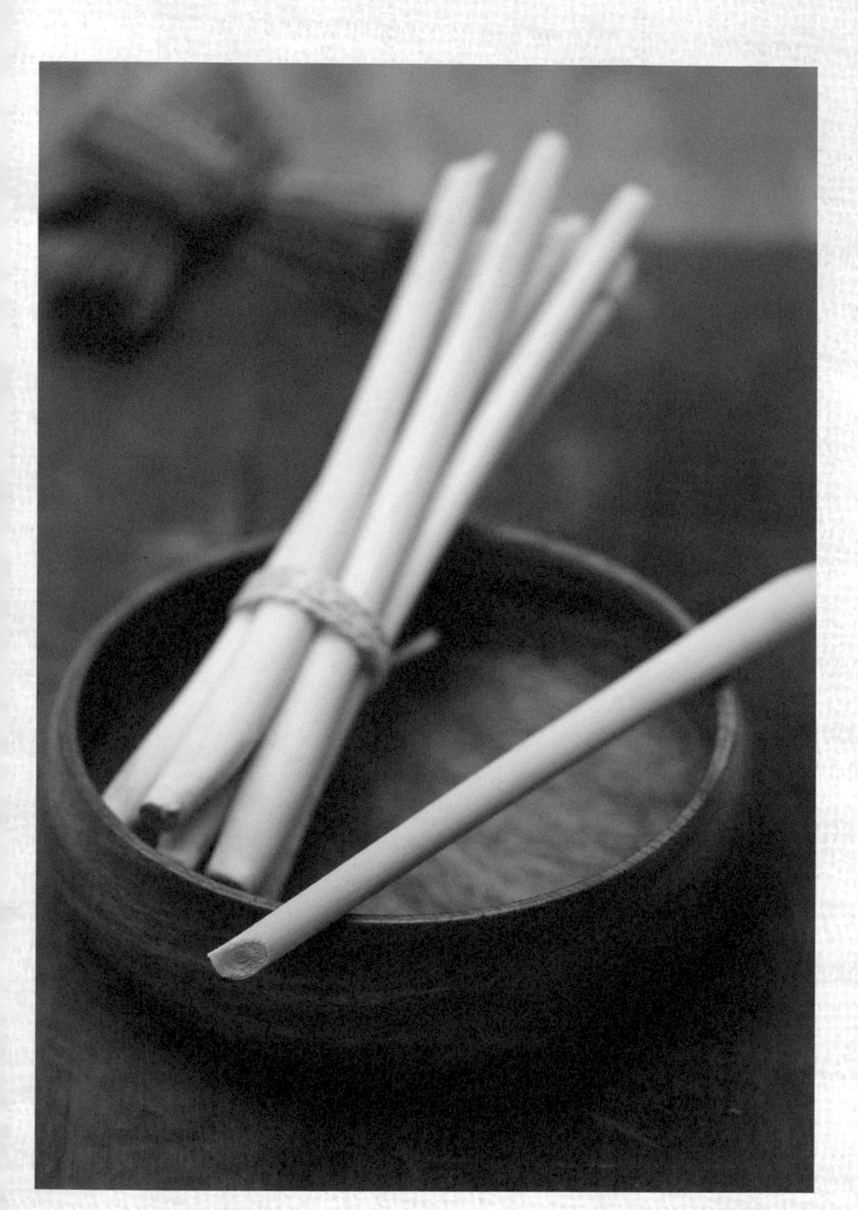

香茅，Lemon Grass，又叫 Citronella。

大家都說香茅的香味像檸檬，其實它有自己獨特的清香，絕非濃郁，淡然之中，散發著的氣息，有打開味蕾的作用，一旦愛上，不可一日無此君。

原產於馬來西亞，但是馬來菜中用香茅的種類並不多，反而給泰國人發揚光大，當今的泰國菜，沒有了香茅，就好像韓國人少了大蒜。

最著名的冬蔭功湯，材料有帶膏的大頭蝦、雞湯底、椰漿、南薑、檸檬葉、芫荽根、番茄、草菇、魚露、辣椒乾等，但一定下大量的香茅，採摘新鮮的，頭尾切掉，用石臼舂碎，更能散出味道來。把上述食材煮個十分鐘，即成。但少了香茅，冬蔭功就不好喝了。

香茅魚是把一大把香茅捲起來，塞在魚肚中去烤的。

香茅豬頸肉也是燒烤，應該是把香茅舂碎，榨出汁來，滴在豬頸肉上面。

香茅螃蟹是把螃蟹切塊，放入泥製的砂鍋中，加大量香茅燜出來。

自古以來，南洋人種植香茅，榨油，製為香精，用在香水和化妝品上，香茅又可當提神藥，它能防止瘧疾，故亦叫為防熱草 Fever Grass。

香茅很粗生，長得兩呎高左右就算成熟，曬乾了切成片備用，煮咖哩時亦能發出香味，有時泡成香茅茶喝，但還是新鮮的好，它有硬皮，不能就那麼吃，只有舂碎後取其香味。

一種最普通的食品，就是把香茅舂過後放進冰水之中，加點蜜糖，清新可喜。

歐美人幾乎都不認識這種食材，在他們的料理中從不出現過，反而去澳洲，受了亞洲食物的影響之後，在他們的酒餐中常用香茅，多數是和炸雞一齊吃的。

很奇怪地，在澳洲的香茅，一般都比泰國的粗壯，但就是發不出香茅的味道，只留個樣子，一點用處也沒有。

香茅在中餐中也少用，是很可惜的事，擠點香茅汁用在糕點上，或用來蒸魚，都是可取的。

肉桂

肉桂Cinnamon，原產於斯里蘭卡，野樹可長高至三四十呎，種植的控制在八呎左右，剝下樹皮，灑水，讓它發酵後曬乾，就成為最普遍用的香料之一。

桂皮Cassia和肉桂是兩種不同科的植物，味道雖然相似，但檔次較低。經常混亂，法國人簡直分不開，把兩種東西都叫成Cannelle。

中國人以肉桂入藥的例子，多過用於烹調，藥膳中也有桂漿粥，將肉桂研末。粳米加水煮至米開花時，加肉桂和紅糖，吃後能加強消化機能，舒緩腸胃疼痛。五香粉中，肉桂是其中之一。

所有香料，在西方的主要作用，是用來清除肉中的異味，早在公元前四世紀已有文字記載肉桂的用處。

當葡萄牙人發現錫蘭有肉桂之後，便是兵家爭奪的對象，荷蘭人從葡萄牙人手上搶了過來，之後又被英國奪回當殖民地。其實，產肉桂的地方很廣，像塞舌爾群島、印尼，甚至於中國南方，都種肉桂樹，當今已沒那麼珍貴了。

當樹幹長至手臂般粗時，農民便將最外面那層皮剝開，再用尖器一層層折下裡面的旋捲組織，曬乾了成翎管狀，就叫肉桂條了。

洋人喜歡把滾水倒入杯中，加糖，用肉桂條慢慢攪拌，浸出味道來當茶喝。通常，也將肉桂皮磨成粉。最普遍見到的是在咖啡泡沫上撒的肉桂粉。巧克力中加肉桂，味道非常特別。做蛋糕時，肉桂也是常用的，烘麵包更少不了肉桂。

在中東旅行，經常發現他們的菜餚中加了肉桂，像摩洛哥的紅燒肉Tagine和伊朗人做的Khoresht。

市面上賣的肉桂，有許多是用桂皮來混淆，兩種皮很難辨認。大致上，可以從它們的香味聞出，肉桂比桂皮香得多，而且肉桂多含樹油，不像桂皮那麼枯而不潤。

磨成粉後，更難分出真偽。許多肉桂粉都混了桂皮，只有向老字號的藥店購買，才較可靠。

韓國人將肉桂煮水，加蜜糖，冷凍，上桌時撒上紅棗片和松子，是夏天最好的甜品。

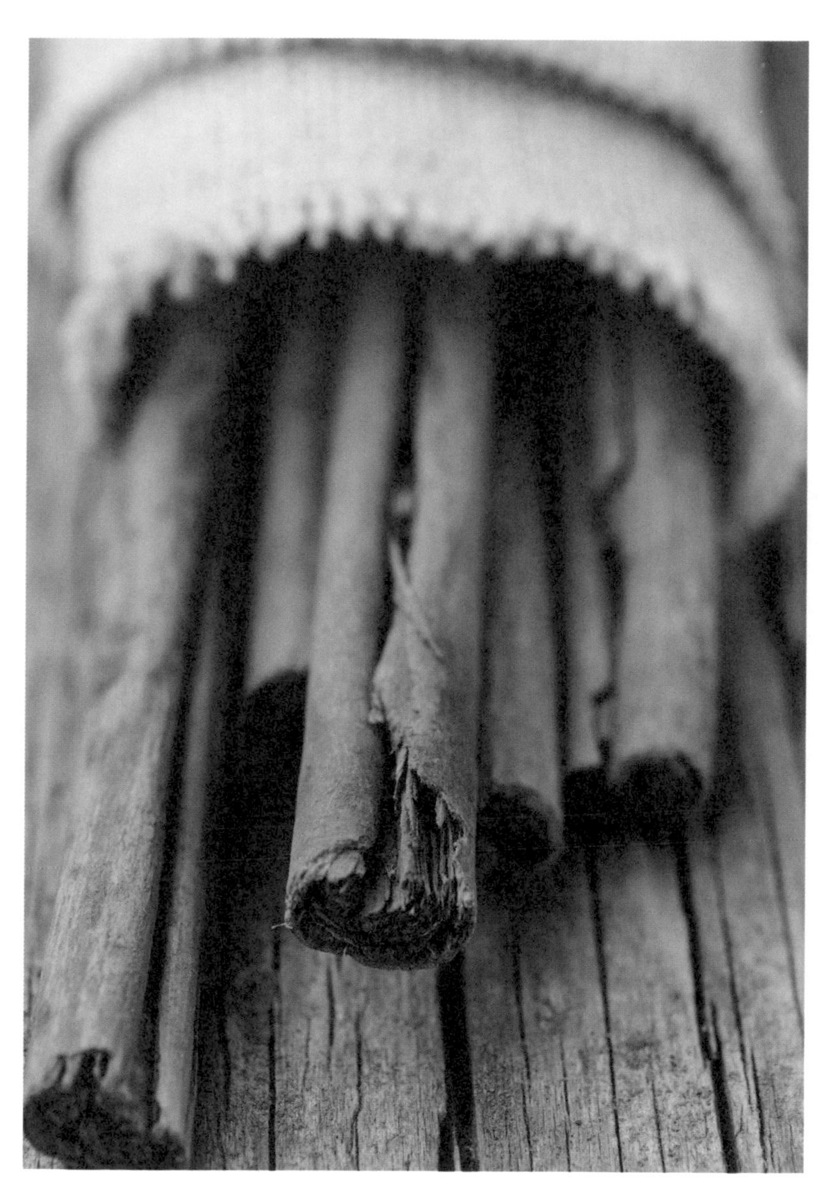

調味料及香料

調味料及香料

孜然

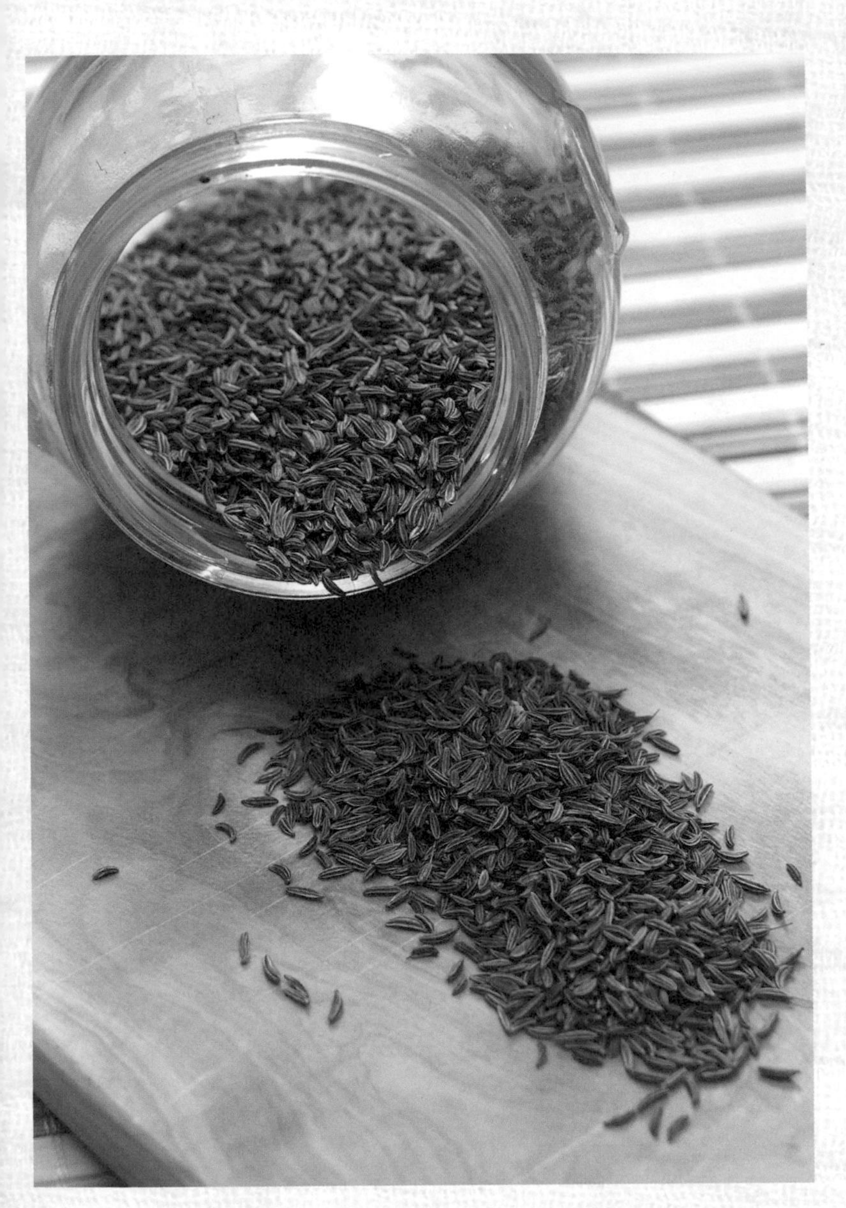

孜然Cumin，屬於芹科，也叫為馬芹，是種米狀的褐色種籽，樣子像茴香，有中國小茴香之稱，但當今一提到孜然，都知道是什麼香味，最普遍用在羊肉上。

綿羊比草羊羶得多，新疆人吃羊，幾乎離開不了孜然。磨成粉，撒在烤羊肉串上，是最平常的吃法。

新疆的手抓飯，無孜然是做不成的，用新鮮羊肉，切成塊狀，下油鍋，和洋葱及紅蘿蔔一塊爆香，加鹽加水，燉個二十分鐘。之前用水泡好的白米，燉個四十分鐘，鍋熱時加大量孜然粉，拌勻，做出來的手抓飯油亮晶瑩，非常美味，名為手抓飯，用手抓來吃最佳。

烤全羊時，在羊的表皮上也要撒孜然粉的，喜歡的人覺得味道不夠，所以在新疆菜館中吃飯，桌上一定有一碟鹽和一碟孜然粉。

在印度和中東等地，咖哩粉或辣椒粉中必加孜然，孜然也用來做醬料，沾用孜然烤出來的麵包吃。把肉剁碎後製成餅狀的菜餚，以孜然除去腥味。歐洲人受到影響，德國人做香腸時也加入孜然。

有時，將整粒的孜然浸在酒中當醒胃酒，也能製油精再溝入酒中的。

孜然原產在巴基斯坦，很早已傳入以色列，《新約聖經》中也提起這種香料，它是一年生的草本植物，衣索比亞、地中海、伊朗，甚至於蘇俄也有種植，中國則長於新疆的庫車、沙雅、喀什，但以和田的孜然最為著名。

藥用上，孜然可治療消化不良、胃寒、腹痛等。

荷蘭人做起司時，也加入孜然，西班牙海鮮飯也有孜然，不過已漸少人欣賞了，西班牙人有一句話叫「me importa un comino（不會當一粒孜然那麼重要）」，意思是我才不管那麼多。

味道吃慣了，無它不歡，但對於初嚐孜然的人，會感到一陣惡臭，而這種味道似乎聞過，出在何處？仔細一想，與中東或印度人腋下發出來的相同，差點作嘔。喜歡的人，像聞到男歡女愛時發出的陰陽交錯味，是天下最美味的。二者相差那麼遠，也真是只有孜然才能做到的。

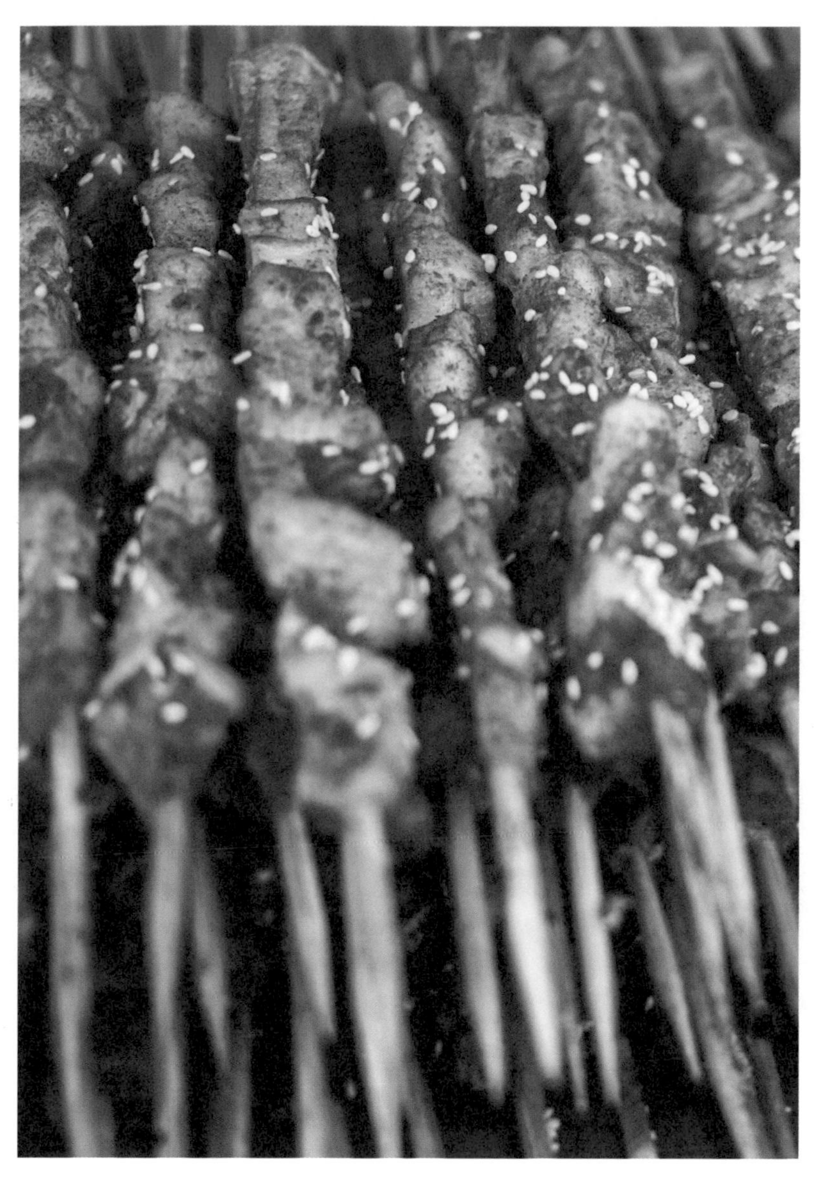

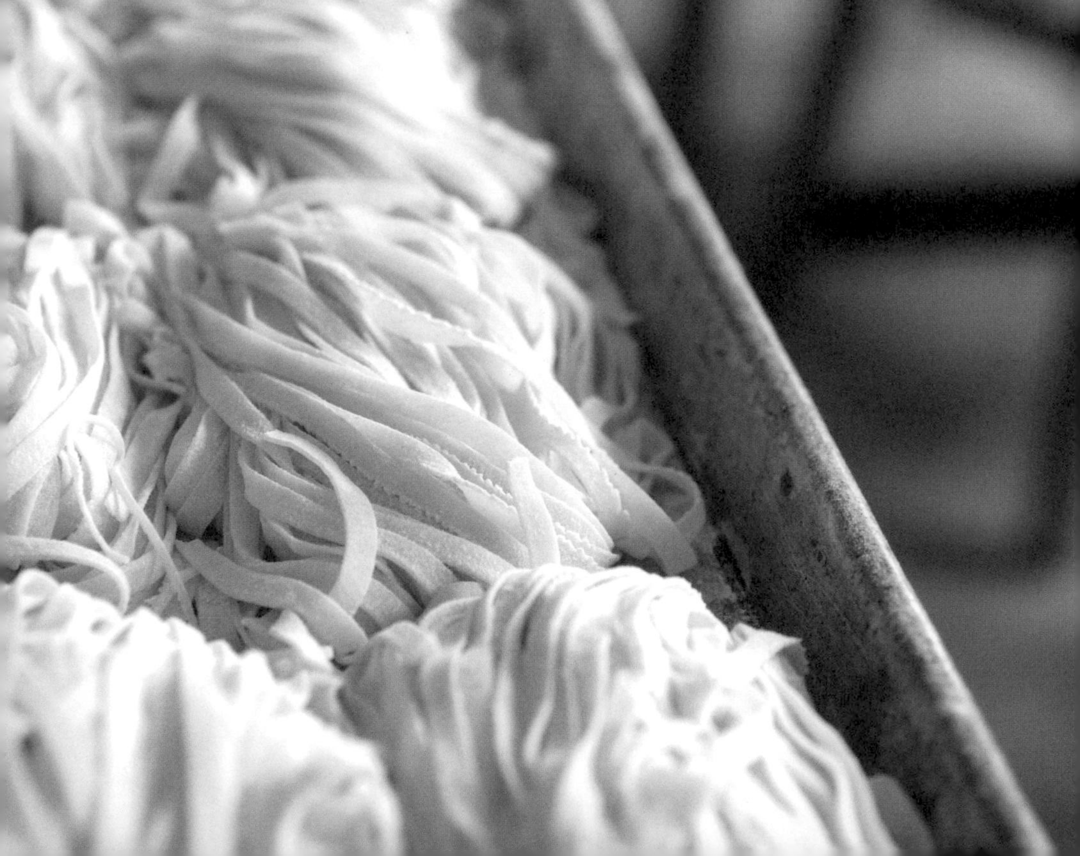

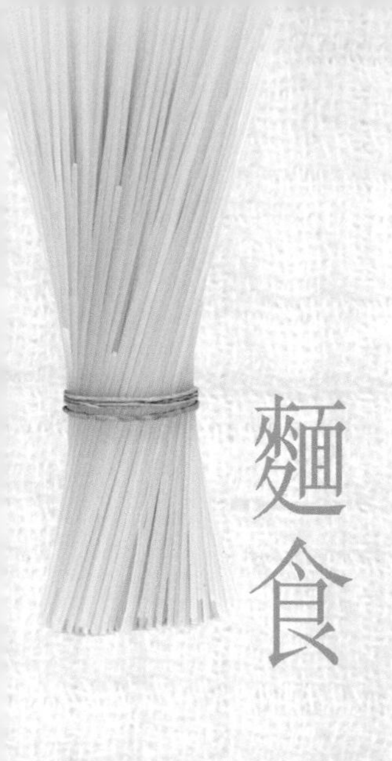

麵食

米粉
粿條（河粉）
麵
粉絲

麵食

米粉

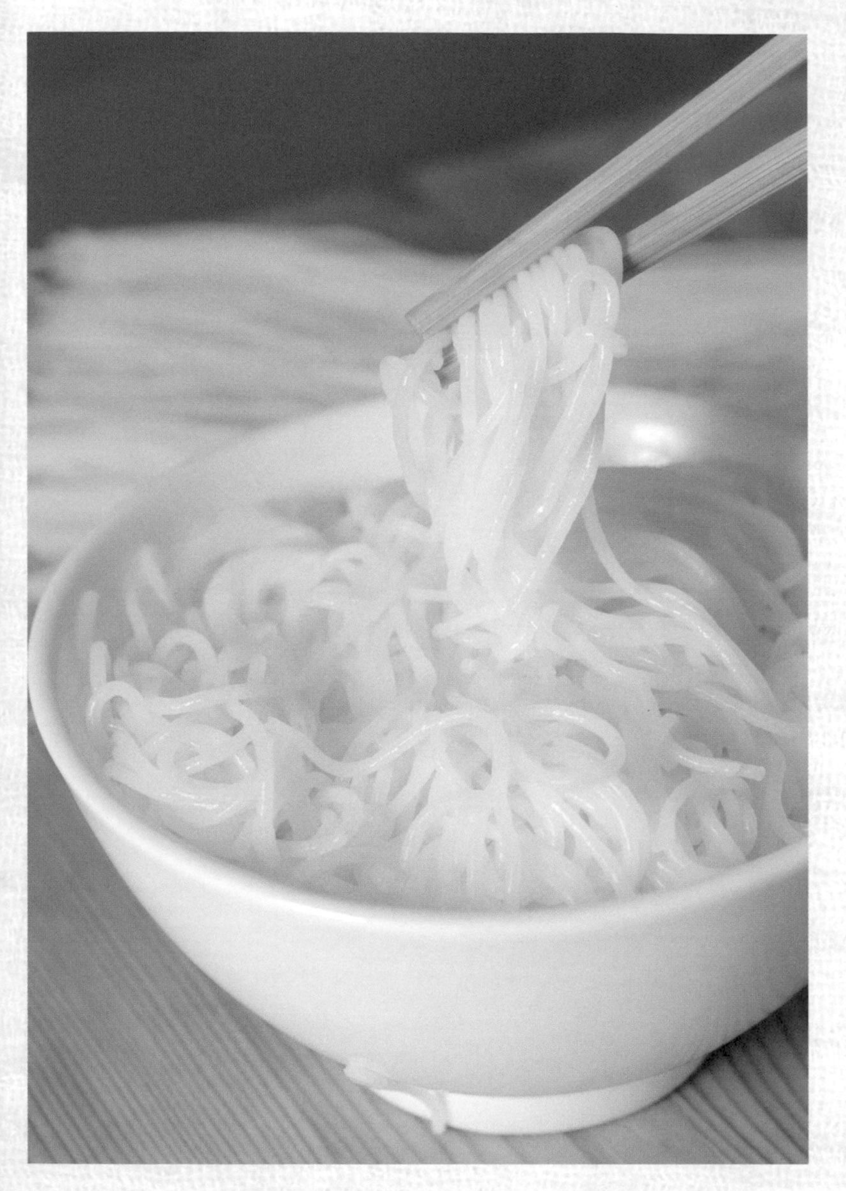

米粉這種東西，也只有在中國才吃到，東南亞一帶也生產，但遠不傳到歐洲，近沒影響到日本。

從前在裕華百貨的超級市場都可以買到當天從東莞運來的新鮮米粉，現今只能吃到乾的。至於從品質到細膩度上，最好的米粉，還是台灣的新竹米粉。

米粉通常是炒來吃的，香港流行的星州炒米，下一點咖哩粉就當是了，在新加坡倒沒有這種炒米。那邊吃的，多數用海南人做法，把米粉油炸了一下，再下大量的湯汁去煨，配以鮮魷、肉片、雞內臟和菜心等翻翻鍋，炒出很濕的米粉，味道不錯。

去到泰國，也有異曲同工的炒法，配料隨意變化罷了，以芥藍代替菜心。

炒米粉，是台灣人的傳統菜，媳婦進門，第一次試的廚藝就是生炒米粉。家婆一看她們用鍋鏟，就知是外行，台灣炒米粉用長筷子的，不停地將米粉分開，細膩的米粉才不會糊成一塊，炒時下適當的水分、湯汁和油鹽，配料最多是些肉絲，高麗菜是不能缺少的。

至於煮湯的米粉，我們吃得最多的是雪菜肉絲湯米，將那兩種配菜炒完，

沙河當今已列入廣州市，從市中心去也不是很遠，那裡吃到的沙河粉五顏六色，紅的拌胡蘿蔔汁、綠的菠菜，還有褐色的，是拿巧克力粉混成，當成甜品。

與河粉異曲同工的是陳村粉，把一片片的米粉弄皺後大片切開，像一件三宅一生設計的衣服。

排骨河粉有時是用砂鍋料理，將排骨和河粉炒之，入煲，再燒它一陣子，底部留著的發焦河粉，刮起來吃也相當可口。

至於煮湯的河粉，最受香港人歡迎的魚蛋河，湯中要投入炸蒜茸、芹菜碎和大量天津冬菜才夠味。

除了魚蛋，也有所謂四寶的，那是加了魚餅、魚餃和魚片（一種把魚膠鋪成薄片，皺起來捲成的食物，有時包著芹菜和胡蘿蔔當裝飾）。

河粉本身無味，不像麵那樣加雞蛋，所以要靠其他材料來調，清炒嫌太寡，可加入魚露，魚露和河粉配合得極佳。

至於越南人的生牛肉河 Pho，更是一絕，但湯汁熬得出色的食店並不多。

南洋人的炒貴刁用豬肉，材料有魚餅、臘腸片、豆芽、韭菜及豬油渣，淋上黑色的甜醬油和辣椒醬，上桌前投入大量血蚶，鮮美到極點，百食不厭矣。

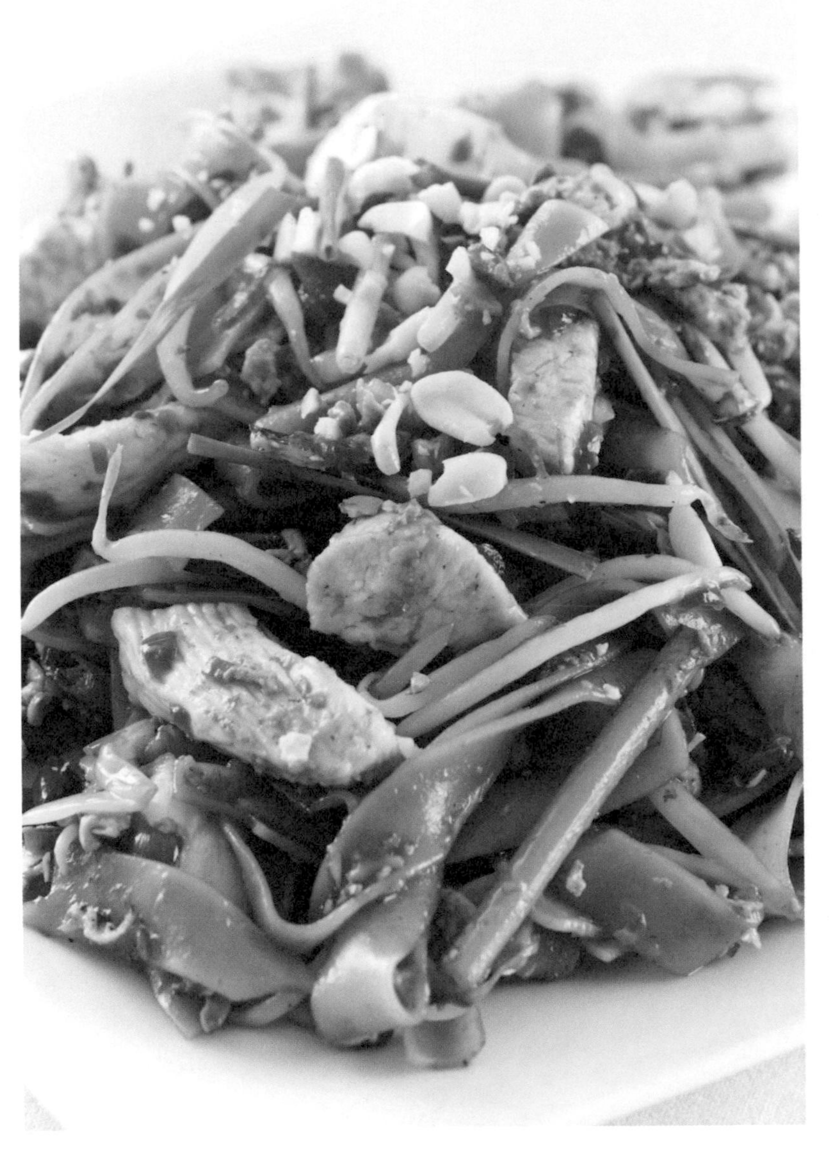

麵食

麵

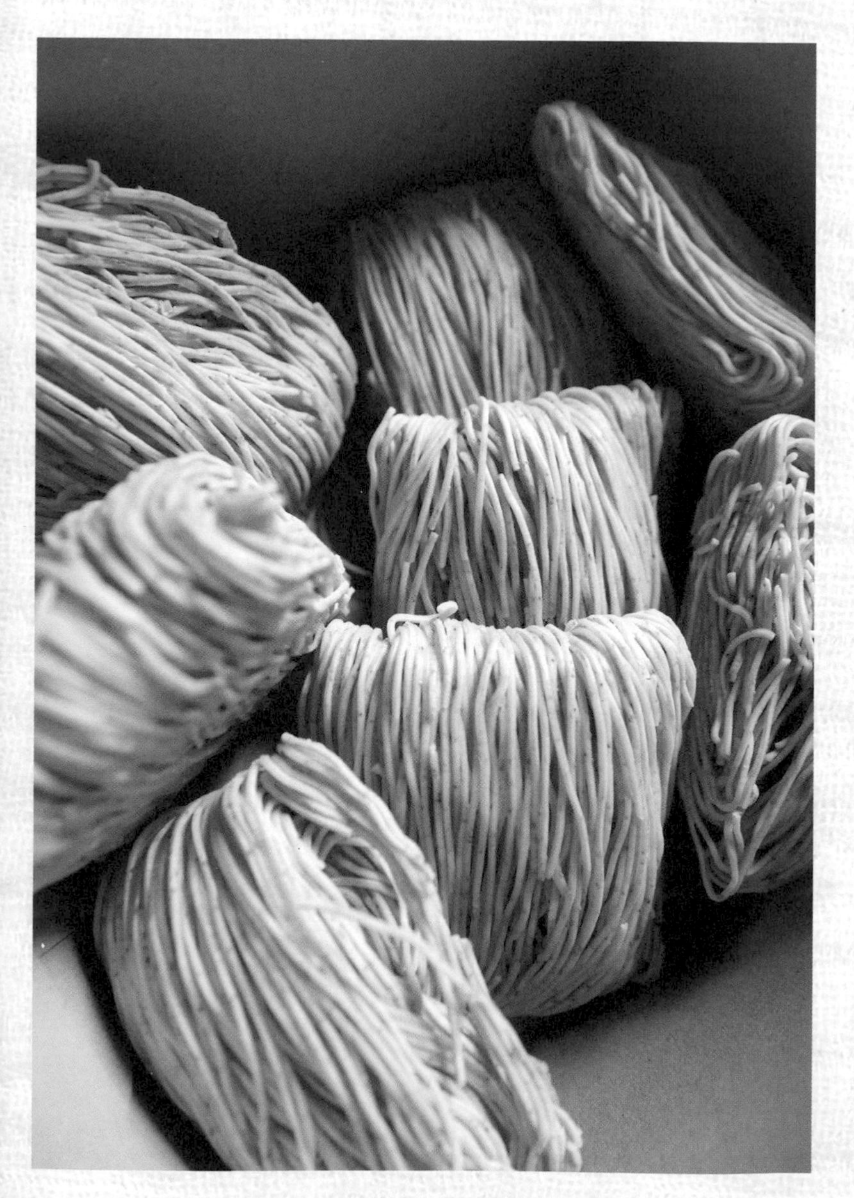

最初的麵接近塊狀，把麵餅拿來煮罷了，典型的有東漢記載的「煮餅」、「水溲餅」等。

宋朝時出現「三鮮麵」，明朝有「蘿蔔麵」，清朝李漁收錄了福建的「五香麵」。

大致來說，麵可分非鹼水麵和鹼水麵，前者以北方人吃的居多，後者南方人。影響到義大利的麵沒鹼水，日人的拉麵皆有鹼水。

鹼的成分是碳酸鉀，與麵中蛋白質混合後產生黏性、彈力、韌感。

把天下的麵加起來，做法至少有數千種，先由基本做起，任何麵都要燙熟，有些小秘訣的：

第一，鍋要大，水要多。這麼一來麵容易熟，又有充分的空間疏展，不會黏在一起。

第二，把麵糰撕開，均勻地撒在滾水之中。用長筷子撥動，筷子一夾，麵斷，已經知道夠熟了。連最麻煩的義大利麵也是一樣。

第三，用漏杓將麵條撈起，放入冷水之中，考究一點，可以在水中加冰。

第四，在另一鍋有料之湯中，如豬骨、雞、海鮮，等湯滾到有泡，在最熱時把麵條放進去，熄火，即成。

炒麵的話，最好別燙過再炒，用生麵直接炒好了，準備一鍋湯，麵快焦時即加湯就是。不贊成把配料先炒起鍋，等炒好了麵再混合，那麼做配料的菜汁不會進入麵中。先炒麵，半熟時中間撥開留出空位，炒配料，最後拌在一起上桌。

帶鹼的麵，燙完之後，別把水倒掉，用來燙蔬菜，因有鹼，一定碧綠。麵的搭檔千變萬化，你家裡的冰箱有些什麼，都可以拿來當配料。上海人的所謂「澆頭」，就是普通小菜，鋪在湯麵上而已。

湯底最重要，一碗麵的好壞決定性都在湯裡。嚴守著真材實料這四個字，錯不了。用大量的豬骨熬出，一定甜。至於旁人的豬骨湯是白色的，我們煲出來的為什麼不會白？很容易，買一尾魚，煎牠一煎，用個袋子一起煲，煲至稀爛，湯一定很白，很白。

所有的麵，用植物油料理一定遜色；以豬油煮之、炒之、拌之，皆完美。

粉絲

粉絲，是綠豆做出來的食材，乾貨出售，浸了水變柔軟，但很有彈性，呈透明狀，美麗又可口。

用最貴的魚翅去炒最便宜的雞蛋，稱為桂花翅，的確好吃。平民版本的粉絲炒蛋，口感不遜色，其實魚翅及粉絲兩者本身皆無味，何來的區別？

粉絲一般都是放進湯中烹調，上海菜中著名的油豆腐粉絲，最具代表性。潮州菜的九棍魚湯也少不了粉絲，和粉絲配合得最好的是天津冬菜，當然撒上炸過的乾葱或蒜茸，更加美味。

易斷，又黐鍋，粉絲很少拿來炒，需要極高明的廚藝，福建人的炒粉絲做得最出色，其他省分罕見。

一炸，變成白色。粉絲就那麼以乾貨形態去炸發得不大，要浸過，等水分乾了再炸才可。炸過的粉絲當成碟邊的裝飾品很糟蹋它。炸了再去做湯更為上乘。四川名菜螞蟻上樹就是炒粉絲，現代版的螞蟻上樹，是先將粉絲炸了，再把肉碎等的醬汁淋在粉絲上，又有另一番滋味。

次等的粉絲，一下子就稀爛得變成糊狀，市面上購買到的龍口粉絲最佳，如果你還嫌難於處理，就買一包像泡麵般的粉絲吧，一泡水就行。

粉絲吸水，做湯時下得太多的話，整鍋湯乾掉。利用這個原理，煮火鍋時，最後剩下的湯汁最甜，但又已經飽得再也喝不完，這時叫一碟粉絲加進去，等它吸乾湯，當成撈麵一樣食之，再飽也能吃三碗。

當今的海鮮館子也愛用粉絲，蒸帶子或巨大的蜆類時，加蒜茸和粉絲在殼內，也是美味。尤其是螃蟹，蟹肉用豉椒炒之，把粉絲和蟹膏混在一起蒸起來，又是另一道菜。

日本人吃的粉絲比我們的粗大，有時還加了魔芋蒟蒻粉進綠豆中，防止它易爛，但這一來粉絲變成不入味，就沒那麼好吃了。他們經常在沙鍋之類的料理中用粉絲，味道和口感沒有我們的好，但以名字取勝，用了一個很有詩意的「春雨」。

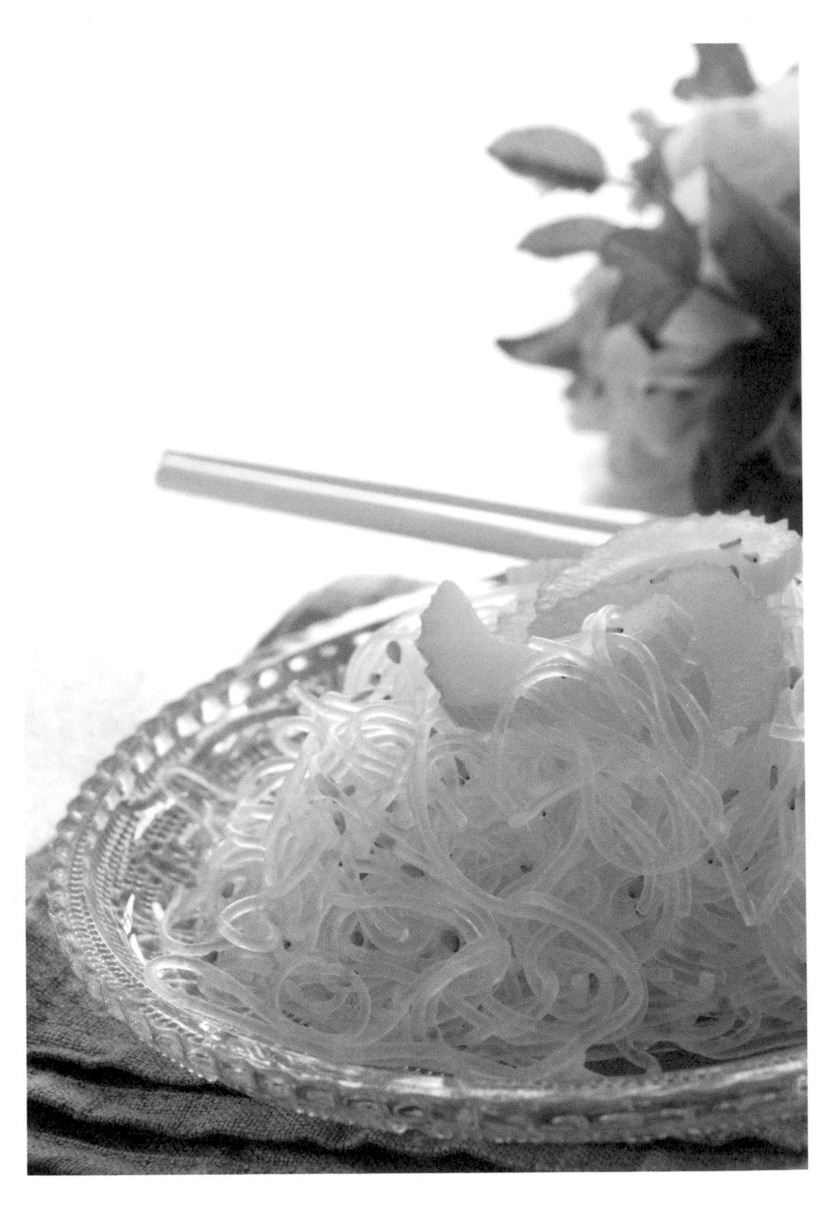

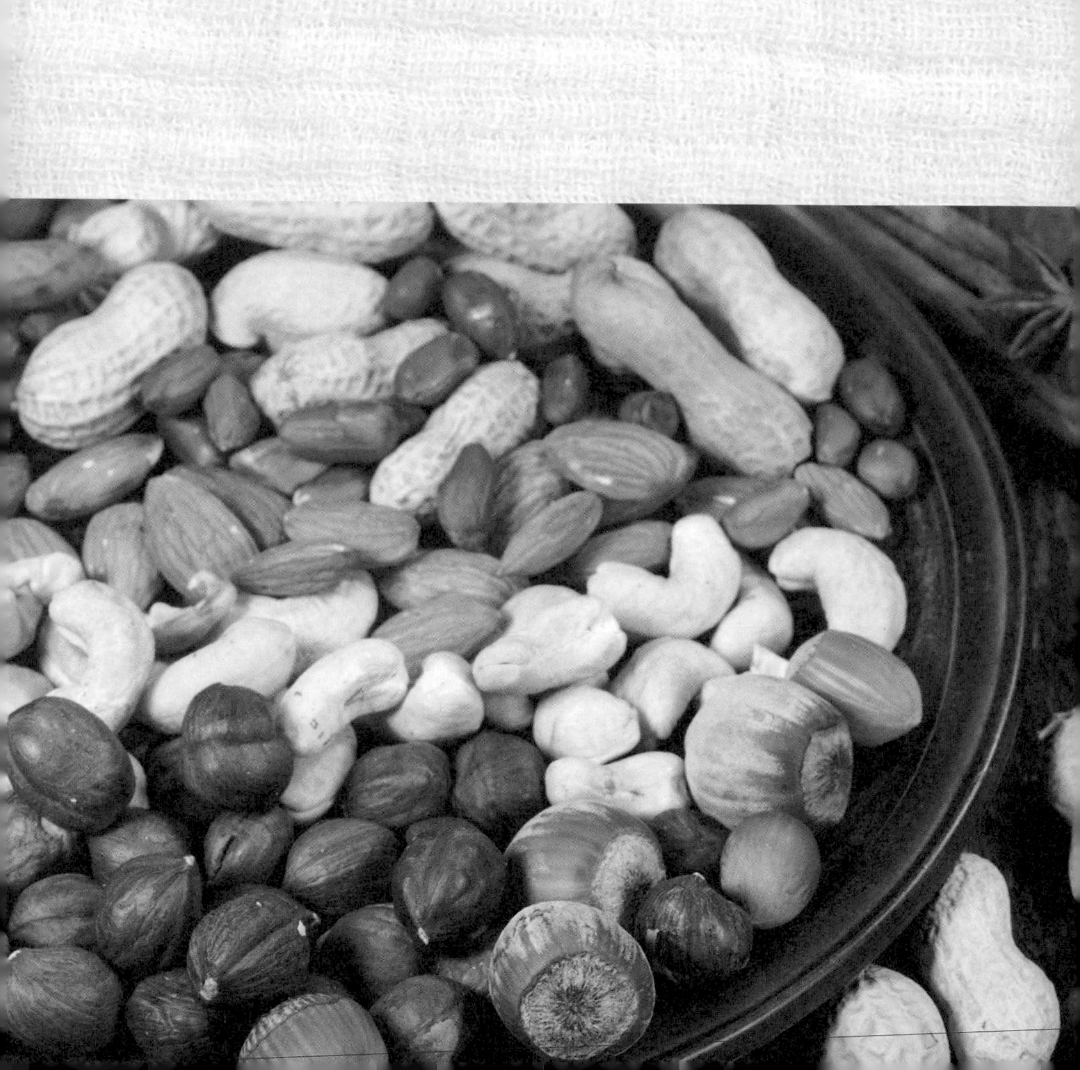

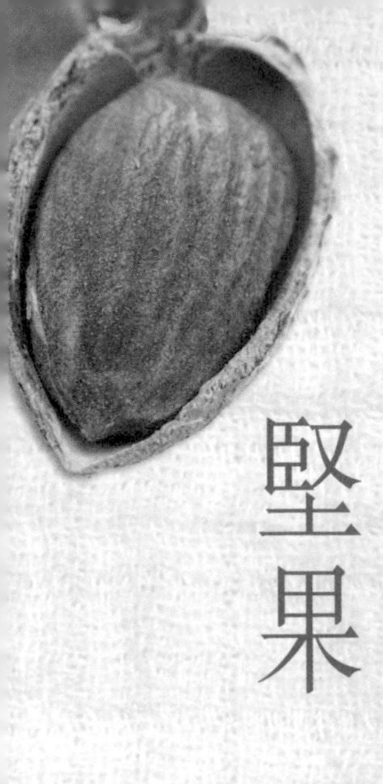

堅果

落花生
松子
栗子
蓮子
腰果
杏仁
開心果
核桃

堅果

落花生

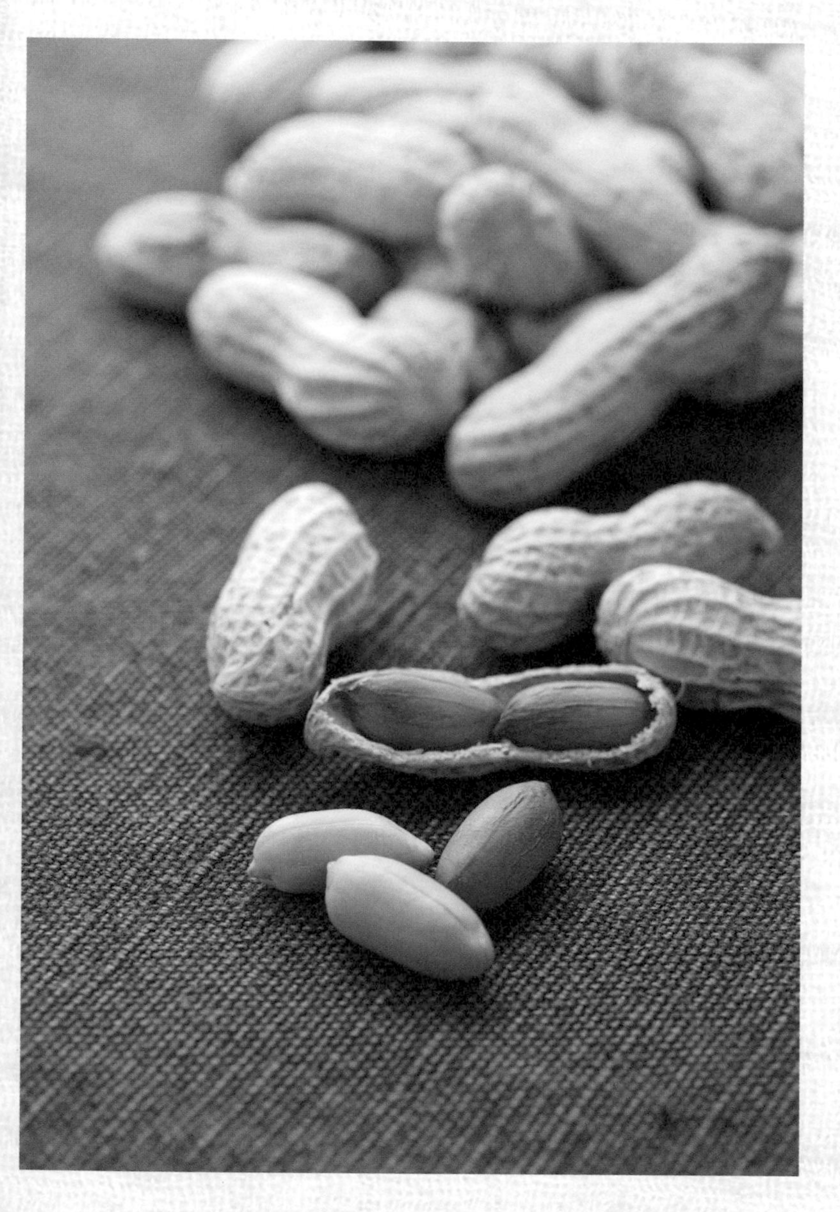

Peanuts 花生，我總叫它的全名落花生，很有詩意。

落花生是我最喜愛的一種豆類，百食不厭，愈吃愈起勁，不能罷休。惟一弊病是吃了放屁。

外國人的焗落花生 Roasted Peanuts 或中國人的炒落花生和炸落花生，都是最劣等的做法，吃了喉嚨發泡，對落花生不起。

水煮落花生或蒸焓落花生才最能把美味帶出，又香又軟熟，真是好吃。從前在旺角道能看到一個小販賣連殼的蒸落花生，當今不知去了哪裡？南洋街邊，尤其是在檳城，焓落花生常見，只是他們把殼子料理得深黃，雖然不是化學染料，我看了也不開胃。

九龍城街市中，很多菜攤賣煮熱帶殼的落花生。放鹽，把水滾了，煮到水乾為止，天下美味。一斤才賣五塊錢，買個三斤，吃到飽為止。

雜貨店裡也賣生的花生米，分大的和細的，有些人會比較，我則認為兩者皆宜，大小通吃可也。

買它一斤，放在冷水泡過夜，或在滾水裡煮個十分鐘，將皮的澀味除去，就可以煮了。有些人要去衣才吃，我愛吃連衣的。

放一小撮鹽，水滾了用慢火熬一個小時，即可吃；喜歡更軟熟的話，煮兩小時。

煮時水中加滷汁，向賣滷鵝的小販討個一小包就是。等水煮乾了，花生就能吃，我去餐廳看到這種佐菜的小菜，總一連要幾碟，其他佳餚不吃也罷。

北京菜的冷盤中，一定有水煮落花生，山東涼菜中，煮得半生不熟，帶甜臭青味的，也可口。到了咸豐酒店，來一大碟落花生配紹興花雕，店裡叫「大雕」的，又香又甜，一碗才八塊錢，喝得不亦樂乎，但沒有落花生配之，味道就差。

烹調落花生的最高境界，莫過於豬尾煮落花生了。同樣方法，去衣溜，備用。先把豬尾煲個一小時，再放落花生進去多煮一小時，這時香味傳來，啃豬尾的皮，噬其骨，再大匙舀落花生吃，最後把那又濃又厚的湯喝進肚，不羨仙矣。

松子

松子的分佈，全球很廣，但非每一種類的松樹都能長松子，生產得很多的是阿拉伯國家和亞洲，韓國尤其大量。

農曆五月左右，松樹枝頭長出紫紅色的雄花，另有球形的雌花，一年後結成手榴彈般大的果，成熟爆開，硬殼裡面的胚乳就是松子了。象牙顏色，每顆只有米粒的兩三倍大，含有豐富的蛋白質，一向被人類認為是高尚的食材，藥用效果亦廣。

在上海看到帶殼的松子，剝起來甚麻煩，一般市場賣的已經去了殼，可以生吃，也有炒或焙熟的，更香。把松子油炸，不同於腰果，它很小，容易焦，得小心處理。

松子含大量油質，保存得不小心便溢出油餿味，購入生松子時，最好一兩兩去買，別貪心，每一兩用一個塑膠袋裝好，密封，不漏氣，才能保存得久。

世界上最貴的果仁，首推夏威夷果，松子次之，再下來才輪到開心果，花生最賤。在歐洲，古時是一般百姓吃不起的。

人類吃松子的歷史很悠久，《聖經》早有記載，十六世紀的西班牙人到了美洲，已發現印第安土著用松子來做菜。

中東人很重視松子，他們嗜甜，幾乎所有的高級甜品中皆用松子，特別土產「土耳其歡樂」，用松子代替花生，加大量蜜糖製成。地中海菜裡，塞進鴨鵝來烹調。突尼西亞人更把松子放進菜中一塊喝。

中國的小炒用松子的例子很多，尤其是南方的所謂炒粒粒，將每一種食材都切細，混入松子來炒，多數會把松子炸了，放在碟底當點綴罷了，以松子為主的菜不常見。

韓國人最會吃松子，在伎生藝伎館中，大師傅會把松子磨成糊煮粥，客人來喝酒之前，由伎生餵幾口，讓松子粥包著胃壁，喝起酒來才不易醉。

飯後，必送一杯用肉桂熬出來的茶，冷凍了喝，上面飄浮著的紅棗片和松子，又美麗又可口，是夏天飲品中之極品。

客廳茶几上，最好擺個精美的小玻璃瓶，裡面擺松子，一面看電視一面當小吃，不會飽肚，是種高級的享受。

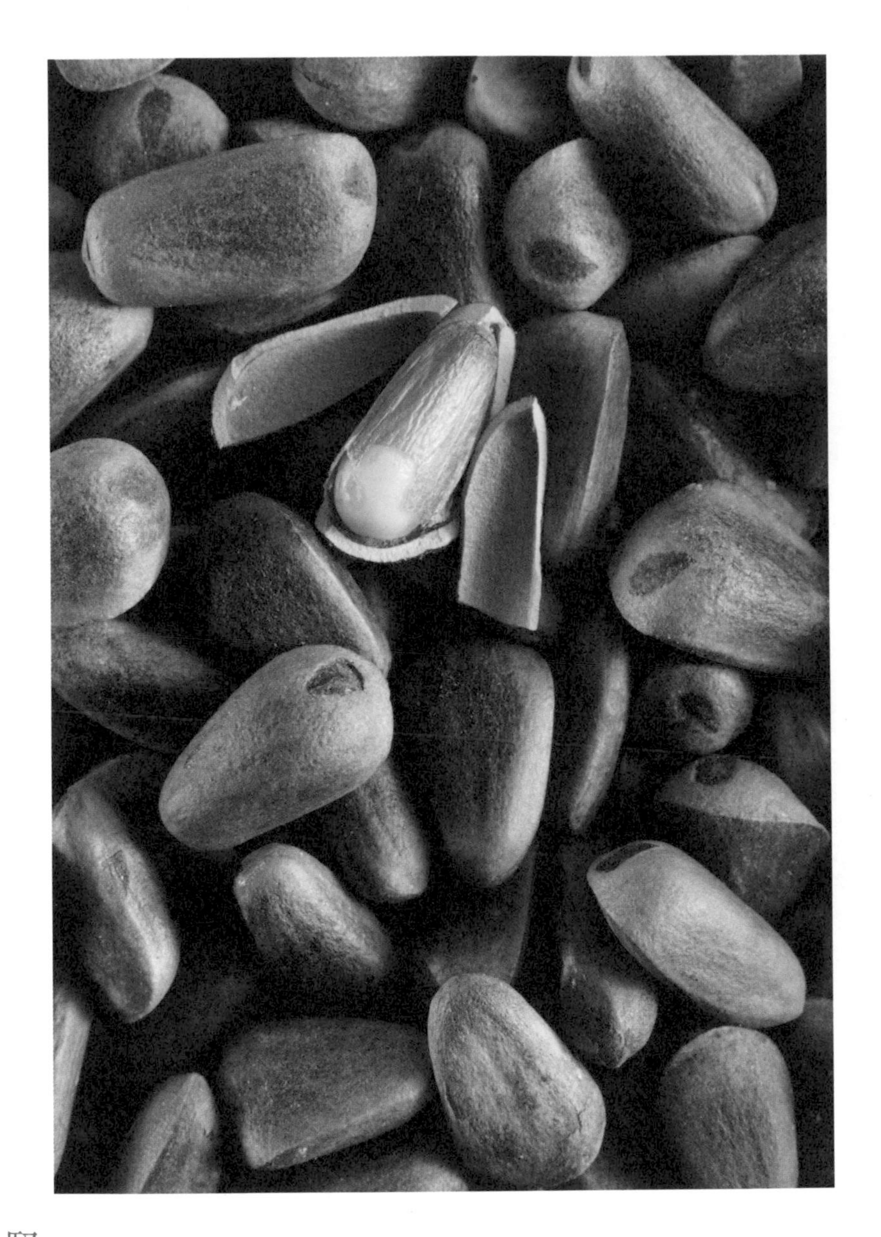

堅果

栗子

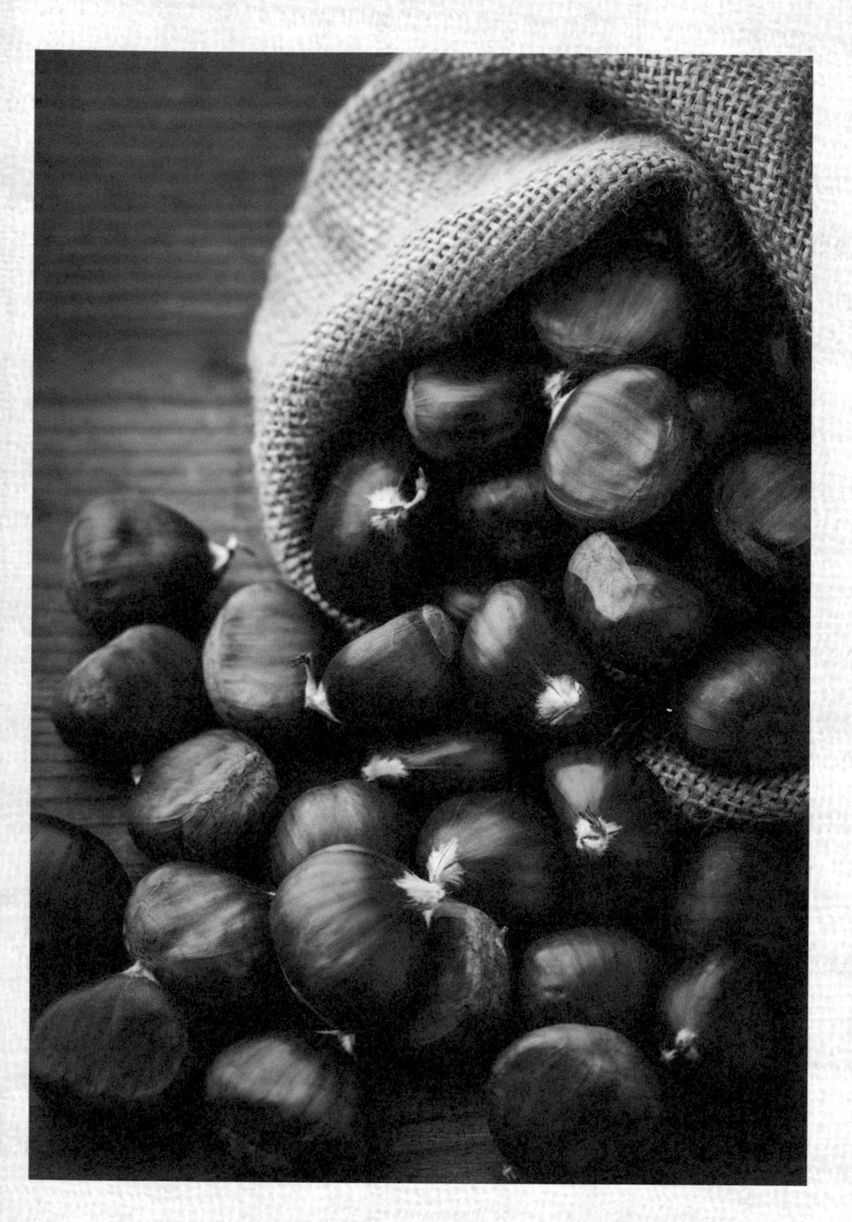

我們和栗子的接觸，始於糖炒吧？

老一輩食家總懷念此事的，我們沒機會嚐到那些優雅時代的小菜，只記得在尖沙咀厚福街街頭，有位長者賣栗子，炒得熱烘烘的空氣灌滿栗子，拿起一顆表演，摔在地上，即刻像原子彈那般四面散開，爆發得無影無蹤。

所謂糖炒，其實是石炒，本來應該用盛產砂鍋的齋堂石礫鎏砂，據說不吸收糖分，也不黏蜜，但我們看到的小販，用的只是普通的石，多年來炒得變圓形，倒是事實。

抗戰時女作家般的人物，吃糖炒栗子，裝進右邊袋。吃完的，殼又裝入左邊袋。說什麼不黏手也總是黐黐地，當年女人衣服又不是每天洗，真有點髒相。

在歐洲旅行時，看到小販賣栗子，是中間剛開一刀後拿到火爐上烤。烤熟後剝殼食之，我笑稱此法原始，歐洲女友問我：「那你們是怎麼吃的？」我回答用石頭來炒，她手擊我腦，說我騙人。

吃糖炒栗子，最惱人的是它有層難剝的衣，衣有細毛，吃了嘴中也沾毛。又常吃到敗壞的，那陣味道真是古怪透頂。

最優良品種，大小一樣的，都給日本買去，氣死我也。

我吃栗子，學不會洋人當蛋糕，最多只買幾瓶糖水漬的來吃。

通常，我會用栗子來煮湯，選西施骨，這個部分比排骨甜，再挑肥美的玉米，味甜，最後預備十粒栗子，煲個兩小時而成，那碗湯，甜上加甜又加甜，也不膩，天下美味也。

把栗子煮熟後，用長方形菜刀一壓，再拖一拖，即刻變出栗茸來。加豬油膏燒，最後別忘記把乾葱炸得微焦加進去，亦為仙人羨慕的美食。

有時又和芋泥一塊料理。裝進一個碗，一邊芋泥加糖，呈紫色；另一半用鹽燒黃色栗茸，再蒸之，反碗後入碟，若加綠色的豌豆酥，更是繽紛。

把這種做法告訴歐洲女友。不相信？燒給她們吃，吃後心服口服。

蓮子

蓮子，是蓮的種子，或是荷的種子？一般人分辨不出蓮和荷，最多說葉子浮在水面的是睡蓮，而荷葉則是高出水面的。雖屬睡蓮科 Nelumbo Nucifera (Gaertn)，但長不出蓮子，反而是荷才生子。

荷在夏天開花，凋謝後的花就是蓮蓬，從中挖出蓮子，枯乾後像蜂巢。挖出的種籽為綠色，較易剝開，裡面的肉就是蓮子。有的人生吃，有的將之曬乾後，發於水，做甜品。

乾蓮子保存甚長，經過一千年，也有發芽的能力。

由此可見蓮子至少是生命力強，充滿營養素的食材。自古以來就有補脾止瀉、養心安神，治心悸失眠，民間傳說蓮子治遺精、滑精，是男人的妙藥；女子調經、治白帶過多，是女人的仙丹。

西醫的分析是蓮子中的鈣、磷和鉀的含量高，能堅固骨骼、多造精子和增強記憶，這都是有科學根據的。

味道如何？像一般的果仁，很清新，帶香味。古人說蓮子「享清芳之氣，得稼穡之味」也。蓮子芯很苦，但廣東人曰之為甘，認為能夠去火，治口舌生瘡，不介意全顆吃下去，也不像吃銀杏一樣，把芯挑出來。

吃法多數是煮糖水，蓮子的個性不強，和其他果仁的味道都能調和，煮綠豆沙、紅豆沙或磨杏仁糊、芝麻糊等，都能下蓮子。

不像銀杏，蓮子無毒，多吃也無妨，有些人還將它磨成茸做糕點，或煮成蓮子粥。最普通的吃法是加冰糖做蓮子羹。

八寶粥中的蓮子，更是台灣人愛吃的「四神湯」中的一種，其他的是淮山、芡實和茯苓。煮時下豬小腸，味道甚佳，為著名的小吃，亦有藥療作用。

蓮子牡犡湯更是美味，做法是先將蓮子煮爛，下生蠔，湯再沸，即熄火。有人加點瘦肉，味更佳。

潮州人把蓮子煮熟後，溶糖塗其表面，待冷卻，變成一粒粒白色的糖果，孩子們很喜歡吃。

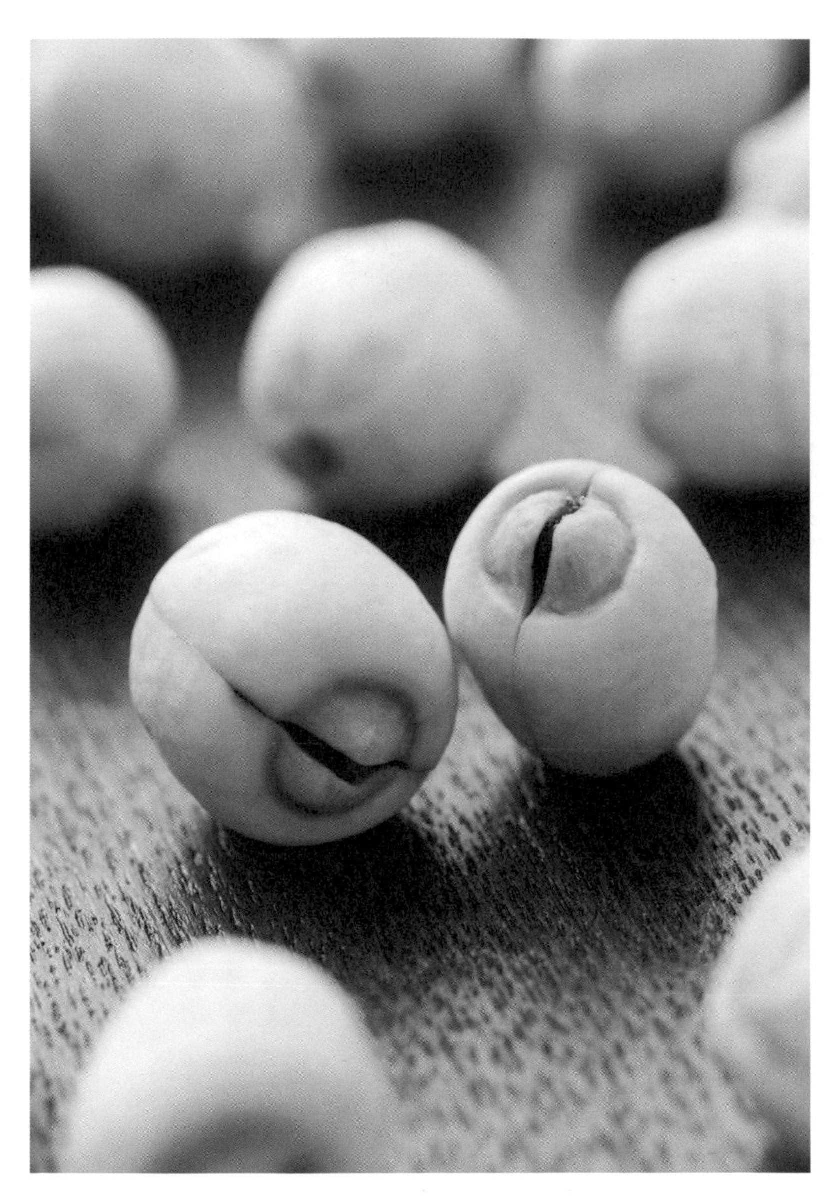

堅果

堅果

腰果

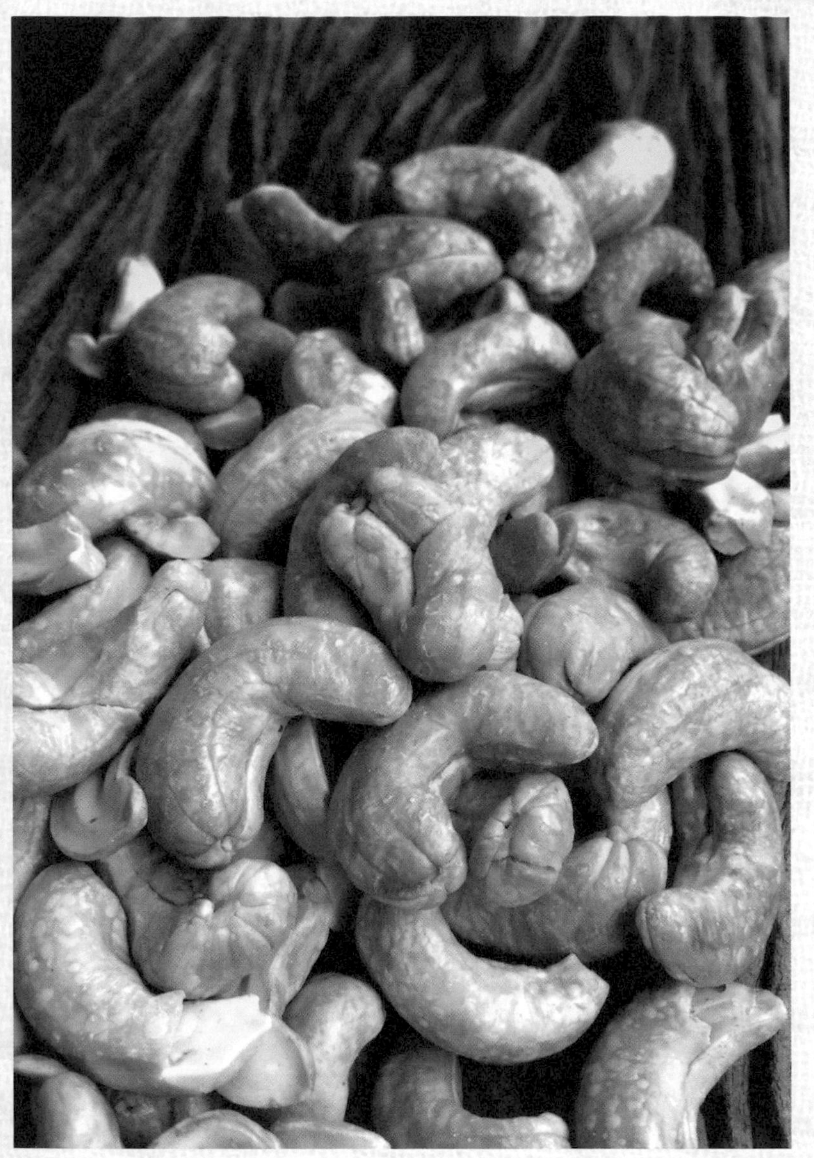

腰果 Cashew Nut 原產於巴西的森林，傳到非洲，自古以來就有人種植，當今最大的產區是印度，佔有全世界產量的百分之九十。

樹可以長到三四十呎高，開紫色的小花後結成鮮紅色的果實，有點像一個倒頭栽的蓮霧，可食，但是腰果並非從它取出，而是生在蒂部，由兩層硬皮包裹住。

皮和果之間有一種油保護著，這種腰果油腐蝕性強，如果用口去咬破的話，嘴唇一定紅腫起泡。除殼後的果仁要在水中再浸十二個小時，才完全地洗淨果油來日曬，製作過程是非常複雜和艱苦的。

所以從前腰果被認為很珍貴的食材，得之不易，吃起來的感覺也特別地又香又脆，當今在人工便宜的印度大量生產，再加入中國也成功種植，以大型機器剝殼燻乾，腰果的存在，好像比花生價錢貴一點罷了，味道也不像舊時那麼好吃了。

腰果很容易劣化，得用真空包裝或密封的餐器來保存，不然的話果油酸化變臭，再怎麼處理也無效。通常，新鮮的腰果放在冰箱內也只能有六個月的壽命，置於凍櫃中，擺得上一年罷了。

最普通的吃法是將腰果在滾油中過一過，撈起，即能食之，最佳狀態在於有點餘溫。一般的酒吧就那麼冷著拿出來給客人下酒，好酒保會放進微波爐中叮它一叮，效果完全不同。

把腰果磨成果醬，當然比花生醬高級。洋人喜歡用腰果醬來做蛋糕、布丁和餅乾，但印度人、中東人卻愛以腰果入饌。

咖哩中混著腰果和葡萄乾，特別開胃。印度的有味飯也很喜歡加入腰果。中國人做菜，在炒菜粒的時候用上腰果，但一般都當成餐前菜下酒。

近來冬蔭功大行其道，泰國雜貨店裡看到冬蔭功腰果出售，那是把腰果油炸後加入風乾的香茅、檸檬葉、辣椒乾和各種香料製成，做得非常出色。

果仁之中，腰果的不飽和脂肪有百分之七十六，是最健康的。

杏仁

杏仁，英文名 **Almond**，法文名 **L' amande**，與桃屬於同科，所以葉和花和桃樹很接近，可長至二三十呎高。與桃不同是，杏是果子只是一層硬皮，包著一顆核，裂了，就露出杏仁來。

中國人的杏仁，只有指甲般大，比外國的大如橄欖的杏仁小得多。而我們常稱的南杏或北杏，南杏甜，北杏苦，外國人也有甜杏仁和苦杏仁之分。

一般的考證說，原產於北非，但這也沒經過證實，只知文獻一早就記載，考古學家發現過古波斯人栽種杏樹的果子遺跡，《聖經》的創世紀也曾提起杏仁。

吃法甚多，即刻令人想起的是廣東菜的「杏汁燉白肺」，用的是十分之九南杏，十分之一北杏。北杏苦，不能同一比例。即苦，何必不乾脆全用南杏，因此杏香味重也。豬肺一洗再洗，然後燉六小時。在第五小時才把杏仁放入去，燉至全部溶化為止。此湯極濃，色似雪，香味撲鼻，但已難找到好的大師傅做這道湯了。

廣東人煲的家庭湯，也多用南北杏。不然就入藥，有止咳平喘，潤腸通便之功效。西醫證實杏仁含大量維生素 E，可降低心血管疾病的風險。又有傳說，能治糖尿。當今的人生活過好，遲早患糖尿病，不如在兒童時期吃杏仁來預防。

但是杏仁有大量的熱量，每一百克有六百卡路里，等於兩碗飯，不能多吃。杏仁亦含有微毒，少食為妙，但是不過量總是安全的。

杏仁霜和杏仁糊是著名的甜品，前者是杏仁焙乾後磨出來的粉，後者直接加水煮成。說到用杏仁製餅，大家都會想起澳門的土產。

在外國，杏仁最普遍的吃法，是將它放進焗爐內烘焙，撒上鹽，就是下酒的恩物。舂碎杏仁，加入牛奶，便是著名的杏仁奶了。做蛋糕，煮魚塊同時大派用場。

義大利的烈酒 Amaretto 用杏仁做，半軟半硬的 Nougat 糖也有杏仁碎，法國的出名甜脆餅 Macaron 亦然。

至於洋人常用的苦杏，通常來榨了油，用做香薰。

杏仁有說不完的做法，但喜歡的說很香：討厭的，說有一股老鼠排洩味，一聞逃之夭夭。

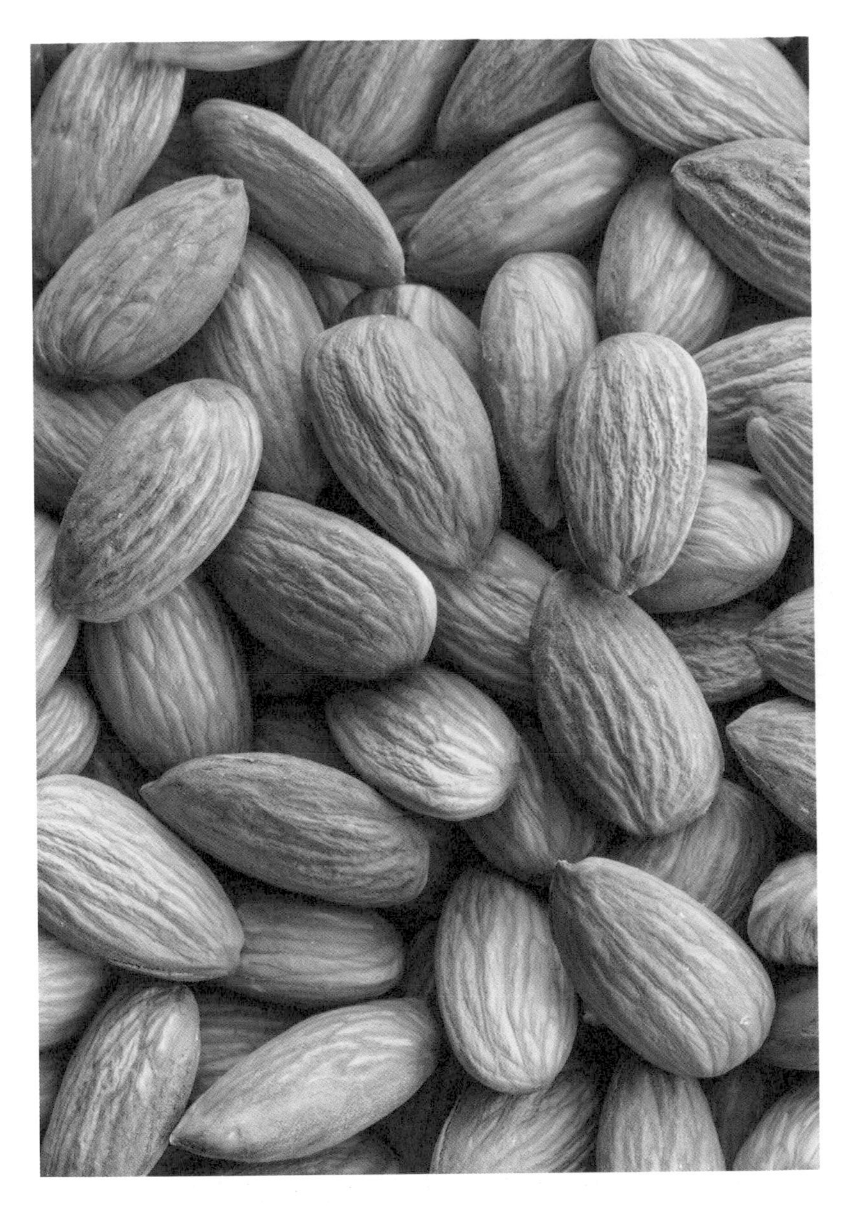

堅果

堅果

開心果

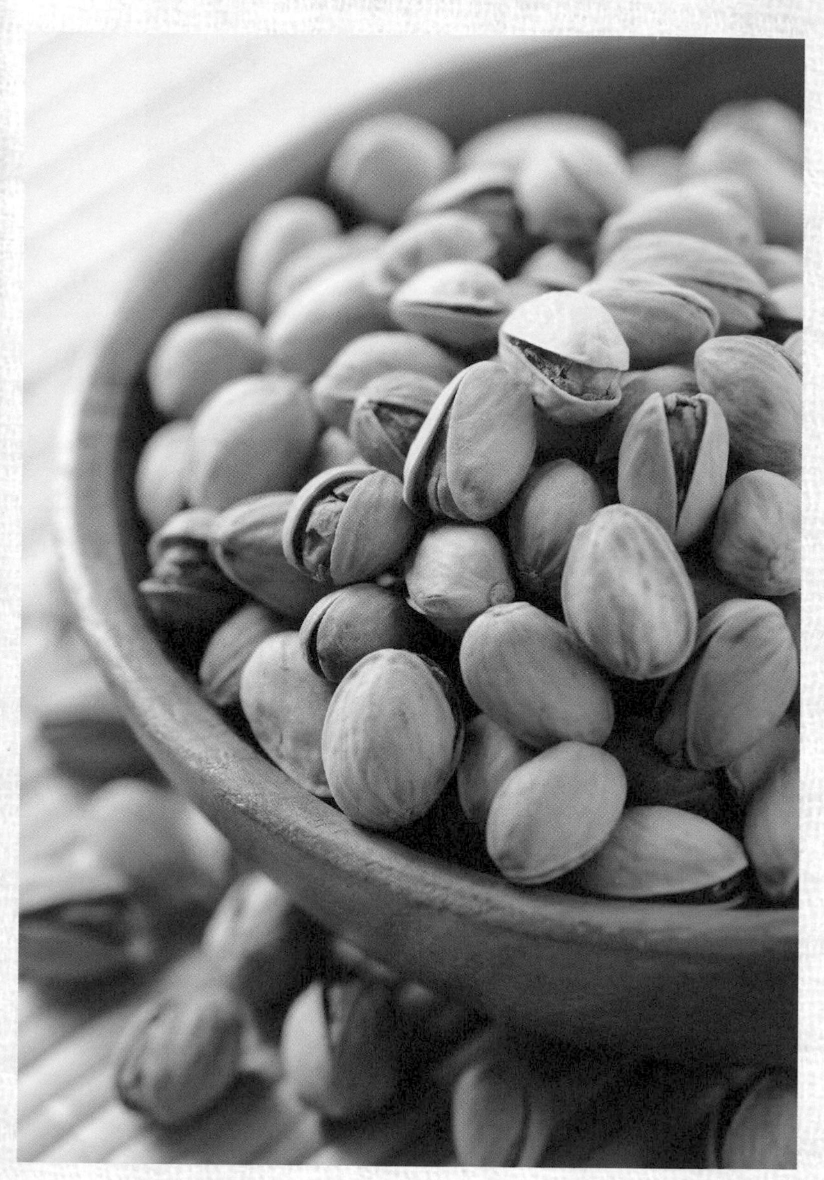

開心果，法文名 Pistache，英文名 Pistachio，又叫綠杏仁 Green Almond，果仁的外皮綠色之故。

像荔枝一樣，開心果也是一年豐收，一年減產的。由五六呎長至二三十呎的樹，樹齡可高達一百五十年。雌雄異體，靠風和昆蟲傳播，最多一年可收成兩季。一團團黃色或桃紅色果實，長在樹幹上。成熟後裂開，露出白色的硬殼，農民敲打或用機器收集，去皮曬乾，淺黃色的硬殼再度裂開，裡面的綠果仁經烘焙，即可食之。因裂殼之故，中國取名為開心果，實在翻譯得巧妙。伊朗人叫開心果為 **Khandan**，是開口笑的意思，也異曲同工。

原產地在中東，公元前七千年已廣泛種植，後由羅馬人傳到地中海各國，凡是乾燥的土地，像伊朗、土耳其、敘利亞等，都適宜生長。從前開心果賣得很貴，由五〇年代開始在美國加州大量種植，澳洲人跟著，中國南部也有，價錢就壓得很便宜了。但在眾多果仁之中，開心果、腰果和松仁，還是被認為貴族，比較起花生，貴出三四倍來。

開心果最有營養，好處數之不盡。當成草藥，倒無記載，可能是寫醫書時，開心果還沒有傳入中國。

到了中東，到處可見開心果樹，外形有點像橄欖。果仁也多方面運用，最著名的糖果，像土耳其喜悅，就加了開心果仁。

其他甜品也少不了它，有種像中國花生糖的，用糖漿和果仁混在一起烘乾後切片，香味當然比花生濃，顏色也好看，像翡翠般碧綠，惹人垂涎。

製成雪糕，亦聞名。開心果冰淇淋要比普通的杏仁雪糕貴得多。

用在煮食方面，多數是把開心果打成漿，和其他香料混合，淋在肉類和魚上面。印度的種種烹調，高級的也用了很多開心果。

試將開心果入中菜，做法也有千變萬化，像蒸魚的時候，嫌用豆豉太單調，就可以把開心果醬混入。開心果醬用來煮擔擔麵，也好吃過花生醬。甜品方面，開心果醬、開心果凍等，都好吃，當齋菜的配料，更是一流。

核桃

核桃，又名胡桃，有個胡字，顧名思義，是由外國進口，說是西漢時由張騫從西域帶回來，又有另一個名字，叫羌桃，已少人知道。

原產地應該是波斯，當今歐洲諸國種的都是波斯種。人工栽培後起變化，日本選有心形的，稱為姬核桃，外殼皺紋多的多數來自中國，平坦的是美國貨。

樹可長至數丈高，果實初長時核還沒變硬，全粒可食，但帶酸味。成熟了外皮變硬，枯乾後掉落地，露出核來。

一般有乒乓球大小，殼也有厚薄之分。中國和美國是最大產地，皆種薄殼的，打開殼後就是果仁，有層薄皮包著，不必剝開，就那麼吃之。果仁形狀像人腦，中國人一向認為以形補形，說對腦有益，阿富汗名字為Charamarghz，是「四瓣之腦」的意思。

核桃的歷史已有數千年，文字一早已有記載，是人類最原始最珍貴的果

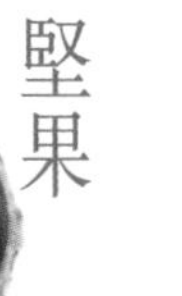

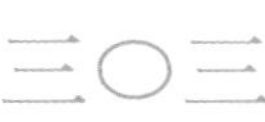

仁。由於含大量的亞油酸，對身體有益，亞油酸又被稱為美容酸，很受女士歡迎。

三大保健價值：健腦、降低膽固醇、益壽延年，核桃兼有，中外人士都把核桃當寶，但近年來誤以為核桃所含脂肪太豐富，很多想減肥的人都不再敢碰它了。

當成甜品，核桃糊是很典型的，將核桃仁炒過，再用石磨成粉煮的糖水，和用電器磨出來的截然不同。

中東人把大隻的蜜棗剖開，中間夾了核桃，最為常見，他們也喜歡把核桃磨成漿，和優格一起吃。

西餐中用核桃的菜譜也不少，吃魚吃肉時也以核桃糊當成醬汁。

在歐洲旅行，最常見的就是栗子樹和核桃樹了，坐在露天咖啡廳，時有核桃掉落，就可以那麼剝殼來吃，力大的人拿了兩粒，用手一擠，互相壓碎取仁。女士們請侍者拿來核桃夾子來用。因普遍之故，夾子的設計多款，細心收藏，也是食物的另一種樂趣。東方人少用夾子，被歐洲人取笑時，拿起餐巾，放幾粒在中間，抓著四角，往石地一摔，殼即碎，贏得掌聲。

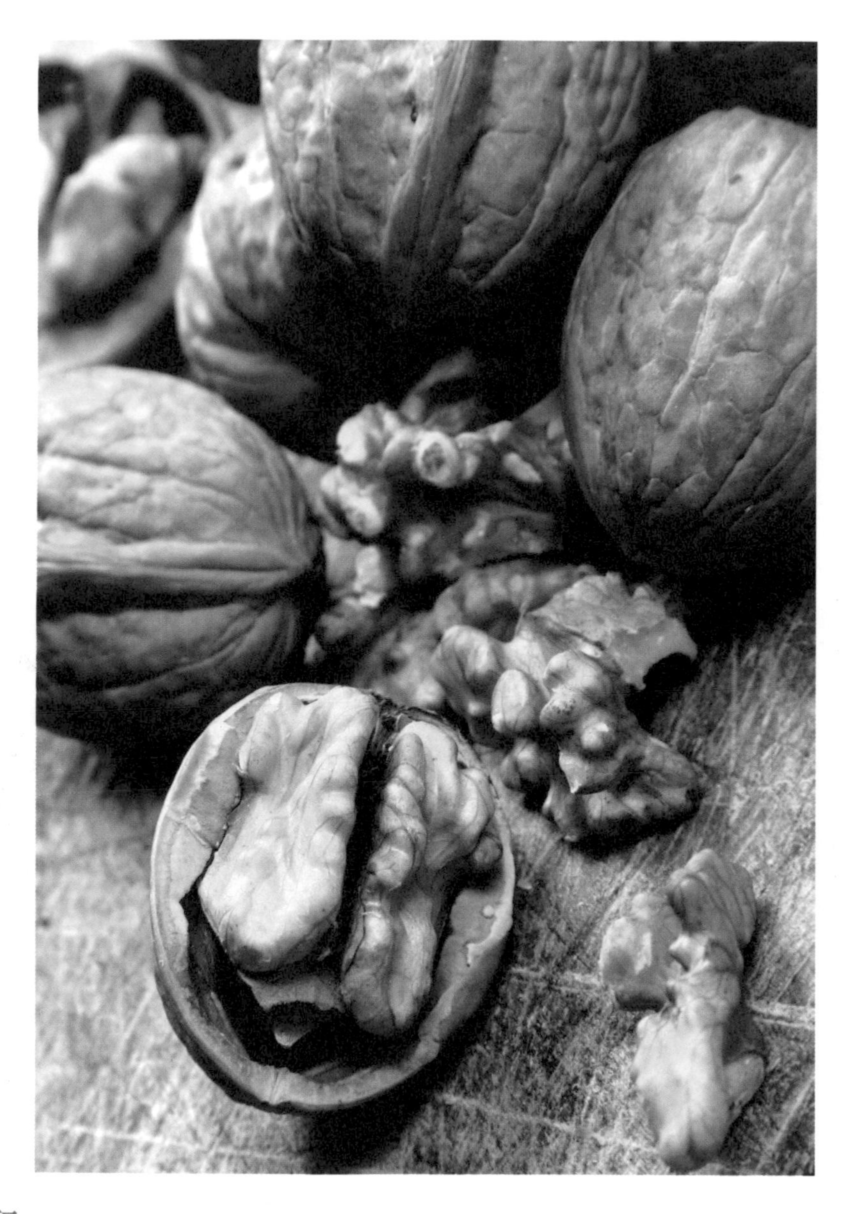

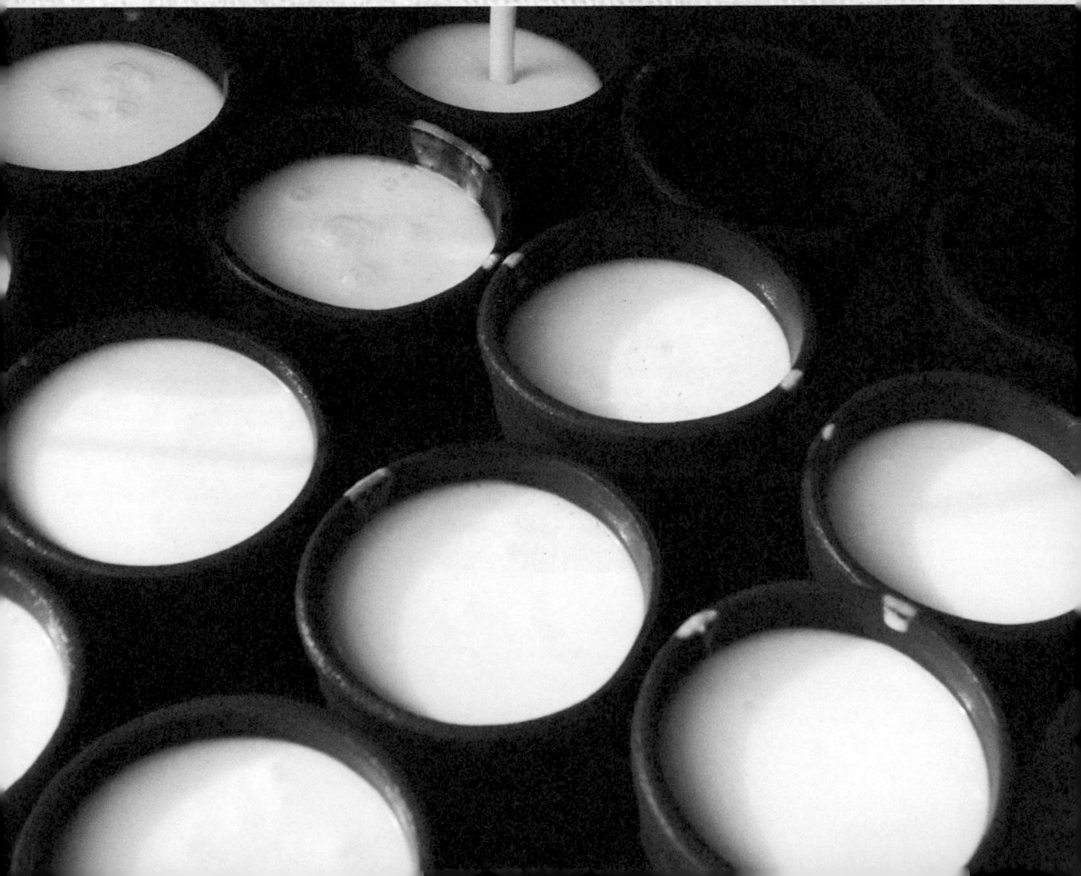

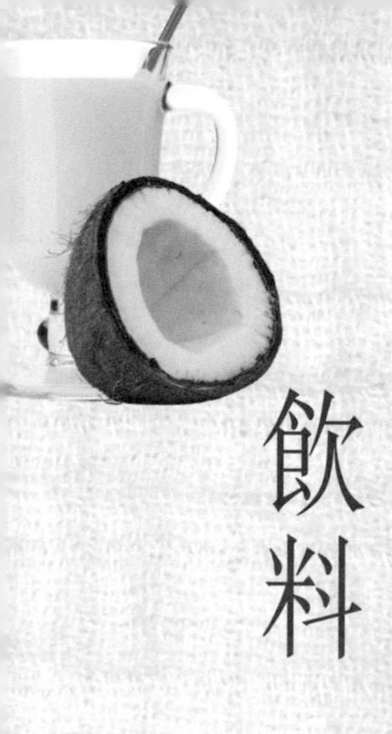

飲料

椰漿

優格

飲料

椰漿

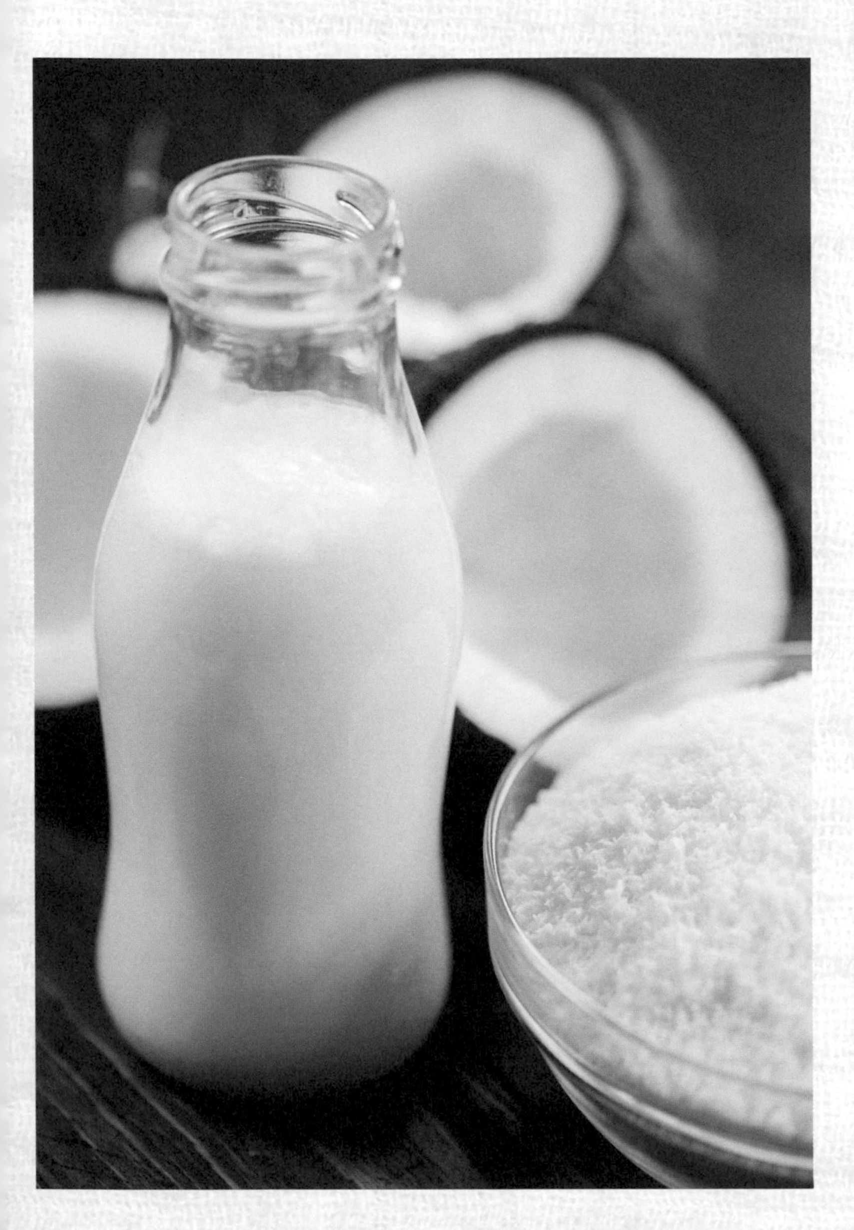

成熟的椰子，敲開硬殼，裡面有一層很厚的肉。通常是由小販用塊木頭，插了一支鐵刨，刨上有鋸口，把半個椰子拿在上面刨椰絲。再把椰絲放在一片乾淨的布上，包著大力擠，奶白色又香又濃的漿就流出來了。

裝進罐頭的椰漿，因經過高溫殺菌處理，已沒有新鮮擠出來的那麼香。兩種產品都能在香港春園街的「成發」買得到。

煮印度咖哩不必用，但是南洋式的，像泰國、印尼和馬來西亞的咖哩，非加椰漿不可。

先用油爆香洋蔥和南洋咖哩粉，放雞肉進鍋炒個半生熟，放椰漿進去。分量是一分椰漿三分水。如果要濃，椰漿和水各一半。燉個十五分鐘，即成。

嗜辣者可加大量辣椒粉，不愛辣的單單靠咖哩粉中的辣椒已夠刺激，南洋咖哩與印度的不同，各有千秋。

椰漿也常用於甜品之中，最普通的是椰漿菜燕，用洋菜，南洋人叫為燕菜的，剪段放入滾水中煮至溶化，加糖。這時加進萊姆汁或紅石榴汁，放入一個深身的盤中，等凝固。另一邊，同樣溶了洋菜，加椰漿，不必對水。倒進結好的水果洋菜中，放入冰箱，半小時後就有下層青或紅，上層雪白的糕點，切開來吃，是很上乘的甜品。

所謂的「珍多冰」，是印尼和馬來西亞的飲品，當今泰國越南菜館也做。把綠豆糕做得像銀針粉一樣，加甜紅豆、大量碎冰，倒入新鮮椰漿，再淋椰子糖漿，即成。靈魂在於那褐色的椰子糖漿，普通糖漿的話，多新鮮的椰漿也做不出純正的味道來。

很奇怪地，椰漿和蔬菜的配合也特佳；豆角、高麗菜、羊角豆等，放椰漿去煮很好吃。尤其是空心菜，更適合用椰漿來煮，先把空心菜炒個半生熟，加椰漿，放一點點糖和鹽，滾個一分鐘即能上桌。喜歡的話可以加一小茶匙的綠咖哩粉吊味，椰漿則不必再對水了。

椰漿就那麼喝也行，和椰青的味道完全是兩回事。我常將椰青混威士忌當雞尾酒。椰漿的話，加伏特加或龍舌蘭酒，最後加椰漿，是夏天最佳飲品。

優格

優格Yogurt，有人以為是英文名，其實是土耳其的名字，從此可知是從東方傳到西方去的。

一般把優格叫成養樂多，是日本商人製造優格飲品，因來自西方，不知怎麼命名，乾脆把Yogurt當成招牌，流行之後我們也賣了起來，音譯成養樂多，當今這個名字已代表了優格。

優格的發明絕對是偶然的，喝不完的鮮奶放在一邊，發酵起來，就變成Yogurt。試一試，味道雖然酸，但也可口，而且能夠保存更久，一種重要的食材，從此產生。

乳酸菌對人體有益，這個事實在賣優格廣告中宣傳了又宣傳，家長開始買來給小孩子喝，味道其實酸得有點古怪，愛上了會上癮，但是當成美食，怎麼樣都說不上，入中菜就免談了。

中東人和印度人則把優格用到日常生活中，優格製成的菜餚無數，最普

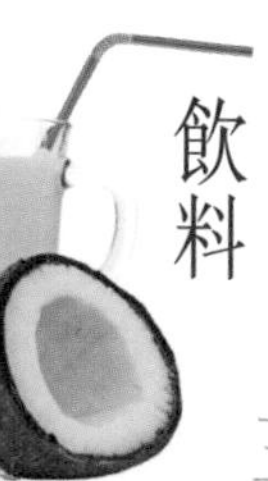

通的是加了黃瓜、芫荽和鹽，打成一團上桌，沾麵包來吃。

加入了咖哩粉，優格可以煮肉類，但是有一原則，是優格和魚蝦配搭得不佳，絕對不能用在海鮮上面。

飲品方面，加水把優格沖淡，是印度街頭的一種小菜，通常還要用個機器攪拌得發出泡沫來，叫成拉昔 Lassi，加鹽的是鹹拉昔，加糖的叫甜拉昔。也有加水果的，芒果拉昔最受歡迎，但玫瑰味的拉昔最為美味。新派 Fusion 印度餐廳的酒吧中，加白蘭地、威士忌，賣拉昔雞尾酒。

到了阿拉伯國家，Yogurt 的名字變成了 Ayran，他們也做拉昔，加入切碎的黃瓜，伊朗人叫 Abdugh，阿富汗人叫 Dogh。

自己做優格行不行？說起來是容易的：把鮮奶用攝氏八十五度左右的溫度加熱三十分鐘，等它冷卻至四十五度。加上酵母，倒入容器，放置約八小時即成。但是現代人哪有時間去量溫度，還是到超級市場購買，什麼味道的產品都齊全，已有用優格做的雪糕呢。

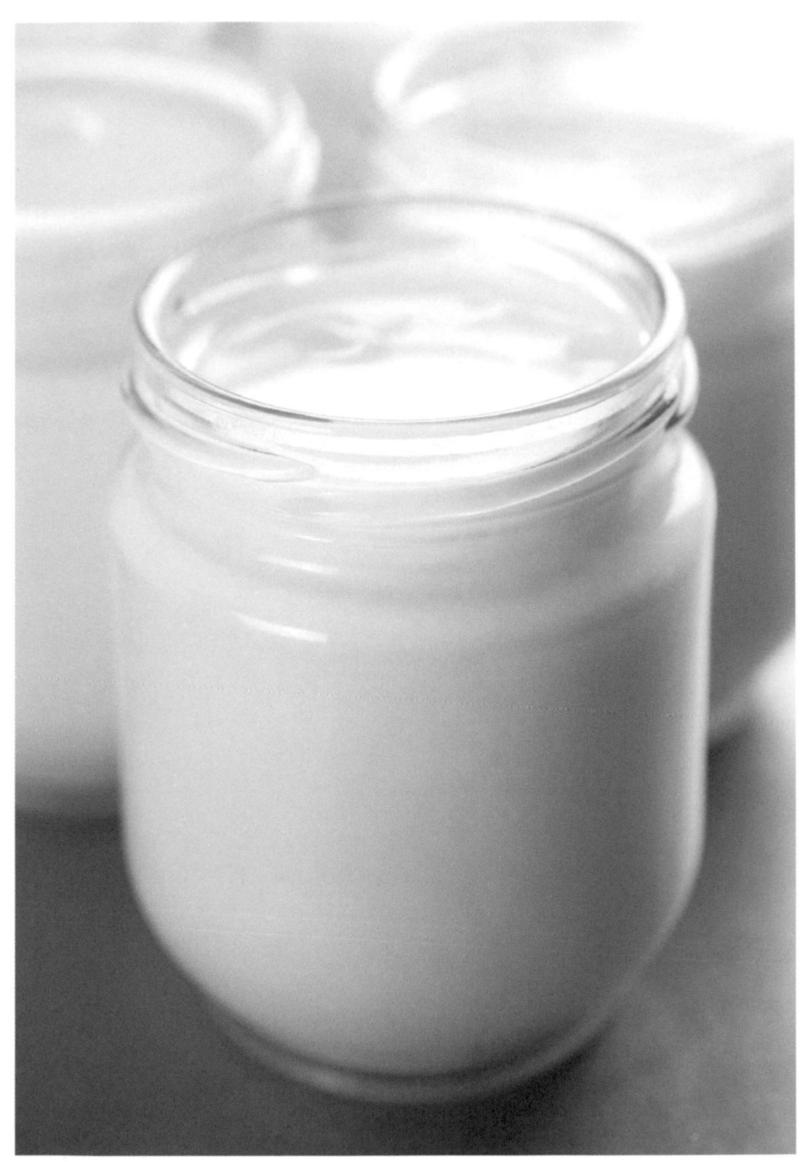

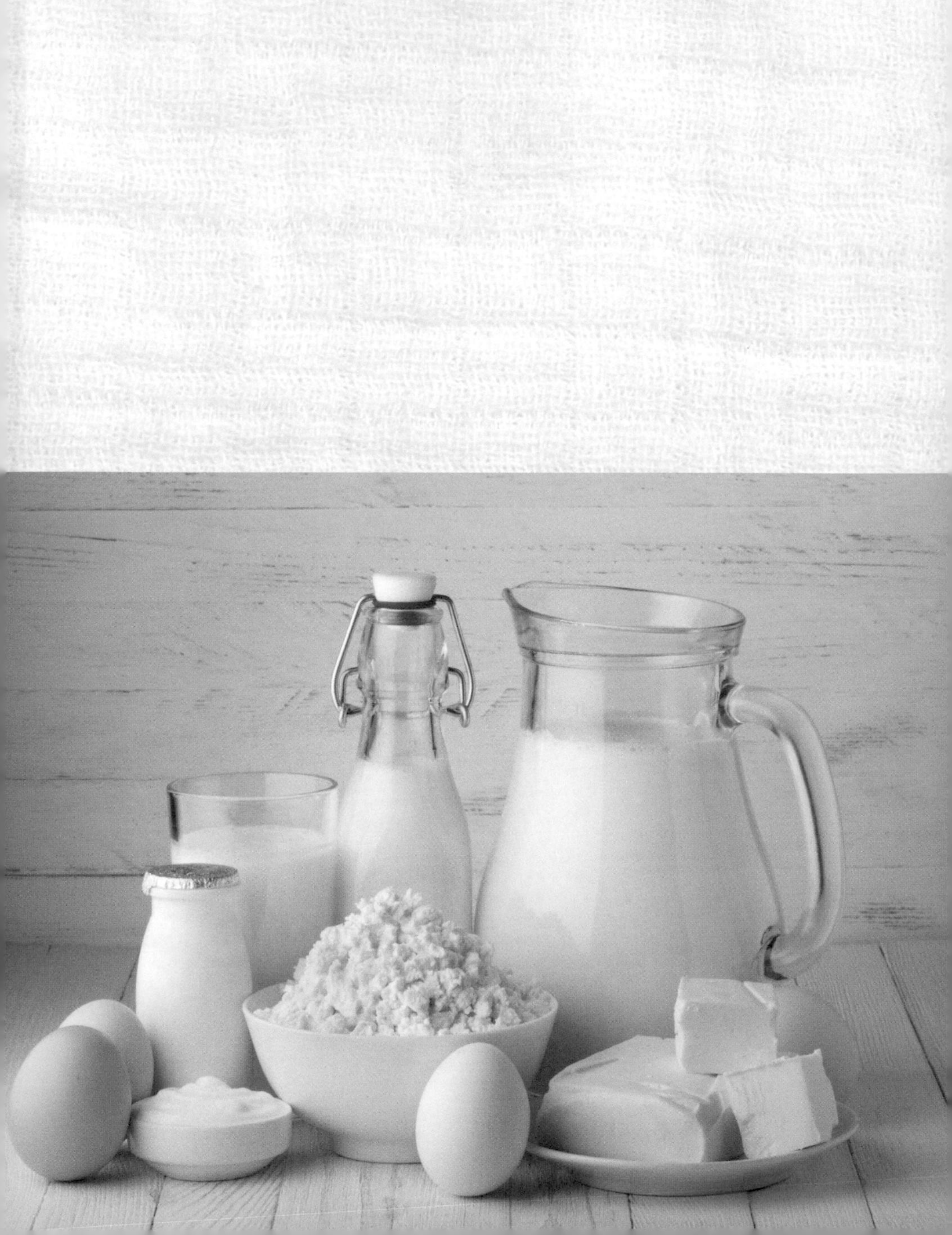

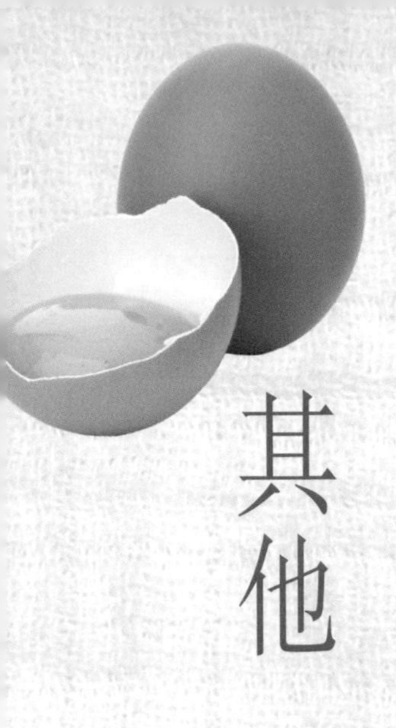

其他

蛋
皮蛋
起司
年糕
蒟蒻
燕窩

其他蛋

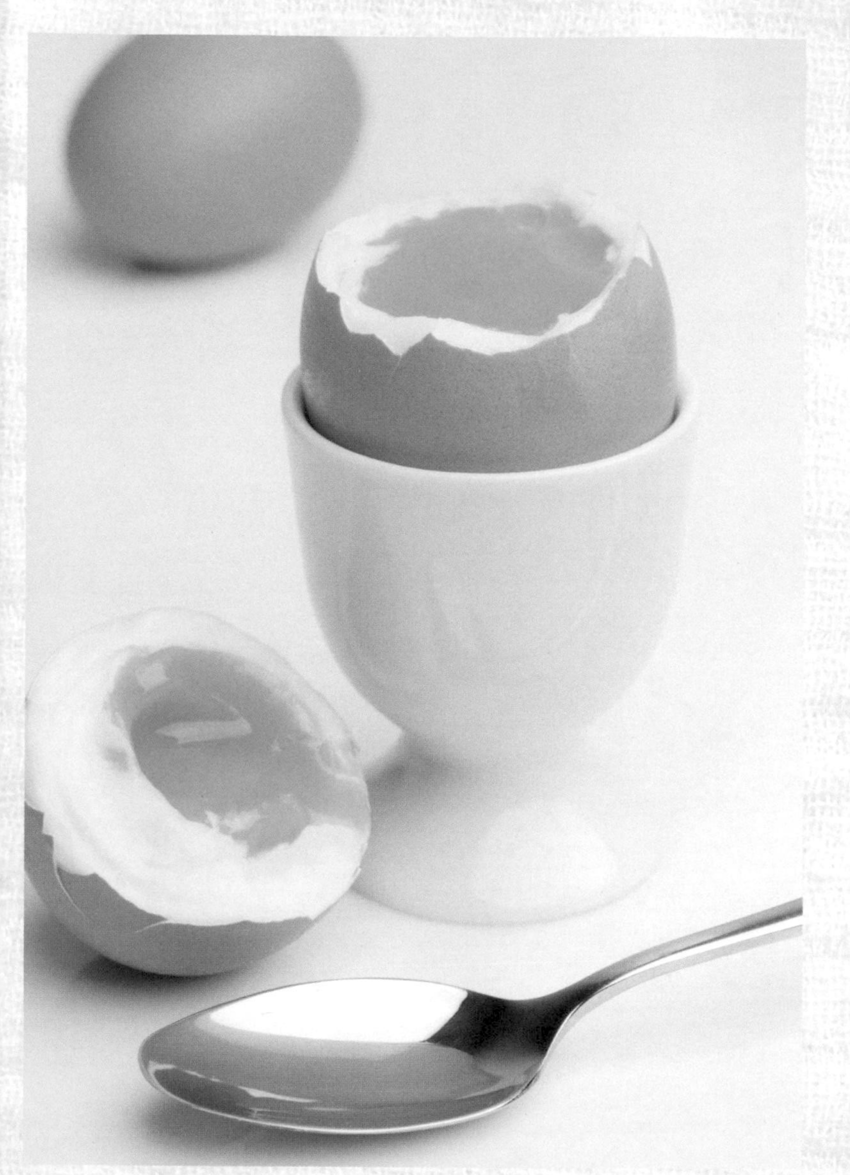

人類最初接觸到植物以外的食材，也許是蛋吧？怕恐龍連自己也吃掉，只有偷牠們的蛋，追不到鳥類，也只有搶牠們的蛋。

蛋是天下人共同的食物，最普通，也最難燒得好。

有次在西班牙拍戲時，大家表演廚藝，成龍說他父母親都是高手，本人也不賴。請他煎一個蛋看看，油未熱，成龍就打蛋進去煎，當然蛋白很硬，不好吃，即刻露出馬腳。

喜歡做菜的人，應該從認識食材開始，我們今天要談的就是這一顆最平凡的蛋。

雞蛋分棕色或白色的兩種，別以為前者一定比後者好吃，其實一樣，雞的品種不同罷了。至於是農場蛋或是放養式的蛋，則由蛋殼的厚薄來分。雞農為了大量生產，每隔數小時開燈閉燈來騙雞白晝和黑夜，讓牠們多生幾個，殼就薄了，蛋也小了。

怎麼分辨是農場蛋或放養蛋呢？從外形不容易認出，但有一黃金規律：貴的蛋、大的蛋就是放養蛋。

一般上人們以為買了雞蛋放進冰箱，就可以保存很久，這是錯的。外殼一潮濕細菌便容易侵入，所以雞蛋應該儲存於室溫之中。從購入那天算起，超過十日，丟棄可也。

雞蛋的烹調法千變萬化，需要另一本字典一一說明。至於什麼是一顆完美的蛋，這要靠你自己掌握，每一個人的口味都是不同的。

先由煎蛋說起。油一定要熱，熱得冒出微煙，是時候下蛋。

你愛吃要蛋黃硬一點，就煎得久一點，否則相反處理，就這麼簡單，但是別人替你煎的蛋，永遠不是你最喜歡的蛋。

所以就算你有幾位菲律賓家政助理，或者大奶二奶數名，為了一個完美的蛋，你得下廚。記得廚藝不是什麼高科技，失敗了三次，一定學會，再不行，證明你是弱智，無藥可救。

我本人只愛吃蛋白，不喜歡蛋黃。年輕時想，如果娶一個老婆，只吃蛋黃，那麼就不會浪費了。豈知後來求到的，連蛋都不喜歡吃。天下很難有完美的事。

教你煮好料：

煎太陽蛋最簡單了，先加油進鍋燒熱，白煙冒起，即下蛋，將火調至最小，像對待情人般溫柔細心地煎，不要將蛋黃弄穿。喜歡吃熟一點的，便煎較長時間，喜歡吃生的，則半分鐘即可離鍋。吃時可撒醬油、魚露或鹽，隨個人喜好。一隻煎蛋，是冬天夜裡最簡單的消夜。

花得起時間，可以做蒸蛋。先將江瑤柱用熱水浸開，然後將蛋與水放在深底碟中拌勻；比例是水為蛋的一半。要將水蛋蒸得光滑，必須在拌好蛋漿後用茶匙慢慢將上面的泡沫撈走。如果少了這一個步驟，水蛋便滿目瘡痍，看了便倒胃口。將浸好的瑤柱加入處理好的蛋漿中，加少許鹽，便可放進鍋中，用慢火蒸熟，一般家庭用的爐火，十分鐘便可以了。上桌前加些許熟豬油、老抽和蔥花，便是一道可以宴客的小菜。

喜歡吃甜的，可以將蛋放碗內打勻，然後再加一湯匙糖再打一次，最後加入一盒屋形盒裝牛奶，最好用北海道產的，不然用荷蘭的子母奶也行；再次拌勻。不要貪一時之快將所有材料一次拌勻，否則出來的成品會很粗糙。拌好後用匙撥走小泡，便可在碗上包上錫紙，用中火先蒸五分鐘。打開蓋排氣，再上蓋蒸三分鐘。最後熄火，再焗一分鐘，便是一碗完美的鮮奶燉蛋；上面撒些用糖炒過的松子，更是豪華。

皮蛋

皮蛋，最早叫為混沌子，又叫變蛋，北方人稱之為松花蛋，洋人半開玩笑地說是「千年蛋 thousand-year-old-eggs」。

古書記載，做法為：「取燃炭灰一斗、石灰一升、鹽水調入、鍋烹一沸，俟溫，苴于卵上，五、七日。」

當今做的，摻了穀殼，基本上還是有石灰和鹽分的，至於要醃製多久，古書上的五七日就是五乘七三十五天。

香港氣候，只要一個月。「鏞記」供應的皮蛋，永遠是最佳狀態，以為有什麼秘訣，老闆回答說全靠最適當的日子吃罷了，天氣較熱時醃製二十八天，冷了三十二日。每天做，依順序吃，總是有溏心。不然太早了蛋黃不成熟帶著黃色，太遲了整個蛋堅硬，都不適當。

最通常的吃法是配著酸薑片，薑片不能太鹹或太酸，略帶甜最佳。

江南或北方的家常菜，則是用皮蛋、豆腐和豬肉鬆，淋上醬油和麻油，涼拌來吃。做這道菜的秘訣在於把薑剁成細末，撒在蛋上。

廣東有皮蛋瘦肉粥，是最普遍的一種早餐。也將皮蛋煲湯，用鮮魚片和大量芫荽去煮，皮蛋切成骰子般方丁，較為正宗。

所謂的三色蛋，是將新鮮雞蛋、鹹蛋和皮蛋混在一起蒸出來的菜。

泰國也有鴛鴦蛋這道菜，是把雞蛋烚熟後，挖出蛋黃，塞入皮蛋，再拿去油炸。這大概是由「熘松花」演變出來，古時做法是皮蛋切瓣，掛上麵粉，入油鍋炸至金黃，再入鍋加用葱蒜薑醋等調料配好的芡汁輕熘而成。

也有人做「炒皮蛋鬆」，是把皮蛋、豬肉都切丁，分別過油，再下新筍、茭白、萵苣、黃瓜丁，另有蝦仁、香菇、葱花、薑米和辣椒乾一齊下鹽、酒、糖、醋去炒來吃。

切皮蛋時，最忌用刀，帶了鏽味，怎麼做也不好吃，但令人已覺得用線來分開，是頂麻煩的事。那麼，去買一把瓷製的刀好了，它非常鋒利，又因是化學瓷，不會碎。

「月半日做，則黃居中」的說法很有趣，根據潮汐原理，每逢初一十五，月亮與太陽對地球的引力最大，這時候做的皮蛋，黃會居中，其他時間做的都偏離。

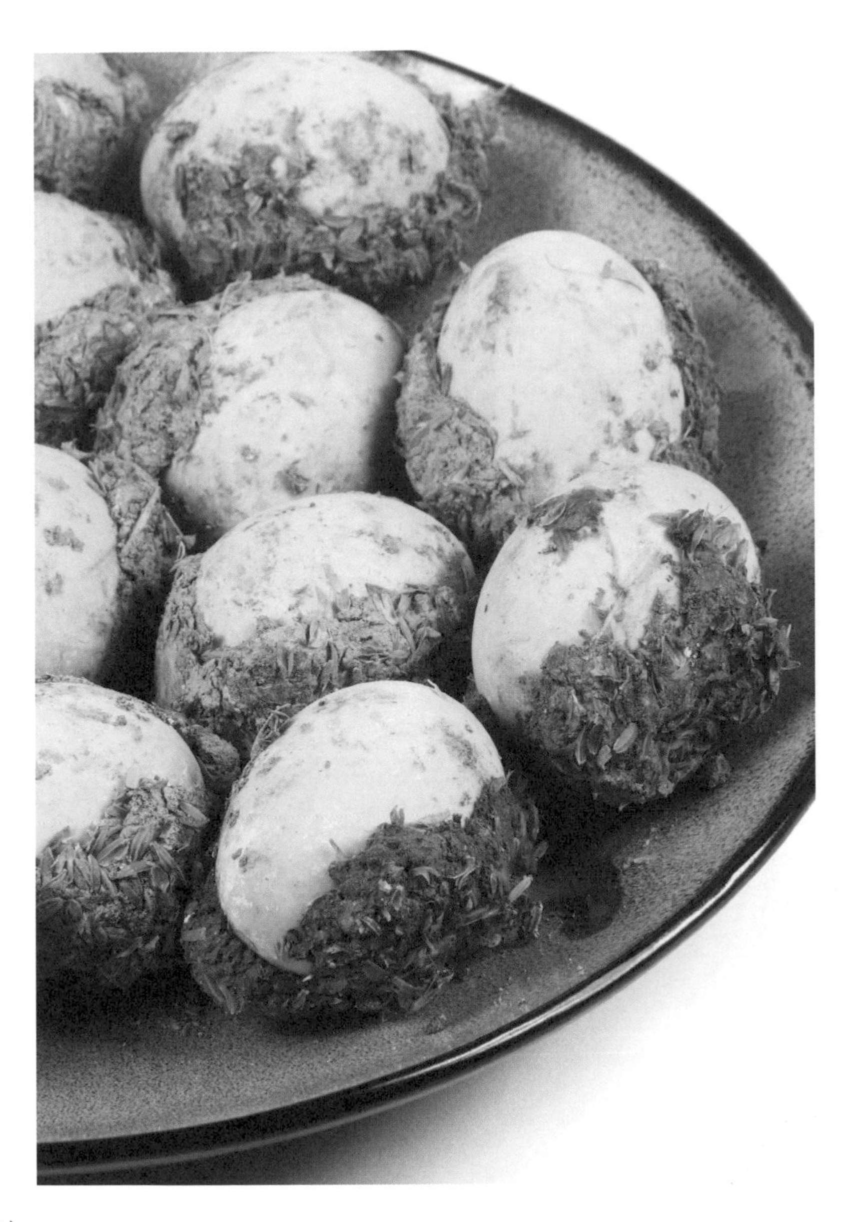

其他起司

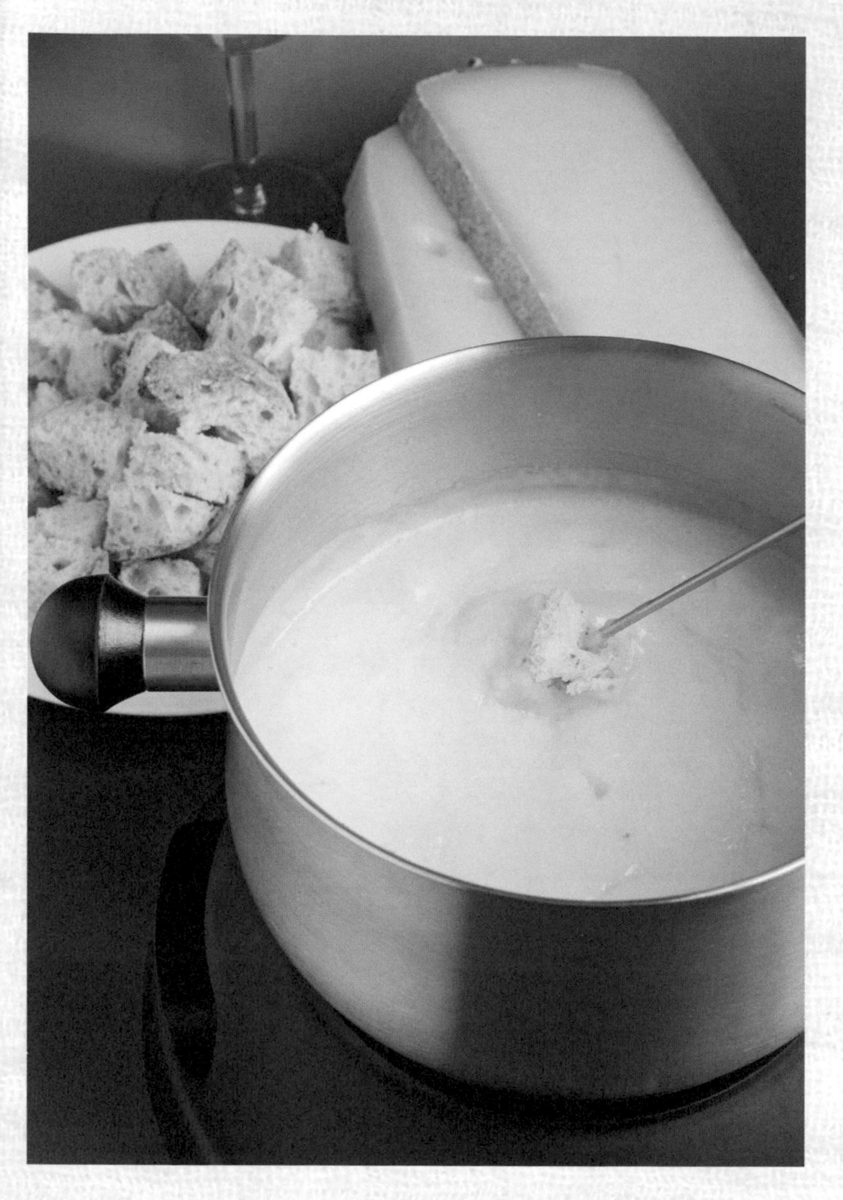

在一個農場中，擠出新鮮的牛奶，放進一個瓶子，拚命搖它，最後倒出變稀的奶汁，剩下的是一塊硬塊，這就是乳酪，也叫起司的最原始的形狀了。

喜歡或討厭，沒有中間路線，那股味道很香或很臭，是你自己決定的，但我說的是，欣賞起司是一個世界，你失去打開大門的機會，是件可惜的事。

吃起司是可培養的。先從吃甜的開始。歐洲人從來不肯混糖進起司之中，認為是對食物的不敬，但澳洲人沒有文化包袱，把糖漬櫻桃、葡萄乾、果仁等加在起司之中，弄得像一塊蛋糕，初次時吃起來就不怕了。

從甜的吃起，漸漸進入吃最無異味的牛奶乳酪，愈吃愈覺得不錯。到最後，沒有最臭的羊乳起司就不過癮了。

你有沒有試過瑞士人的做法？他們把起司煎得發出微焦，吃起來比培根醃肉還要香。他們的起司火鍋，最後把黐在鍋底的發焦起司鏟出來吃，才是精華。

我們愛吃腐乳，洋人認為很臭，我們就笑他們。但是我們聞到起司即刻掩鼻，他們也還不是笑我們？我們認為他們不愛吃腐乳是一個損失，他們何嘗沒有你的想法？

起司帶來的歡樂是無窮的，研究起來也無盡。在外國任何一間乾貨店中都有上萬的不同品種。在東方我們可以到超級市場去，也有各類起司讓你一一品嚐。

義大利的白色起司像我們的豆腐，用麻婆的做法去料理，或許用鹹魚來煮，不亦樂乎？

在飛機上不吃東西的時候，取一塊起司，沾沾糖吃，沒有什麼不可以的，自己控制自己的生命和口味，管他人怎麼想。

來一塊味道極濃的 Stilton 起司吧！配水果吃也好，來杯鉢酒，更加銷魂。煙燻的起司像在吃肉。把 Parmesan 起司敲碎，成為硬塊，也可以當成小菜來佐酒。

起司之王叫 Roquefort，產於法國，羊乳製成，放在潮濕的山洞裡發酵，和青黴菌孢子接觸後變藍，天下美味，放膽吃吧！未試過的東西，沒有資格說喜歡或者不喜歡。

年糕

把糯米炊熟，放入臼中，舂出來的就是年糕了。也不只是在過年才吃，當今一年四季都有年糕出售。

上海人最愛吃年糕，南貨舖中有真空包裝的出售，也有浸在水中的。據上海朋友說，還是浸水的比較好吃。

最普通的做法是用來炒，加肉絲、雪裡紅和毛豆炒之。年糕本身無味，配料不下重手是不行的，當今的人愛吃得淡一點，年糕就沒有從前的好吃。舊菜，都是大油大鹹的，炒出來的年糕，才特別美味。

到了大閘蟹推出的時候，用五月黃蟹來炒年糕，算是很高級的菜了。

想不到有其他省的人以年糕入饌，日本人倒是什麼都派上用場。每到日本新年，一定有相撲手舂年糕的風俗習慣，他們對年糕的重視，尤甚中國人。

最普通的吃法是在街邊，小販們把一塊塊乾年糕放在炭爐上烤，烤到起泡時淋上醬油，那股香味傳來，沒人抵抗得了，一定掏錢買一塊來吃，尤其是在寒冷的夜晚，加了一片很薄的紫菜，日本人已當是天下美味了。

有時他們也把年糕捏成圓形，放兩個在紅豆沙中當甜品，叫為「夫婦善哉」。這種甜品下大量的糖，不甜死人不罷休，沒有那兩粒無味的年糕來中和，一定鬧人命。

海鮮煲中也放年糕，日本的年糕很容易煮爛，和中國的不同。我們去吃日本砂鍋，總把年糕煮得稀巴爛。

韓國人也吃，他們做的和中國的比較接近，硬度也相若，喜歡像日本人入煲煮，加大量泡菜，就此而已，是老百姓吃的。

有錢人加牛腸、牛肚，但也少不了泡菜，韓國菜沒有泡菜就不成菜了。更富有的加魚、蝦、鮮魷類，年糕煮久了入味，是可口的。

當今的新派年糕，已加了紅蘿蔔，所謂的甘筍汁，是紅色；又加菠菜汁，綠的；有些加玉米、加芝麻，什麼都加，像蛋糕多過年糕，已失去吃年糕的意味。

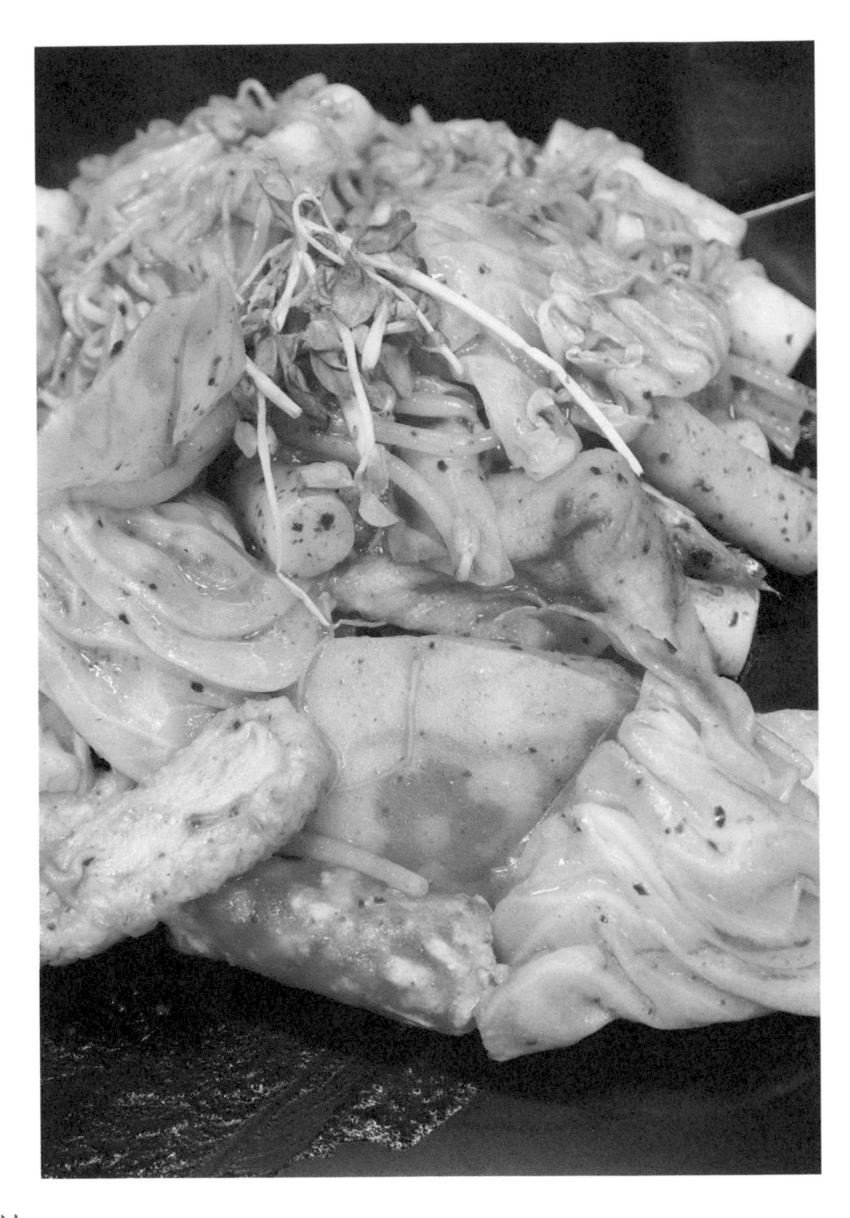

其他

蒟蒻

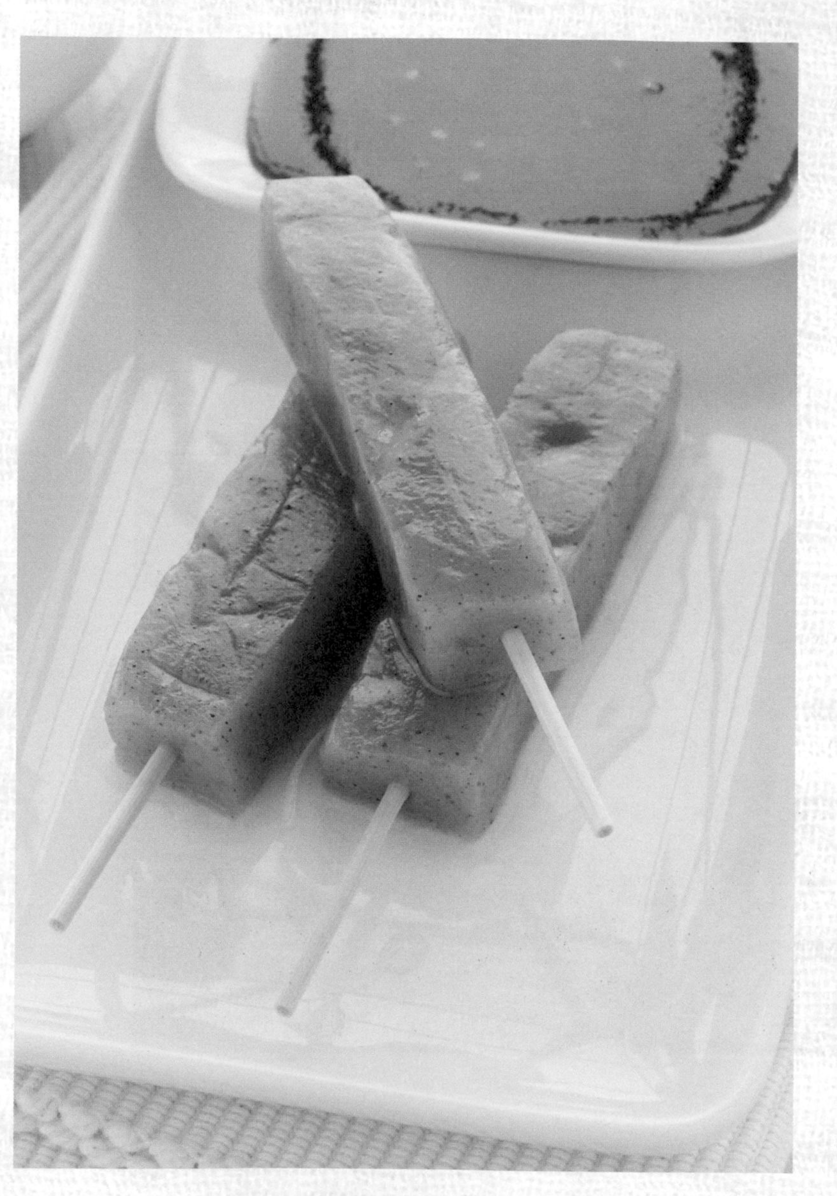

蒟蒻，就是魔芋，英文名稱為魔舌 Devil's tongue，是一粒粒的球狀根物，外表漆黑，肉雪白。

主要成分是葡甘聚糖，但不甜，其實它低脂、低糖、低熱，一點膽固醇也沒有，但是連味道也沒有了。

葡甘聚糖有凝膠性，可以製成一團團像軟塑膠的東西來，切片像魷魚拉成線就像粉絲，但比粉絲韌硬得多了，女人拿去做胸墊，倒可考慮。

它的好處是可以淨化血液、清腸胃、治腸癌、醫糖尿病，是健康食物愛好者的恩物，吃了會飽，但一點營養也沒有，要減肥的話，找它好了，絕對沒介紹錯。

日本人把蒟蒻發音成 Konnyaku，有點像白蘭地的干邑，所以很容易記住它的名字。

他們吃得最多了，基本上是製成塊狀，煮熟後上面塗了甜醬料，就那麼吃將起來，非常原始。

拉成絲，像烏龍麵般粗，用醬油和清酒煮一煮，即能上桌，一點味道也沒有的緣故，拿來就像喝醬油罷了。外國人真是不懂得欣賞，但日本朋友就愈吃愈有味道，怎麼可能嘛，總之媽媽煮過的東西，就感覺到味道來，外國人從小不吃此物，沒感覺。

火鍋中也下蒟蒻，拉成細絲，又綑成一團，蒟蒻絲過濃湯一滾，應該好吃才對，但並不像粉絲那麼吸汁，也不美味。

它做成什麼像什麼，尤其是染成褐色，外層劃幾刀，炒起來樣子和泡過的魷魚一模一樣，但是精神上已吃到肉，不算齋吧？

蒟蒻還可以當甜品，沖淡之後，樣子口感有點像菜燕，亦似果凍，所以就做出許多這一類的糖果，它還不容易變壞，可存甚久，毛病出在比大菜糕和果凍都硬，一不小心嗆住喉嚨，鯁死過很多老太婆。

當今中菜裡也用很多蒟蒻，台灣菜肉繡球梅花、脆皮素蹄筋、高湯芋札金華片等，都以蒟蒻當重要的食材，再下去，台灣人也許會搓成小粒，做出什麼珍珠蒟蒻奶茶來呢！

燕窩

燕窩，除了中國人會欣賞，全世界沒有別的國家人會吃。英文名也只有直譯，外國人看到我花那麼多錢買這些燕子唾液，嘖嘖稱奇。

到底有什麼營養？為什麼中國人那麼重視？專家們把燕窩分析又分析，顯微鏡底下發現的，也不過是蛋白質而已。

完全無效嗎？也不是。很多個案證實，吃燕窩的人，皮膚的確比不吃的人光滑，身體也更為強壯，令外國人覺得不可思議。

但是這些例子，只限於長期服食的，偶不偶來個幾口，根本無效。有古籍記載，每回吃燕窩，還要至少一兩呢。

燕窩從哪裡來？中國人小時候已聽到說燕子在山洞裡建巢，把吃的東西在胃裡化成濃液，吐出來當原料。巢都築在高處，採摘時跌死很多人云云。

當今也有所謂「屋燕」的，那是大自然環境受到破壞，燕子無處休息，只有躲進空置的大宅建巢，商人採之，稱為屋燕。

也不是所有的燕子都吐液，一般的還是和其他鳥一樣，含著一根根的枯草築之。只有幾種特別的燕子才造燕窩，牠們分別長在越南、印尼和泰國三個地方罷了。

品種最好的，是越南的「會安燕」，香味甚濃，而且一兩可發出五六兩來，雖然價錢貴，也較划算。泰國的次之，印尼的更次之。

所謂的「血燕」，紅顏色，傳說是燕子連血也吐了出來，特別補。其實那是某種燕子，愛吃海草，海草中有鐵質，故紅。

燕窩的吃法不多，通常是用冰糖燉之，也有人加了杏汁和椰汁來起變化。鹹吃的，品種更少，大廚都說燕窩遇到鹽會溶化，客人覺得量少。其實用高湯料理的話，上桌前才淋，不會溶化。

當今假燕窩很多，有的做得連專家也受騙。買燕窩的話，到一家熟悉的舖子去購買最佳，不然去有信用的老字號，價錢雖較貴，但買了安心。

緬甸有種樹脂，樣子和口感，和真燕窩一樣，泰國街邊的幾塊錢一杯燕窩水，就是用這種樹脂當為原料的。

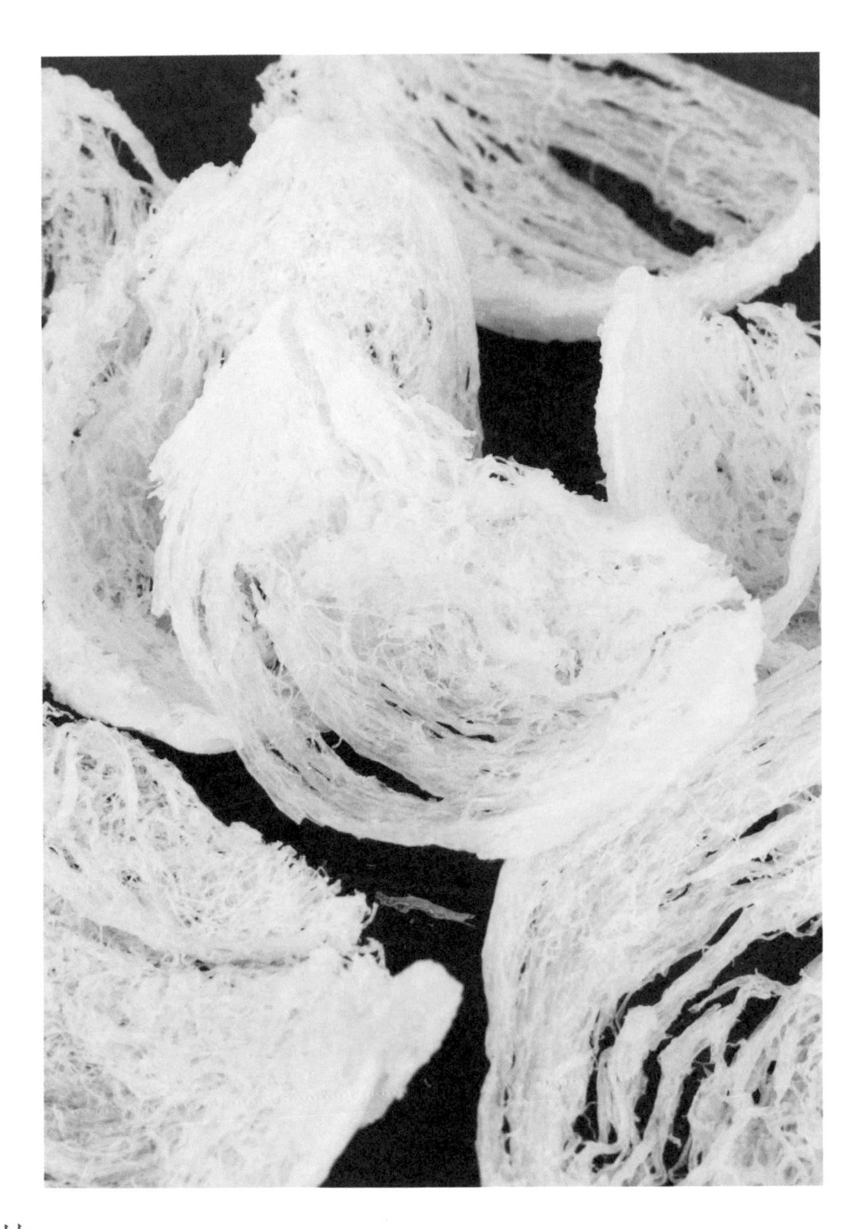

其他

國家圖書館出版品預行編目資料

蔡瀾食材100. 海鮮肉類篇 / 蔡瀾作. -- 初版. --
臺北市：皇冠, 2014.11
面；　公分. --（皇冠叢書；4434）(玩味；5)
ISBN 978-957-33-3119-3(平裝)

1.食物 2.營養

411.3　　103020883

皇冠叢書第4434種
玩味 05
蔡瀾食材100海鮮肉類篇

作　　者—蔡瀾
發 行 人—平雲
出版發行—皇冠文化出版有限公司
台北市敦化北路120巷50號
電話◎02-27168888
郵撥帳號◎15261516號
責任主編—盧春旭
責任編輯—王瑋琦
美術編輯—程郁婷
著作完成日期—2014年
初版一刷日期—2014年11月

法律顧問—王惠光律師

如有破損或裝訂錯誤，請寄回本社更換
讀者服務傳真專線◎02-27150507
電腦編號◎542005
ISBN◎978-957-33-3119-3
Printed in Taiwan
本書僅限台澎金馬地區銷售
本書定價◎新台幣480元

皇冠60週年集點暨抽獎活動專用回函

請將5枚印花剪下後，依序貼在下方的空格內，並填寫您的兌換優先順序，即可免費兌換贈品和參加最高獎金新台幣60萬元的回饋大抽獎。如遇贈品兌換完畢，我們將會依照您的優先順序遞換贈品。

●贈品剩餘數量請參考本活動官網（每週一固定更新）。所有贈品數量有限，送完為止。如贈品兌換完畢，本公司有權更換其他贈品或停止兌換活動（請以本活動官網上的公告為準），但讀者寄回回函仍可參加抽獎活動。

1. ＿＿＿＿＿＿ 2. ＿＿＿＿＿＿ 3. ＿＿＿＿＿＿

●請依您的兌換優先順序填寫所欲兌換贈品的英文字母代號。

1 2 3 4 5

□（**必須打勾始生效**）本人＿＿＿＿＿＿＿＿（**請簽名，必須簽名始生效**）同意皇冠60週年集點暨抽獎活動辦法和注意事項之各項規定，本人並同意皇冠文化集團得使用以下本人之個人資料建立該公司之讀者資料庫，以便寄送新書和活動相關資訊。

我的基本資料

姓名：＿＿＿＿＿＿＿＿

出生：＿＿＿年＿＿＿月＿＿＿日　性別：□男　□女

身分證字號：＿＿＿＿＿＿＿＿（僅限抽獎核對身分使用）

職業：□學生　□軍公教　□工　□商　□服務業

□家管　□自由業　□其他

地址：□□□□□ ＿＿＿＿＿＿＿＿

＿＿＿＿＿＿＿＿

電話：（家）＿＿＿＿＿＿　（公司）＿＿＿＿＿＿

手機：＿＿＿＿＿＿＿＿

e-mail：＿＿＿＿＿＿＿＿

□我不願意收到皇冠文化集團的新書、活動edm或電子報。

●您所填寫之個人資料，依個人資料保護法之規定，本公司將對您的個人資料予以保密，並採取必要之安全措施以免資料外洩。本公司將使用您的個人資料建立讀者資料庫，做為寄送新書或活動相關資訊，以及與讀者連繫之用。您對於您的個人資料可隨時查詢、補充、更正，並得要求將您的個人資料刪除或停止使用。

皇冠60週年集點暨抽獎活動注意事項

1. 本活動僅限居住在台灣地區的讀者參加。皇冠文化集團和協力廠商、經銷商之所有員工及其親屬均不得參加本活動，否則如經查證屬實，即取消得獎資格，並應無條件繳回所有獎金和獎品。

2. 每位讀者兌換贈品的數量不限，但抽獎活動每位讀者以得一個獎項為限（以價值最高的獎品為準）。

3. 所有兌換贈品、抽獎獎品均不得要求更換、折兌現金或轉讓得獎資格。所有兌換贈品、抽獎獎品之規格、外觀均以實物為準，本公司保留更換其他贈品或獎品之權利。

4. 兌換贈品和參加抽獎的讀者請務必填寫真實姓名和正確聯絡資料，如填寫不實或資料不正確導致郵寄退件，即視同自動放棄兌換贈品，不再予以補寄；如本公司於得獎名單公佈後10日內無法聯絡上得獎者，即視同自動放棄得獎資格，本公司並得另行抽出得獎者遞補。

5. 60週年紀念大獎（獎金新台幣60萬元）之得獎者，須依法扣繳10%機會中獎所得稅。得獎者須本人親自至本公司領獎，並提供個人身分證明文件和相關購書發票（發票上須註明購買書名），經驗證無誤後方可領取獎金。無購書發票或發票上未註明購買書名者即視同自動放棄得獎資格，不得異議。

6. 抽獎活動之Deseno行李箱將由Deseno公司負責出貨，本公司無須另行徵求得獎者同意，即可將得獎者個人資料提供給Deseno公司寄送獎品。Deseno公司將於得獎名單公布後30個工作天內將獎品寄送至得獎者回函上所填寫之地址。

7. 讀者郵寄專用回函參加本活動須自行負擔郵資，如回函於郵寄過程中毀損或遺失，即喪失兌換贈品和參加抽獎的資格，本公司不會給予任何補償。

8. 兌換贈品均為限量之非賣品，受著作權法保護，嚴禁轉售。

9. 參加本活動之回函如所貼印花不足或填寫資料不全，即視同自動放棄兌換贈品和參加抽獎資格，本公司不會主動通知或退件。

10. 主辦單位保留修改本活動內容和辦法的權力。

寄件人：

地址：□□□□□

請貼郵票

10547 台北市敦化北路120巷50號

皇冠文化出版有限公司　收